世界银行中国经济改革促进与能力加强项目（TCC6）成果

# 民 生 保 障 书 系

王杰秀　总主编　　付长良　副总主编

---

# 外国老年照护服务模式研究

主　编　张　静
副主编　丁建定
成　员（按姓氏拼音排序）
　　　　安　超　丁　朋　胡宏伟　刘振杰　乔晓春
　　　　任振兴　谢　琼　肖晓琳　于长永

U0320149

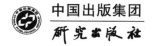

中国出版集团
研究出版社

图书在版编目 (CIP) 数据

外国老年照护服务模式研究 / 民政部政策研究中心
编著 . -- 北京 : 研究出版社 , 2021.10
ISBN 978-7-5199-1056-3

Ⅰ . ①外… Ⅱ . ①民… Ⅲ . ①老年人 – 护理 – 社会服
务 – 服务模式 – 研究 – 国外 Ⅳ . ① R473.59 ② D586

中国版本图书馆 CIP 数据核字 (2021) 第 204252 号

出 品 人：赵卜慧
责任编辑：张立明

## 外国老年照护服务模式研究
WAIGUO LAONIAN ZHAOHU FUWU MOSHI YANJIU

作　　者　民政部政策研究中心
出版发行　研究出版社
地　　址　北京市朝阳区安定门外安华里 504 号 A 座（100011）
电　　话　010-64217619　　64217612（发行中心）
网　　址　www.yanjiuchubanshe.com
经　　销　新华书店
印　　刷　北京中科印刷有限公司
版　　次　2022 年 1 月第 1 版　　2022 年 1 月第 1 次印刷
开　　本　710 毫米 ×1000 毫米　1/16
印　　张　16.25
字　　数　267 千字
书　　号　ISBN 978-7-5199-1056-3
定　　价　59.00 元

版权所有，翻印必究；未经许可，不得转载

# 民生保障书系编委会

（按姓氏拼音排序）

陈　功　邓国胜　关信平　胡宏伟　吕学静
乔晓春　王道勇　杨立雄　郑功成　左　停

# 前　言

　　中国已经迈进人口老龄化阶段，并提出实施积极应对人口老龄化国家战略，老年照护服务将是中国社会保障制度体系的重要内容，更是积极应对人口老龄化国家战略的基础内容。中国老年照护服务体系构建需要立足并适合于中国国情，也需要学习和借鉴其他国家老年照护服务方面的先进经验。

　　随着人口老龄化状况的发展，老年照护服务成为世界各国社会福利服务的重要内容，不同国家根据各自的经济社会发展水平与历史文化传统，探索和实施适应各自国情的老年照护服务方式与模式，特别是西方发达国家，由于较早进入人口老龄化阶段，其老年照护服务实践探索经历一个较长的时间，形成了自己的特点。

　　探讨和把握不同国家的老年照护服务模式具有基础意义，总结和提炼不同国家老年照护服务方面的共同实践和普遍选择更具有学理价值和政策意义。透过不同国家老年照护服务实践模式，可以发现一些带有普遍性的方面，如决定不同国家老年照护服务模式的主要因素大体上包括老年照护服务内容、服务对象及其需求评估、服务机制、支持政策等方面的政策选择与实践做法，虽然不同国家老年照护服务都具有各自的政策特征与实践侧重，倡导多样化相结合的照护方式、重视老年照护服务需求的评估、着力增强老年照护服务质量、完善老年照护服务支持性政策等成为其最基本的实践经验。

　　本书是世界银行贷款"中国经济改革促进与能力加强项目"（TCC6）中"中国贫困老年人养老服务政策优化研究子项目"的最终研究成果之一，是在中华人民共和国民政部政策研究中心的指导下完成的。根据该任务研究内容的主要要求，本书选择德国、英国、日本和美国这四个在老年照护服务政策与实践方面具有代表性的国家进行分析评价，研究的重点主要包括三个部分，即老年照护服务政策演进、实践模式及其比较与借鉴。

　　本书由华中科技大学教授丁建定负责整个研究框架设计及研究内容选择，

多位青年学者共同完成，具体撰写分工如下：丁建定：前言，第一章第一、二节，第六章，第七章第五节；罗丽娅：第一章第三、四节，第二章，第七章第一节；裴默涵：第三章，第七章第三节；贺梦阳：第四章，第七章第四节；谢天：第五章，第七章第二节。

在此，谨向项目支持者、研究指导者以及研究团队成员和作者表示感谢！向研究出版社的张立明主任，及其编校团队表示感谢！本书不足之处，也请各位读者批评指正！

**2021 年 9 月 30 日**

# 目　录

# 第一章　外国老年照护服务概论

## 一、人口老龄化趋势

根据联合国经济和社会事务署的研究，世界人口老龄化趋势加快。按照65岁的老年人口年龄标准，截至2019年，世界老年人口数量为7.03亿人，预计未来30年将增长一倍以上，在2050年达到15亿人。世界65岁及以上人口数量占人口总数的比例2019年为9%，预计2050年将增长至16%。

世界人口老龄化总体加快的趋势下存在地区差异。老龄人口增长最快的地区为北非和西亚、撒哈拉以南非洲、大洋洲（不包括澳大利亚和新西兰）、中亚和南亚、拉丁美洲以及东亚和东南亚，其增幅分别为230%、220%、190%、180%、160%、120%。日本、意大利、葡萄牙、芬兰、希腊、德国、保加利亚等国是世界人口老龄化程度最高的国家，65岁以上人口比例分别为28.0%、23.0%、22.4%、22.1%、21.9%、21.6%、21.3%。老龄人口数量最大的地区为东亚和东南亚、中亚和南亚、欧洲和北美洲，2020－2050年上述地区的老龄人口数量将分别增长至5.27亿人、3.28亿人、2.96亿人。2020－2050年，世界老龄人口比例增长最快的地区则为东亚和东南亚，其中韩国的增幅将达到23%，新加坡为21%、中国台湾为20%。

世界老龄人口预期寿命继续增长，老年人口抚养比与经济抚养比同时提升。65岁人口的预期寿命不断增加，2015－2020年，世界65岁人口预计还有17年平均寿命，到2045－2050年，将增长至19年。2050年，澳大利亚和新西兰65岁以上人口预期寿命将达到24年，65岁女性预期寿命在2015－2020年为18年，男性则为16年。从老年抚养比来说，65岁及以上人口与20－64岁人口的数量之比预计将从2019年的15.9上升至2050年的28.4，欧洲和北美将从30.1上升至48.7，澳大利亚和新西兰将从27.1上升到41.9，拉丁美洲将从14.8上升到32.8，东亚和东南亚将从17.8上升到42.8，中亚和南亚将从10.5上升到21.8，北非和西亚将从10.2上升到22.4。经济老年抚养比是指人口中65岁及以上消费者人数与所有年龄段劳动者人数之比，经济老年抚养比高反映老龄人口相对较高的消费水平以及较大规模的人口数量。预计，世界经济老年抚养比将从2019年的19.5上升到2050年的33.5，其中，欧洲和北美将从41.8上升到68.6，澳大利亚和新西兰将从35.4上升到56.8，拉丁美洲将从17上升到36.2，东亚和东南亚将从20.2上升到48.1，中亚和南亚将从13上升到26，北非和西亚将从11.2上升到23.8（详见表1-1）。[1]

**表1-1 2019年世界人口老龄化数据表**

|  | 65岁以上人口（千人） | | 占总人口比例（%） | | 65岁预期寿命（2010-2015） | | 老年抚养比（%） | | 经济抚养比（%） | |
|---|---|---|---|---|---|---|---|---|---|---|
|  | 2019 | 2050 | 2019 | 2050 | 男性 | 女性 | 2019 | 2050 | 2019 | 2050 |
| 世界 | 702935 | 1548852 | 901 | 15.9 | 15.1 | 17.8 | 15.9 | 28.4 | 19.5 | 33.5 |
| 撒哈拉以南非洲 | 31867 | 101395 | 3.0 | 4.8 | 11.7 | 13.0 | 6.8 | 9.2 | 7.3 | 9.6 |
| 北非和西亚 | 29375 | 95802 | 5.7 | 12.7 | 14.4 | 16.7 | 10.2 | 22.4 | 11.1 | 23.8 |
| 中亚和南亚 | 119046 | 328097 | 6.0 | 13.1 | 13.8 | 14.9 | 10.5 | 21.8 | 13.0 | 26.0 |
| 东亚和东南亚 | 260582 | 572491 | 11.2 | 23.7 | 14.7 | 18.0 | 17.8 | 42.8 | 20.2 | 48.1 |
| 拉丁美洲和加勒比 | 56411 | 144623 | 8.7 | 19.0 | 16.3 | 19.1 | 14.8 | 32.8 | 17.0 | 36.2 |
| 澳大利亚和新西兰 | 4778 | 8811 | 15.9 | 22.9 | 19.3 | 22.0 | 27.1 | 41.9 | 35.4 | 56.8 |
| 欧洲和北美 | 200372 | 296174 | 18 | 26.1 | 16.9 | 20.0 | 30.1 | 48.7 | 41.8 | 68.6 |

资料来源：中国老龄协会. 世界人口老龄化2019：主要国家数据 [Z]. 2020.

从发达国家人口老龄化来看，20世纪70年代以后，西方人口发展的主要特点是老龄化趋势明显加快，人口老龄化使西方老年人口赡养比不断提高。根据国际劳工局的研究报告，1980年，美国老年人口赡养比为16.9%，日本为13.4%，英国为23.5%，法国为21.9%，德国为23.7%。2000年，美国老年

---

[1] 中国老龄协会. 世界人口老龄化2019：主要国家数据 [Z]. 2020.

人口赡养比提高到 19.0%，日本为 25%，英国为 24.6%，法国为 24.4%，德国为 24.0%。到 2050 年，美国老年人口赡养率将提高到 35.5%，日本为 58.4%，英国为 42.2%，法国为 44.2%，德国为 48%。[1] 根据上述联合国经济社会事务署的报告，发达国家集中的欧洲和北美，老年人口抚养比将从 2019 年的 30.1 上升到 2050 年的 48.7，欧洲和北美经济老年抚养比也将从 2019 年的 41.8 上升到 2050 年的 68.6。显然，发达国家人口老龄化在原有基础上更加严重。

### 二、老年照护服务制度发展历程

老年照护服务制度具有悠久的历史。在以养老保险制度为核心内容的现代养老保障制度出现以前，老年照护服务与老年生活保障往往结合在一起，也就是老年物质生活来源与基本照护服务结合在一起，且主要是由家庭提供的。只是在家庭不能提供或者无家庭成员提供物质生活来源与基本照护服务时，才会通过政府举办的养老机构，如在英国具有数百年历史的济贫院，或者由宗教及其他社会慈善机构提供老年物质生活来源与基本照护服务。

19 世纪末 20 世纪初，随着以养老保险制度为核心内容的现代养老保障制度的建立，西欧国家部分老年人的物质生活来源得以不同程度的保障，这不仅保障了老年人的基本生活，而且提升了老年健康水平，进而逐步提高人口平均寿命，也开始了人口老龄化的进程。但是，现代养老保障制度在较长一个时期内主要关注的是物质生活来源，而非基本老年照护服务，基本老年照护服务依然主要是依靠家庭提供，只有那些家庭成员无法提供老年照护服务者，以及孤寡老年人的照护服务才由政府举办的老年照护服务机构，或者由政府购买服务的私营老年照护服务机构提供服务。显然，这一时期，老年照护服务制度并非现代养老保障制度的重点，养老保险制度才是现代养老保障制度的重点，换句话说，老年人物质生活来源是现代养老保障制度的核心内容，老年照护服务并未成为现代养老保障制度的重要内容。

第二次世界大战前后，西方养老保障制度体系逐步完善，不仅普遍建立起完善的养老保险制度，以解决养老保险制度参加者的物质生活来源问题，而且建立起老年救助制度以解决特困老年人，即未参加养老保险制度的老年人或者

---

[1]　国际劳工局.2000 年世界劳动报告［M］.中华人民共和国劳动和社会保障部国际劳工与信息研究所译，北京：中国劳动社会保障出版社，2001.

养老金难以满足其基本需要的老年人的物质生活来源问题。与此同时，还开始建立旨在向老年人提供照护服务的老年福利与服务制度，以及包括老年健康服务在内的国民保健服务制度，从而使得现代老年照护服务制度得以建立。如1935年美国《社会保障法》中残疾人服务与公共健康服务条款下提供的老年保健与照护服务，英国1946年的《国民保健法》关于国民保健规定，日本1963年颁布的《老年福利法》规定，老年福利服务对象分为一般需求对象和特殊需求对象，前者指所有的65岁以上的老人，为其提供的主要服务是养老金保障和医疗保障，后者指患有残障或者生活困难的老人，除为其提供基本服务外，还要提供福利收养设施，派遣家庭服务员等。其他西方国家也逐步建立起比较系统的老年照护服务制度，这实现了老年照护责任由家庭与个人向国家与政府的转移。与此同时，西方国家开始建立专门提供老年照护的公营性或者私营性的老年照护机构，老年照护服务方式开始由家庭照护或者居家照护为主，转变为家庭照护、居家照护与机构照护并存。

20世纪70年代以来，随着人口老龄化的发展、经济增长速度减缓以及福利国家的膨胀，西方国家的养老保障制度开始面临严重的困境，其主要表现是，老年抚养比不断提升，养老金支付压力不断增长，老年照护服务人员缺乏导致成本增长等，养老保障制度改革势在必行。而在养老保障制度改革过程中，养老金制度与老年照护服务制度改革具有显著差异性。养老金制度建立在缴费基础上，是一种基于责任与权力相结合的机制，其改革的空间相对较为有限。而老年照护服务则不然，它更多基于个人权利或者说是国家责任的基础上，需求差异性较大，因而其所提供的改革空间较大，对养老保障制度改革的影响显著。因此，20世纪70年代以来，西方国家都把老年照护服务制度改革作为养老保障改革的重点，并尝试推行多种改革措施。

建立和实施长期护理保险制度是老年照护服务制度改革的重要措施。德国、日本、韩国等国实施《长期护理保险制度》，旨在将老年照护服务需求作为具有独立性的社会风险，把社会保险机制引入老年照护服务制度，建立基于责权结合的老年长期护理保险制度。

去机构化是西方国家老年照护服务制度改革的另一重要措施。大部分西方国家开始提倡回归家庭照护服务，或者由家庭成员及其他人员提供非正式的老年照护服务。为此，西方国家实施了一系列旨在促进老年照护服务去机构化、家庭化、非正式化健康发展的改革措施。

地方化改革是西方国家老年照护服务制度改革的重要措施。瑞典、美国等国开始在老年照护服务制度财政责任机制方面进行改革，推行老年照护服务制度地方化改革，在合理履行中央政府财政责任的基础上，强化地方提供老年照护服务的责任与管理、支配老年照护服务资源的权利。

此外，老年照护服务市场化也是老年照护服务制度改革的重要举措之一。市场化改革既包括将公营老年照护服务机构私营化，也包括将老年照护服务项目与内容加以划分，部分老年照护服务内容与项目强调市场化提供，以期既降低老年照护服务财政负担，又能够对老年照护服务对象提供可选择的空间。

需要指出的是，由于世界人口老龄化进程存在一定的差别，现代老年照护服务制度的建立和发展过程也存在不同步的特点，西欧和北美以及日本、澳大利亚、新西兰等地区和国家是较早进入人口老龄化的地区和国家，这些地区和国家也是老年照护服务制度较早建立和比较完善的地区和国家。随着东亚和东南亚、中亚和南亚、撒哈拉以南非洲等其他地区和国家人口老龄化的发展，老年照护服务制度在这些地区和国家也逐步建立起来。如中国人口老龄化趋势明显加快，中国的老年照护服务制度也在加速建立之中，2013 年《国务院关于加快发展养老服务业的若干意见》确立了以居家为基础、社区为依托、机构为支撑的中国养老服务体系的基本制度框架。

### 三、老年照护服务模式类型

纵观世界各国的老年照护制度发展，除了北欧国家自 20 世纪 40 年代就开始推动普及式的长期照护服务之外，多数国家大多是从 20 世纪 80 至 90 年代逐渐将长期照护服务纳入国家的全面性社会政策体系，从残补式的福利政策模式向制度式福利政策模式转变。究其原因，除了非正式照护服务质量及效率问题，社会变迁过程中新的风险因素的出现，包括家庭结构小型化、居住安排距离化、家庭工作平衡的困难等问题，使得家庭照护能力受限。更为重要的是，当前社会面临"人口结构高龄化""疾病形态慢性化""照护内容复杂化"等挑战，对国家、家庭、个人之间的照护责任认知也随之发生转变，传统的照护需求已逐渐从"治疗"转向"治疗与照护"并重，甚至以"预防与照护"为优先。因此，如何应对既有的照护需求，保证照护质量，从而应对老年健康风险成为社会政策的重要议题之一。

在工业革命以后，社会福利制度迅速发展，国家等现代部门与家庭等传统部门在满足社会成员的需要中逐渐建立起互动关系和不同的互动模式。[1] 由于社会、经济、文化等各方面因素影响，欧洲国家老年长期照护服务的社会化趋势日趋增强，政府、家庭成员以及个人都参与其中并发挥不同的作用，从而形成了不同类型的照护服务。总的来说，可将世界各国老年照护模式大致分为以下几类：

1. 以德国为代表的社会保险模式

德国的长期护理保险自产生之后便成为该国社会保障体系中的第五大支柱，自 20 世纪 70 年代起，德国开始面临严峻的人口老龄化形势促推老年照护服务需求激增，随后在已有社会保险立法逻辑中所蕴含的"广泛社会权利"理念下，国家开始将居民的照护服务需求作为一种社会权利予以保障。德国1994 年通过了《长期护理保险法》（《Long - term Care Insurance》），规定所有医疗保险的投保人都要参加护理保险，并在 2008 年、2012 年、2017 年相继进行了长期护理保险改革，对照护体系作出更精细的规定。

德国老年长期照护计划最显着的特点是覆盖对象的广泛性，包括老年人在内的所有公民都被纳入保障范围。它具有强制参与性，在社会保险制度框架下，以征缴固定比例的个人收入作为一些相同疾病保险的筹资来源，或者人们（至少11%的比例）还可以根据自身年龄向同一家私人保险公司缴纳不同的保费金额，参与私人健康保险。[2] 老年长期照护政策淋漓尽致地体现出德国的核心文化理念——通过要求所有人支付保费来加强社会团结；通过部分覆盖照护费用强调了个人责任的重要性。德国老年照护坚持"促进康复优于长期照护，居家照护优于机构照护，部分式机构照护优于全日制式机构照护"的原则，非正式照护在整个长期照护服务体系中起着重要作用。

德国以照护需求权为核心实行全员覆盖，长期护理保险具有很高的国民认可度，专业机构根据严格的服务流程对不同等级的失能老人确定不同的服务等级，精准化匹配服务资源。同时基于长期照护的政策目标，国家及时对其进行公共政策层面的介入，高度重视被照护者的主体选择权，丰富照护对象考核指标和一一对应的照护等级，极力推动家庭非正式照护服务的发展，多方面肯定

〔1〕 彭华民. 福利三角：一个社会政策分析的范式 〔J〕. 社会学研究，2006（04）：157 - 168 + 245.
〔2〕 P. Nadash，P. Doty，M. Von Schwanenflügel. The German Long - term Care Insurance Program：Evolution and Recent Developments 〔J〕. The Gerontologist，2018，58（3）：588 - 597.

和保障家庭成员、亲属的照护劳动价值，构建政府、雇主、雇员多元主体参与的筹资体系，确定照护保险金偿付和消费者自付的费用分担机制。

2. 以英国为代表的家计调查模式

英国老年人长期照护服务体系具有其鲜明的特征，即以家计调查制度作为照护服务供给与分配的主要依据。这一特征取决于主要服务板块的资金来源。具体而言，医疗服务由 NHS（国家医疗服务体系）及其下属机构共同提供，遵循公费服务原则并由中央政府直接拨款，不考虑老年人经济收入状况。而由地方政府组织和安排的照护服务，则需依据使老年人的经济状况对其进行一定比例的收费。也就是说，在服务需求评估的基础上，根据统一的财产上限标准，地方政府对每一位具有照护服务需求的老年人进行资产评估，用以确定该老人是否应当缴费以及需要缴费的比例，其余部分费用则由地方政府出资补足。

大体上，英国长期照护服务体系包含三个主要组成部分：非正式照护服务、正式照护服务以及现金福利。该服务体系对非正式照护具有较高的依赖度，且非正式照护成为老年人生活照料的首要选择。另一方面，正式照护的使用与非正式照护的使用之间具有较强的关联性。根据统计，当失能老人正在接受非正式照护时，其使用正式照护服务的概率和数量都有所下降，正式照护服务基本上适用于不使用非正式照护服务的失能老人。可以说，非正式照护与正式照护之间的互动关系，影响了英国老年照护体系的整体格局。与此同时，主体责任划分是长期照护服务体系难以回避的问题。英国政府认为，公共资源的配置情况取决于家庭非正式照护的供给能力，非正式照护应当使公共资源得到延伸，在此机制下，老年群体无论在何种情形下都至少可获得一定的服务。因此，英国政府的基本思路是首先以家庭照料为首要责任主体，在家庭照料资源供给能力不足时，利用公共资源对其进行补充。

在英国政府去机构化和强化居家照护治理思路的影响下，照护管理成为主要实现路径。照护管理的本质在于探索更加合理的资源配置方式，通过协调不同的服务项目，使原本碎片化的服务供给统一至连续的、整合性的照护服务模式，以老年人个性化需求为中心，完成多对一的服务递送过程。在这一过程中，服务资源具有更加灵活的针对性，在提升老年人幸福感、减轻照护者压力的同时，避免资源浪费，提升服务资源利用效率，从而进一步控制公共支出。换言之，照护管理也将在平衡社会需求与资源发展水平中发挥重要作用。

3. 以日本为代表的东亚模式

21 世纪以来，日本进入人口减少及超老龄化时代，长寿老人及需要护理的老年人口不断增多使得老年照护需求趋于长期化，而少子老龄化条件下的社会可持续发展离不开护理制度的变革与福利改进。介护保险法实施之前，日本的老年照护服务主要是由养老院、居家服务为主的老年人福利服务以及由医疗中心为主的医疗服务体系两个部分组成。而高额费用支出、服务内容相对单一等问题，使得失能及半失能等老年群体的长期护理问题无法真正解决。随着需要介护服务的老年人口数量不断增多，传统的家庭照护面临诸多困难，特别是养老护理服务需求的复杂化、专业化，使得照护服务逐步从以家庭为单位、分散提供的方式转变为由专业组织和专业人员提供的社会化管理方式。

日本在东亚地区率先构建了依托社会保险模式解决老年人口照护问题的长期照护服务体系。随着介护保险制度的实施，日本老年人社会性护理问题在很大程度上得以解决。护理保险制度实施之前，尽管老年福利制度和老年医疗保健制度承担照护服务的功能，然而受众对象主要是低收入群体，且以设施服务为主，难以满足大众需求。此外，社会护理机构资源的稀缺性导致"社会性"住院现象普遍发生，老年医疗费用加剧引发国家财政困难。因此，构建长期照护体系是日本应对人口老龄化的有效方法。

日本老年照护制度确立了"长期照护"集体性的社会风险属性。通过将长期照护定义为"社会责任"，国家以制度方式及公共部门提供社会保障的方式介入，分散家庭照护的责任和经济风险。从长期照护制度构建的目标来看，日本的老年照护服务以实现"在地老化"为主要目标，通过发展各种管理服务、改革筹资体系，以鼓励有需要照护服务的人群优先居家接受照护，从而减少机构照护的使用。特别是整合式社区照护服务体系的建设，重视预防性支援服务以尽可能地维持老年群体的健康和居家自立的生活能力。

因此，日本老年照护服务体系是普惠性社会保障，通过整合健康、医疗、福利服务资源，构建服务利用者中心的多元化体系。日本从福利国家模式中吸取教训，建立的照护保险制度打破了由政府主导的传统老年护理模式，实现了个人、政府共同承担义务的普惠制服务模式。

在应对不断变化的复杂社会情境时，任何一项制度的落实都会引发社会出现诸多"未预期结果"，日本老年长期照护制度也是如此。通过对日本介护保险及照护服务的具体内容进行阐述和分析，不难发现日本的老年照护服务体系是一个不断调整、动态平衡的可持续性过程。在这一动态调整的过程中，理想的状态是政府、市场、家庭及社会等责任主体都能充分发挥其功能效应，即多元主体的协作机制。结合东亚福利模式低福利支出、低制度覆盖率、多元化、重视家庭保障的特点，日本注重通过区分市场、公共及民间自发三种力量，将其整合为一种社会服务的福利服务供给系统，发展为"自助－自立－公助"型的独具本土特色的护理服务与福利保障的制度模式，并且强调第三部门在社会服务供给中的重要作用。至此，在以社会保险制度为核心的社会结构基础上，为了应对长期照护的老年风险，日本逐步形成了全民覆盖、风险共担、互助共济的福利制度。

4. 以美国为代表的市场化模式

美国是一个进入老龄化较早的国家，其老龄化呈现出先慢后快的发展趋势。早在20世纪40年代，美国就进入了老龄化社会，步入老龄国家已持续80余年。随着美国婴儿潮一代人逐渐步入老龄阶段，老年人口比重不断增加。美国人口普查局公布的数据显示，预计到2060年，65岁以上的人口将从2018年的5200万达到9500万，65岁及以上人口占据总人口比例将从16%上升到23%。[1] 美国较早进入了老龄化社会，由于其商业长期照护保险发达，较早建立了以市场化机制运作的长期照护体系，在老年照护方面拥有非常丰富的经验。

目前，美国的长期照护服务主要分为正式照护和非正式照护。正式照护是由长期照护服务机构提供的有偿服务，正式长期照护服务又分为机构长期照护和社区居家长期照护。具有代表性的正式照护类型有：养老院、成人日间照料服务中心、住宿型照护社区、居家照护机构和临终关怀机构。现阶段，美国长期照护服务形式以社区居家为主，主要由正式老年服务组织提供，其中多学科小组是社区照护服务的一大特点，服务团队包括医生、护士、社会工作者、护工等。非正式长期照护主要由家庭成员或朋友无偿提供，并且家庭成员是长期照护的主要提供者。社区长期照护适用于失能程度较轻的老年人，居家和机构长期照护适合于失能程度较重的老年人。

美国作为自由主义福利国家的代表，更加注重市场化，其长期照护保险制度完全实行市场化的商业保险模式，鼓励商业化机构养老，由长期照护服务需

〔1〕 U. S. Census Bureau. Population Projections. 2020，https：//www. census. gov/programs – sur-veys/popproj. html

求者向保险公司购买服务。长期照护的资金主要来源于政府的投入和投保人的缴费。资金筹集方式主要通过 Medicare（医疗保险计划）、Medicaid（医疗救助计划）、商业长期照料计划和私人现金支付来实现。在公共照护计划中，对于 65 岁以上老人、低收入家庭、特殊疾病的人群主要由州政府的 Medicaid 和 Medicare 项目支付部分费用。Medicare 的保费主要根据投保类型分为政府承担和个人缴纳政府补贴两种。Medicaid 的资金则由联邦政府和州政府共同承担。

在以市场为导向的长期照护保险运行模式下，商业保险公司占据主要地位，商业照护保险的资金主要依靠投保人的个人缴费。年满 18 周岁且具有购买意愿和购买能力的公民均可购买长期照护保险。商业保险公司会根据被保人年龄、职业、健康状况、承保方式、保险金给付额、服务等待期不同而确定不同的缴费保额，被保险人的年龄越低，缴费率越低。同时，商业保险公司与护理机构形成长期合作关系，在降低照护费用的基础上会选择更符合参保人照护需求的服务。另外，美国商业长期照护保险在很大程度上对社会保险不足的地方进行补充，美国政府也给予引导和监管，共同推动长期照护保险的发展。

5. 以瑞典为代表的普遍主义模式

瑞典作为最早迈进老龄化社会的国家之一，在应对老龄化问题过程中，积累了丰富的经验。总体上，瑞典老年照护服务体系主要由居家照护和机构照护两部分组成，且具有鲜明的公共主导性、地区自治性、高度专业化等特征。该体系发展至今经历了一个由以家庭主导到以公共为主导、由贫困救济到福利普享、由自发式照护到标准化照护的演变历程。瑞典社会民主主义福利体制下的"国家责任"理念对其整个社会服务产生的影响，推动其建立起普享型高福利的老年照护服务体系，从而保障处于相对弱势阶层的贫困老年人也可以充分地获取自己所需的照护服务。

总体来讲，瑞典老年照护服务政策体系的建立呈现一个多样化的发展过程，历经数次较为突出的改革。例如，1992 年进行的"准市场"化改革，通过扩大地方政府的自由裁量权，允许私有成分进入老年照护服务领域，以此激发竞争，从而提升服务效率与质量；而后，2001 年颁布的《社会服务法案》（《Social Service Act》）明确了国家在老年照护服务中的主体责任地位，由自治市政府具体承担服务的组织实施，自此，老年照护进入正式的公共主导阶段。

除了上述这些类型，以意大利、西班牙为代表的南欧国家秉承家庭主义福利理念，家庭成员素来负有免费提供老年照护的责任已是不成文的规定，女性参与劳动力市场率不高，政府公共投入最低，以家庭提供的非正式照护占据主导地位。以波兰为代表的东中欧国家的长期照护制度也坚持家庭主义传统，以资格审查的模式提供具有社会救济形式的补充性公共长期照护服务。这些类型在一定程度上既可以反映国外老年长期照护服务发展的全貌，又具有自己内在的发展轨迹，各具特色。

### 四、老年照护服务模式选取依据

每个地区老年照护服务的发展状况会受到当地社会、经济、文化等多种因素的综合影响，例如经济发展会对老年照护服务体系建设水平产生影响，社会结构、社会问题变迁会对老年照护服务体系建设目标产生影响，福利主流思想变化会对老年照护服务体系建设理念产生影响，历史文化传统会对老年照护服务体系建设特征产生影响。因此，需要选取典型国家进行案例研究，探寻老年照护服务发展的内在规律，分析他们在应对照护服务需求方面的有益经验与各自面临的问题与挑战。

德国较早地将长期照护列为社会保障的第五大支柱，通过长期护理保险实现全民照护需求权的覆盖，国家以有力政策支持非正式照护传统的回归。英国受自由主义思潮影响，照护服务体系具有救助型色彩，政府只负责最严重最困难群体的照护服务，其余的照护需求则要依赖个人自主安排与选择来实现。日本在东亚地区率先构建了社会保险模式的长期照护服务体系。同时，美国受自由主义福利体制影响，注重个人与市场相结合的老年长期照护服务，以商业保险的形式对长期照护进行筹资、给付等，实行完全市场化的运作机制。

本书拟选取德国、英国、日本、美国作为典型案例进行具体研究，分析这些代表国家的老年照护服务制度在制度设计抑或实践方式上的相似性与差异性，进而为我国长期照护服务体系的完善提供借鉴启示。

# 第二章 德国的老年照护服务模式

## 一、德国老年照护服务政策演进

### （一）老年照护服务政策背景

自 20 世纪 70 年代开始，随着出生率降低与自然寿命延长等人口结构的变化，德国人口老龄化形式日趋严峻。1970 年德国 65 岁以上人口数占总人口数的比率为 13.2%，2000 年上升为 16.5%，2010 年上升为 20.7%[1]预计到 2030 年，德国 60 岁以上的人口将占总人口的 36%[2]老年人口比例的攀升直接导致了老年人对养老服务的需求激增，特别是高龄老人对照护服务的需求出现大幅上涨。面对如此巨大的照护需求，德国由家庭女性成员如配偶、女儿或儿媳等提供照护服务的传统也受到极大挑战。同时，家庭居住方式的改变导致独居家庭增多，女性进入劳动力市场迫使她们也面临个人职业与家庭照护的抉择。如此，家庭照护能力进一步持续弱化，老年照护问题也已经由家庭内部事务衍生为整个社会需要面临的共同风险，国家和政府必须积极回应由社会共同承担照护责任的广泛呼声。

最初，在老年长期照护政策出现之前，老年人由于失能产生的照护需求完全依赖于社会救助和医疗保险制度进行满足，但长此以往社会救助制度的政策目标和具体实践在某种程度上被"异化"，同时对需要长期护理和康复的老年人来说费用是否能被医疗保险基金覆盖也常常存在争议。具体来说，一方面社会救助制度原本的政策目标是由政府全额出资为社会最困难群体提供兜底性的现金援助以保障其基本生活，但贫困失能老年人纷纷涌来求助导致政府财政负担较重，救助资源也被这些老年群体挤占而对其他群体有失公平；另一方面一

---

〔1〕 OECD〔EB/OL〕. http：//stats. oecd. org/.

〔2〕 M. Geraedts, G. V. Heller. Germany's Long - term - care Insurance：Putting a Social Insurance Model into Practice〔J〕. *Milbank Quarterly*, 2000, 78（3）：375 - 401.

些需要共同支付的医疗保险或社会福利相关项目并不是专门应对照护需求而设，所以其发挥功能的范围实属有限，个人需要承担的经济负担仍然较重。例如德国住院照护所需的费用须由被照护对象全额自己负担，那么部分个人储蓄、收入较低的对象只能求助于社会救助制度，但社会救助不属于社会保险，往往造成求助对象是否具备救济资格的争议[1]。为应对巨大的照护需求，德国重新审视已有社会保险立法逻辑中的"广泛社会权利"理念，并明确在此理念下国家必须开始将老年人的照护服务需求作为一种社会权利予以保障，即政府通过制定政策法案的途径帮助老年人抵御失能风险，并减轻一旦陷入失能后所带来的沉重的身体、精神和经济负担，更深层次上希望缓和社会阶层差异与对立。由此，德国 1994 年颁布《长期护理保险法》（Long – term Care Insurance，简称为 LTCI），并于 1995 年 1 月正式开始实施，这项独立的法定的长期照护保险制度便成为该社会保障体系中的第五大支柱[2]。德国长期照护保险制度的政策目标虽然旨在广泛保障所有具备照护需求的国民，但实际上更是为了应对特定的老年失能风险，为那些因突发疾病或自然老化而需要长期照护的老年人提供资金支持或者护理服务。老年照护服务的依托政策主体便是1994 年颁布的《长期护理保险法》，在这项独立的特定法案框架下不仅全面扩大了照护服务的覆盖范围，还进一步丰富了照护服务的供给内容。

自 1995 年实施《长期护理保险法》以来，德国成为世界上最早通过项目形式覆盖长期照护服务和支持（Long – term Services and Supports，简称为LTSS）成本的国家之一，其中它针对 LTSS 的社会保险模型就是其他国家或地区例如日本、台湾争相学习的典范[3]。尤其是在 LTSS 项目成本平衡和经费自给方面，德国具有丰富的成功经验。因此，本书拟通过梳理德国老年长期照护服务政策的相关内容，厘清政策的设计逻辑和演变历史，归纳政策的内在特征。

### （二）老年照护服务政策发展

德国老年照护服务政策的演进可以分为确立、变化、完善三个阶段。在此

〔1〕 何平.德国社会保险的探索——以长期照护保险制度为例［J］.理论月刊，2017（9）：177 – 183.

〔2〕 H. Rothgang. Social Insurance for Long – Term Care：An evaluation of the German Model［J］. *SocialPolicy and Administration*，2010，44（4）：436 – 460.

〔3〕 J. C. Campbell，N. Ikegami. Long – term Care Insurance Comes to Japan［J］. *Health Affairs*，2000，19（3）：26 – 39.

过程中，德国完成了由政策规制到法律规制的嬗变。德国自 1995 年实施长期护理保险制度以来，以颁布法案的形式确定了老年长期照护服务政策，随后在 2008 年针对已有政策的需求评估、待遇给付、筹资水平、家庭照护者保障等多方面进行了政策调整，在 2015、2016 和 2017 年针对照护等级、质量监管多次进行政策完善，对照护体系的许多方面做了更加精细的政策规定。

1. 老年照护政策的确立阶段（1995 - 2007 年）

自 1995 年正式实施《长期护理保险法》之后，德国开始正式建立起长期护理保险制度（简称为长护险），其中老年照护服务也被涵盖其中并得到确立。依据"与医疗保险同步"原则，它要求凡是参与医疗保险制度的人们也必须参加法定长护险，包括雇员、职员、失业金领取者、社会救济领取者、退休人员、学生等都被纳入法定长期护理保险范围，家庭成员如孩子可以跟随家庭内主要参保人免费参加长期照护保险，夫妻双方中收入较低的一方也可以免费跟随家庭主要参保人参加法定长期护理保险，其他未被包含在法定护理保险里的居民也须参加私人护理保险[1]。保险公司虽然具有营利性质，但不能以"高风险"或身体健康不佳等原因拒绝申请人的参保需求，而是有责任有义务为他们提供所需的商业性长期护理保险商品和保持与社会长期护理保险相当水平的待遇给付[2]。除了上述两种类型的长期护理保险参保人群之外，德国政府为约占全国人口 2% 左右的军人等特殊公职人员提供照护服务安排并全额承担照护费用。基于此，德国以社会公共长期护理社会保险为主、私人商业长期护理保险和政府负责特殊群体为辅，专门研究和制定以全体国民的照护服务需求权为核心的照护政策。

社会长期护理保险因具有法定性强制性已覆盖 90% 的人口，私人长期护理保险仅覆盖 10% 的人口。这两者之间没有财政共享体制，各自分开独立运行，但各自具有专属的内部财政和实施管理机制。德国长护险实行现收现付制，缴纳保费的标准为个人全部收入的 1.7%，保费由雇主和雇员各负担一半，2002 年规定退休人员长期护理保险费全部由个人缴纳，2005 年规定无子女者的缴纳比例额外增加 0.25%。日本的护理保险制度主要覆盖 65 岁及以上

〔1〕 G. Bäcker, R. Bispinck, K. Hofemann & G. Naegele. *Sozialpolitik und Soziale Lage in Deutschland* 〔M〕. Wiesbaden：VS Verlag - für Sozialwissenschaften, 2000.

〔2〕 郝君富、李心愉. 德国长期护理保险：制度设计、经济影响与启示〔J〕. 人口学刊, 2014, 36 (2)：104 - 112.

老年人及 40 到 60 岁群体的照护需求，而德国的护理保险设计初衷是覆盖全体国民的照护需求权，其中老年群体特别是高龄老人普遍具有较高的照护需求。照护需求和年龄呈现正相关关系，例如 80 到 85 岁的高龄老人群体中有照护需求的比例占到 20.5%，85 到 90 岁接近翻番占到 38%，90 岁以上的则为 57.8%，意味着德国每两个 90 岁以上老人中便有一人有照护需求，同时由于生理生存优势，女性平均寿命长于男性，65.2% 的 90 岁以上的高龄女性老人普遍具有照护需求。[1]

德国长护险提供的服务形式主要为居家照护、机构照护。其中在居家照护中，长期照护服务框架涵盖了广泛多样的待遇给付：现金福利（购买或支付非正式照护）、实物福利（专业护理人士或机构提供支持性服务）以及混合福利（现金 + 实物），被照护者可以自由自主选择上述其中的任何一种。根据法律规定居家照护被确定为主要的福利形式，同时实物福利的价值大约是现金福利的两倍。选择现金福利需要考虑如何用来顺利购买家庭成员的非正式照护服务，选择实物福利则需要从众多的专业性服务供给机构进行择优挑选。如果老年人选择实物福利，那么长护险管理部门需要组织照护机构提供自己的照护服务详细内容信息、照护价格、照护质量，进而帮助老年人选择合适的照护服务供给者，支持后续的照护案例管理。

它具有鼓励居家照护的原则，例如家庭医疗服务优先于护理之家照护，待遇给付不需要接受资产调查且待遇水平的变化与供给形式（选择现金还是实物）、供给地点（选择家庭还是机构）都密切相关。社会保险申请人资格由德国健康保险疾病基金的医疗评审委员会负责评定，而私人长期护理保险申请人资格则由医疗审查有限公司负责评定，申请人审查符合要求后便可以获得给付。为了使审核程序尽可能统一规范，德国法律规定两家评估机构使用同一标准，二者从移动协助（ADLs）和家务协助（IADLs）两种类型中选取了四种典型项目进行组合，评定个体在完成卫生护理、营养膳食、个人移动与家务劳动等所需他人照护的频率和时长。在 LTCI 制度框架下，老年长期照护制度依照需要护理的程度将护理等级标准化，照护等级主要分为以下三个等级：（1）照护等级 I 的申请者需要每天至少一次的个人清洁、进食和移动等基本服务和一周数次的家务打扫服务；（2）照护等级 II 的申请者需要每天至少三次

〔1〕 刘涛. 福利多元主义视角下的德国长期照护保险制度研究 [J]. 公共行政评论，2016，9（4）：68 - 87 + 207.

的上述基本服务和一周数次的家务打扫服务；（3）照护等级 III 的申请者需要全天 24 小时的上述基本服务和一周数次的家务打扫服务[1]。根据上述照护等级相对应的每天照护服务时长分别是：照护等级 I——至少 90 分钟，其中不少于 45 分钟用来提供基本照护[2]；照护等级 II——至少 3 个小时，其中不少于 2 小时用来提供基本照护；照护等级 III——至少 5 个小时，其中不少于 4 小时用来提供基本照护。然而，由于评定指标没有将个体与外界进行沟通社交的能力纳入考虑，导致很多人纷纷批评"其过度关注身体失能"，未充分考虑认知能力受损的需求评估和以分钟统计所需照护时长的不合理方式，照护评估和照护定义受到了一系列的批评与反对。

2. 老年照护政策的变化阶段（2008 - 2014 年）

虽然多年的争论推动了许多有益举措的实施，例如提升待遇给付、丰富照护等级、完善筹资方式等，但一直尚未形成系统性的改革。2006 年照护服务开始关注那些身体机能良好但精神层面受损伤的群体（例如阿尔茨海默症患者），对照护定义进行回顾反思，并完成一些重要基础性工作，例如在深入调研后大致提出需要更新照护定义和评估工具、预先检测评估工具有效性的想法。然而由于当时受到政府政治选举的影响，照护政策更新想法的后续工作被迫推迟，但改革的提法从未被否定。随后，相关委员会着手重新修订并提出新的照护概念定义，两个大型研究机构也开始组织实施关于评估程序科学有效性的检测工作。经过几次小幅度的修正，老年长期照护政策在 2008 年 7 月 1 日实施了最重要的一次制度改革——颁布《长期护理保险结构改善法》（《Pflege - Weiterentwicklungsgesetz》），改革内容包括多个方面[3]。其中，对于护理需求的调整、护理假的实施是此次改革的重点。德国对于照护需求的概念进行了重新界定，当人们的独立性、竞争性因身体机能受损而需要他人协助时便是存在

---

〔1〕 K. Heinicke, S. Thomsen. The Social Long - term Care Insurance in Germany: Origin, Situation, Threats and Perspectives ［R］. Center for European Economic Research, Discussion Paper No. 10 - 012, 2010.

〔2〕 基本照护主要涉及起居方面的照护，其照护所需时间大约与一个家庭成员所投入的照护时间相当，不等同于专业照护人员所需照护时间。基本照护包括例如洗漱、梳头、洗澡、协助准备餐饮、空间移动及步行、就寝、起床、换衣、访问和离开专业照护机构等。而家政方面的照护则不在基本照护范围之内，例如买菜、烧菜做饭、打扫房间及洗衣等。

〔3〕 H. Murakawa, K. Yasumura. Reforms of Elderly Long - Term Care Insurance System in Germany and Japan—Focused on the Development of Community Services for the Elderly with Consulting and Support Functions ［J］. *Journal of Social Policy and Social Work*, 2011, 15: 25 - 38.

照护需求。这种照护需求必须是长期的，至少要长达 6 个月。

（1）需求评估与福利给付。自 2008 年开始，德国长护险的缴费标准由之前个人收入的 1.7％ 上升至 1.95％，保险给付资格由之前的 5 年参保年限缩短至 2 年，即只要缴纳长期护理保险满 2 年，就能获得申请资格。同时，必要的医疗需求和长期照护需求评定都由医疗评定委员会（Medizinischer Dienst der Krankenversicherung，简称为 MDK）富有经验的照护职员和医生负责完成，并根据评定结果确定不同的专业照护等级。如果失能程度在六个月内没有变化，个人可以自主选择现金福利、实物福利或两者混合的福利。据统计，约 67％ 的 LTCI 受益人年龄在 65 岁及以上，将近 8％ 的受益人选择现金和实物福利，17％ 仅选择实物福利，30％ 选择机构照护[1] 尽管保险公司提供服务费用报销核准业务，但那些在家庭接受照护的人们更倾向于直接选择领取现金福利。发放现金福利意味着承认并奖励亲戚、朋友或邻居提供的照顾服务，而不是像其他国家一样被认为是一种发展正式照护服务递送平台的措施。正如一项调查显示，现金福利的使用去向大多是家庭成员而不是外界陌生人。2010 年 78％ 的居家照护使用者倾向于选择现金福利而不是正式机构照护，虽然这一数字与 1995 的 88％ 相比的确有所下降，但仍占到大多数。由于越来越多人选择实物和现金福利相混合的福利待遇，所以居家照护中的现金福利总支出占到整个 LTCI 总支出的比例也由 82％ 下降到 62％。同时，现金福利也会被用来向与教会联系频繁的社区志愿者们支付津贴。此外，据估计 12 万非法移民照护服务供给者也会是现金福利的流向群体。[2] 以上数字一方面反映出现金福利的重要性，另一方面也暗示着现金福利缺乏合理的管理和问责机制，忽视关注被照护者如何使用现金福利来对接实际服务。相关调查发现，31％ 的现金福利使用者将现金津贴当作基本生活费，由于现金福利不算作个人收入，它是免税的，所以这种做法也被人们误认为是一种非常好的合法使用方式。[3] 为了确保现金福利不被滥用而真正被用来支付必要的照护服务，这些选择现金福利的被照护者必须每 6 个月要接受一次由正式服务供给组织或公认的咨询中心实施的家

[1] Federal Ministry of Health. Report of the Advisory Board to Review the New Definition of the Need for Long – term Care［R］，Berlin，2009.

[2] H. Theobald. Long – term Care Insurance in Germany Assessments，benefits，care arrangements and funding［R］. Institute for Futures Studies，2012.

[3] Bundesministerium für Gesundheit. *Zahlen und Fakten zur Pflegeversicherung*［M］. Munich：Germany：Author，2011.

庭质量监控访问（失能程度最严重的被照护者每 3 个月一次）。[1]

（2）护理假期与咨询服务。在家庭照护者保障方面，规定雇员如果遇到家人或亲属需要照护时，可以拥有最多十天的带薪照护假，以方便他们组织合适的照护安排。如果是需要自己亲自全职照护，那么最多可以拥有六个月的照护假，如果是半照护半工作状态，最多可以拥有 24 个月。在家庭成员或亲属生命阶段的最后三个月期间，也可以享有照护假。受传统俾斯麦福利体制文化的影响，虽然照护假期间停发薪资，但在这期间雇员可以进行免息贷款来维持生计，同时如果雇员满足每周提供至少 10 个小时或每周兼职照护两天或全职照护超过 30 小时都可以享有医疗、失业、意外伤害险以及长期照护的保险费，以维护其因从事护理而中断工作期间的社会权。[2]

在前期照护实践中，政府发现除了直接向申请者提供照护服务外，也需要向申请者及其家庭提供间接的咨询建议，因此 2009 年增加了咨询服务。长期照护服务咨询服务中心可以为个体提供转诊服务、链接医疗资源和社会资源。德国有 450 家长期照护服务咨询中心，但不是每个地区都有。咨询服务中心通过组织一些有经验有资格的专家人士提供以下咨询：其一，帮助申请者提交待遇申请并提供后续支持；其二，提供所有种类的服务建议；其三，挑选那些给予照护供给者待遇较高的服务；其四，制定个性化照护方案并监督实施；其五，告知 MDK 的评估程序信息并做好参与评估准备。这些咨询服务通常可以在长期照护服务咨询中心获得，由医疗保险和市政人员共同完成。

（3）质量标准与监管审查。2008 年的长期照护服务改革开始采取措施改善机构照护以及门诊照护的服务质量和质量监管，组织专家对质量标准进行持续更新。这些质量标准包括在目前诸多的医疗护理照护领域中最先进技术水平标准和那些专业照护者在进行每日照护工作中应该具备的规范化实践知识和标准化服务支持。在质量监管方面，增加门诊和住院照护的质量监管频率，从 2011 年开始每年都要执行质量监管审计工作。所有具有营业资格的机构设施都必须要确保提供积极的照护、发扬尊重老年人的精神，同时要不断加强质量管理、确定专业的质量评估程序。所有的照护机构和社区服务每年都需要被

〔1〕 A. Büscher, K. Wingenfeld & D. Schaeffer. Determining Eligibility for Long – term Care Lessons from Germany [J]. *International Journal of Integrated Care*, 2011, 11 (5): 1 –9.

〔2〕 T. Lehnert, et al. Preferences for Home – and Community – based Long – term Care Services in Germany: A Discrete Choice Experiment [J]. *The European Journal of Health Economics*, 2018, 19 (9): 1213 –1223.

MDK 进行检查或者被私人医疗保险组织进行考核。照护机构的质量评估一般是悄悄进行，社区照护一般会提前一天告知并表明评估缘由，通过向大量机构或社区居住者进行问询来重点监测照护质量、护理效率、护理干预效果。监管审计结果必须通过便于老年人通俗易懂、容易获知的途径进行公开，例如要求疗养院将最新的监管审计结果张贴在院内一个非常醒目的位置。同时，为了让公众更加快速地了解到一家机构所提供照护服务质量的优劣程度，初步决定监管审查结果将以"非常好－较好－一般－较差－非常差"几个不同评定等级进行呈现。[1] 为帮助 LTCI 基金会发现下一步需要改正完善的地方，日后机构照护的质量监管要更加注重自我管理，优化质量评估的指标维度，向公众提供更有意义更好的照护服务评估报告。

在现金福利服务的质量监管方面，被照护者需要自觉地联系专业人员进行个人居家照护服务使用情况的回顾审查，失能程度较低和一般的老人一年内要进行两次上述审查，但失能程度较高的老人每个季度都要接受审查，所有的监管审查费用都是由长期照护保险基金会负责。这样做的目的在于要确保他们所接受的非正式照护和咨询服务都是高质量的，同时这也是对非正式照护服务供给者的一种间接支持和肯定。如果他们不积极主动配合质量审查，那么将会降低他们的福利待遇或者对他们进行相关处罚。

（4）服务设施与市场竞争。2008 年的长期照护服务政策改革有效地推动了正式照护服务基础设施建设，其中在家庭和社区照护方面供给者由 1995 年的大约 4000 家增加到 2013 年的 12800 家，在机构照护方面供给者由 1995 年的大约 4300 家增加到 2013 年的大约 13030 家。与美国的老年和残疾人资源中心相比，这些服务供给商由 LTCI 基金会与当地社区进行信息整合并推荐给 LTSS 服务接受者及其家人。[2] 中央政府出资负责保障长期照护服务的基础设施建设，所有服务对于长护险参与人或者全额自付的个体都是统一合理价格。根据政府辅助参与原则，政策鼓励私人部门的参与和竞争，由于服务价格被严格管控，更多的是质量和声誉之间的竞争。这些服务提供者既有营利性组织，也有非营利性组织，很少是公共部门组织提供者，例如仅有 1% 的家庭照护提

〔1〕 E. Schulz. The long - term care system for the elderly in Germany ［R］. Centre for European Policy Studies，2010.

〔2〕 H. Rothgang. Social Insurance for Long - term Care：An Evaluation of the German Model ［J］. *Social Policy and Administration*，2010，44（4）：436 - 460.

供者是公办性质，64％的家庭照护提供者是营利性质。居家照护、机构照护分别有 13300、13600 家，两者中的私人营利性机构比例分别占 65％ 和 42％，长期照护服务的供给者总计至少达到 100 万人次。[1] 德国 16 个州都有责任资助照护服务的基础设施建设，尤其是国家层面的法律对如何资助以及资助额度都进行了详细规定。然而，并没有强制性法律规定联邦政府需要资助。联邦政府不对照护设施进行补贴，需要使用者个人、居住者或长护险基金承担日常运转经济消耗。

3. 老年照护政策的完善阶段（2015 年以来）

2015 年 1 月颁布《长期照护加强法案（第一版）》（《First Strengthening – of – care – act》）、2016 年 1 月颁布《长期照护加强法案（第二版）》（《Second Strengthening – of – care – act》）。自 2015 年开始，社会长期护理保险缴费率继续提高 0.3 个百分点，对于有子女者为 2.35％，对于年满 23 周岁且无子女者为 2.6％。其中，0.2 个百分点的缴费率用于提高保险待遇；0.1 个百分点的缴费率用于建立长护储备金，并以德国央行管理下的专用基金形式设立。2017 年颁布《长期照护加强法案（第三版）》（《Third Strengthening – of – care – act》），开始强化当地市政当局的参与，国家卫生部（Ministry of Health）认为 2019 年缴费率应继续额外至少增加 0.2％。[2] 缴费比例和基金用途的变化体现出政府、雇主、雇员多元主体共担责任，强制参保与保障公平，分散风险与互助互济的特点。

（1）评估维度与照护等级。经过多年服务实践总结和多方专家讨论，自 2017 年 1 月 1 日开始丰富评估标准——不仅考虑身体失能情况、还纳入了认知障碍和心理损伤程度。MDK 主要根据以下六个方面来评定老年人是否还具备自主生活能力以及他们的照护需求等级：移动能力（10％）：是否可以自己爬楼梯和在家里四处走动；认知和沟通能力（15％）：是否会认时间和具备空间方向感、参与谈话；行为方式和心理问题（15％）：是否存在夜间烦燥、是否不配合护理程序、不参与谈话；自我照顾能力（40％）：是否可以自己洗漱、穿衣、吃饭、喝水、上厕所；独立应对疾病和进行治疗的能力（20％）：是否

[1] H. Theobald. Home – based Care Provision within the German Welfare Mix [J]. *Health & Social Care in the Community*, 2012, 20 (3)：274 – 282.

[2] N. Curry, L. Schlepper, & N. Hemmings. What can England Learn from the Long – term Care System in Germany？[R]. Research Summary, 2019.

可以自己吃药、测量血压、护理造瘘口、安装假体、看医生；规划每天生活和社交的能力（15%）：是否可以支配自我、安排每天事务、与外部环境保持联系。此外，家庭内活动（购物、处理财务等）和家庭外活动能力（外出、参加活动等）同样需要被观察，但观察结果不被纳入照护需求的分类评定依据，因为它反映出的相关功能损伤会与上述六个方面的评定有重叠之处。上述六个方面的每一条赋值区间为 0－3 分，0 分是个体除了偶尔求助急救服务外不需要任何帮助便可进行该项活动，3 分是个体完全没有办法自我完成哪怕是部分的该项活动。最后，通过对每一条得分进行加权，总分 100 分，依据分数将照护等级共分为五个：等级 I 为 12.5－27 分，轻度失能；等级 II 为 27－47.5 分，中度失能；等级 III 为 47.5－70 分，高度失能；等级 IV 为 70－90 分，重度失能；等级 V 为 90－100 分，完全失能。[1]

根据上述评估内容和照护等级的改革，我们可以发现其中的内在逻辑逐渐发生了变化。由个体所需照护服务时间转为个体失能程度：之前主要关注个体需要照护服务的频率和时长，弊端在于所有服务内容都有一个时长限制标准，例如全身洗浴必须严格控制在 20－25 分钟左右，现在改革后申请者可以自主自由地按需控制洗浴时长。由支出赤字视角转为优势资源视角：不再一味地分析申请者不可以做什么，而是思考他们仍然可以做什么。由单一评估指标转为多元考核维度：之前多是关注申请者的日常生活能力，例如个人清洁、移动、家务、营养等方面是否需要协助，现在开始同时要注意申请者是否存在一定程度的认知和心理状态损伤。由三个层次的照护等级转为五个层次：为大部分评估分数较低的申请者设置一个最低层次的照护等级，作为整个服务体系中最基础性和广覆盖性的照护层次。由随意不规范的评估内容转为规范统一的评估程序：之前人们获得的照护服务内容更多依赖于日常活动情况，例如若申请者的居住环境中没有楼梯便不会考虑他独立爬楼梯的能力。未来这种情况将会得到改变，评估指标不因这项活动是否会发生而发生改变，即评估时不会因家中有无楼梯而影响到是否考核独立爬楼梯能力。

（2）待遇升级与费用变化。在 2017 年改革之前已经获得照护服务的人们，在改革后依然合法具有该资格，同时他们将会享受更高层次的照护服务待遇。一般来说，在 2017 年改革后被照护者的照护等级会自动上升一个层次，若观

---

〔1〕 U. Becker, R. Hans－Joachim, eds. *Long－term Care in Europe：A Juridical Approach* ［M］. Berlin：Springer, 2018.

察到他的日常生活能力也遭受损伤，照护等级便自动上升两个层次。比如一位被照护者在 2016 年属于照护等级 II 受益者，在 2017 年便自动划转到照护等级 III 受益者，此时如果他无法自己进食，便直接成为照护等级 IV 受益者。那些具有特殊需求或急需照护的人们即使没有达到照护等级 V 的得分，但是根据专家意见依然可以把他们直接归为 V 类。[1] 法定医疗保险基金协会作为 LTCI 基金的管理者，在面对这类情况时必须遵从上述规定。在 2017 年之前，若一个人失能程度加重，需要获取更高层次等级的照护，那么照护服务的总价格随之上涨，这个费用问题常常会引起机构负责人和照护者及其家属之间的矛盾与冲突。[2] 但在 2017 年颁布新规定后，在同一家机构内照护 II、III、IV、等级内的人们享受相同价格的照护服务，其中个人只需承担住宿和饮食部分的费用。根据调查，2017 年 5 月机构照护中被照护者的平均支出是每月 587 欧元。机构照护方面，照护 I－V 等级的价格分别是 125 欧元、770 欧元、1262 欧元、1775 欧元、2005 欧元。居家照护方面，大约有 50 万自理能力受损最轻的人可以获得照护等级 I 的服务，每个月现金福利津贴为 125－214 欧元，实物福利内容丰富——培训家庭照护者、改造居住环境、给予服务咨询建议等；照护等级 II－V 可领取的现金福利分别是 316、545、728、901 欧元/月，实物福利分别是 689、1298、1612、1995 欧元/月。[3] 所有形式的长护险待遇支出都已达上限，80% 的被照护者都偏向于选择现金福利，这部分支出占到整个长护险支出的 64%。政府无法满足每个人所有的照护需求，因此对那些自愿参与私人商业长护险的个体也给予一定的补助金。同时，对于机构照护的低收入老人，长期照护服务支出除长护险之外的个人自付部分，由当地税收支持的政府社会救助体系全部承担。

2017 年新的长期照护服务政策目标在于提供高质量的服务，保障高质量

---

〔1〕 S. Link. Long－term Care Reform in Germany － at long last ［J］. *British Actuarial Journal*, 2019, 24（17）: 1 － 8.

〔2〕 R. Gotze & H. Rothgang. Fiscal and Social Policy: Financing Long－term Care in Germany. In K. P. Companje（Ed.）, *Financing high medical risks: Discussions, Developments, Problems and Solutions on the Coverage of the Risk of Long－term Care in Norway, Germany and the Netherlands since 1945 in European Perspective* ［C］. Amsterdamn: Amsterdam University Press, 2015.

〔3〕 M. Riedel. Peer Review on "Germany's Latest Reforms of the Long－term Care System": Bypassing or Catching Up on Austrian Standards? ［R］. Peer Country Comments Paper － Austria, 2017.

的生活，以及鼓励被照护者尽可能居住在自己家里。LTCI 最主要的属性是对家庭照护者赋权增能，鼓励居家照护的发展，这同样也符合被照护者的心理期待。超过70%的被照护者正在接受居家照护服务，其中大部分都是由非正式家庭成员提供服务。被照护者可以选择现金福利来自行组织安排照护服务或选择实物福利接受上门照护服务。这些服务包括康复护理、家庭打扫等，从2017 年 1 月 1 日起增加对个人居住环境的改造支持。虽然 LTCI 鼓励老年人住在自己家里或者合租照护公寓，然而有27%的照护需求者（超过 70 万人）目前仍选择住在照护机构以获得周到及时的照护服务。他们除了一般性的照护需求之外往往还有额外的个性化需求，其中超过50%的机构被照护者都患有认知障碍，因此 LTCI 拟在照护机构或者日/夜间照护中心增加雇佣 60000 名职员来全面改善机构居住者的生活质量。在照护机构中，被照护者并不关注可以获得的照护服务数量，而是更关心需要自付的金额。需要注意的是，那些住在照护机构的人需要支付的费用不取决于照护等级（除了最低等级）。当身体情况需要由当前照护等级升至更高等级的照护时，也不需要额外多支付费用，只需按照当前照护等级负担费用即可。然而，若申请者更换照护机构，他们的照护服务费用会发生变化，因为每家照护机构在基础设施建设、饮食、住宿等方面的收费标准存在差异。

（3）质量监管与服务保障。2017 年的政策改革举措同时包含完善老年长期照护服务的质量监管。LTCI 要真正代表被保险人的利益，关注服务流程、质量协议、报酬合同、协商机制等方面，提供更为广泛的服务供给者选择范围，确保被照护者获得的照护服务既要符合自身需求又要符合规定的质量标准。因此，质量监管不仅需要所有的照护服务供给机构必须与被照护者订立合同并严格依照合同内容提供符合法律规定质量标准的照护服务，而且需要多部门通力合作——当地 LTCI 负责部门、当地社会救助管理部门与照护服务供给商针对照护合同的实施进行多次讨论与协商。由疾病基金会赞助的"医疗咨询服务中心"负责监督所有的 LTSS 提供者；它的工作是每年突击检查那些获得护理许可证的机构是否根据管理要求不断改善服务和质量标准。由于这些标准是在充分咨询了服务提供商和保险公司的基础上由 LTCI 基金协会设立，因此更具广泛的信服力。养老院也具有单独的标准，由 LTCI 基金会和供应商群体协商决定。这些都通过法律的形式对每一个服务设施的质量标准、质量保障财务要求、内部的质量管理体系进行了明确规定。[1]。一般来说，养老院的服务质量相对更高。[2] 其他提高质量的举措包括建立网站（自 2008 年起）提供关于养老院质量的公开信息来增加 LTSS 的透明度。

（三）老年照护服务政策评价

经过 20 多年的发展，德国老年长期照护服务系统已成为该国社会保障体系的重要组成部分，在全体国民中享有很高的接受度和认可度。最重要的是，它已经实现了许多最初的目标，其中最重要的目标便是确保所有国民普遍拥有获得长期照护服务的机会，特别是满足老年群体因各方面生理机能退化而激增的照护需求。德国老年长期照护计划最显著的特点是覆盖对象的广泛性，包括老年人在内的所有公民都可以受到保障。它具有强制参与性，在社会保险制度框架下通过征缴固定比例的个人收入作为一些相同疾病保险的筹资来源，或者人们（至少 11% 的比例）还可以根据自身年龄向同一家私人保险公司缴纳不同的保费金额，参与私人健康保险。[3] 其他重要目标也陆续得到实现，例如完善 LTSS 基础设施建设，增加超过 250,000 个新工作岗位，促进家庭照护的快速发展，超过三分之二需要 LTSS 的申请者在家里接受照护服务。最后，老年长期照护政策充分体现出德国的核心文化理念——通过要求所有人支付保费来加强社会团结；通过部分覆盖照护费用强调了个人责任的重要性。

同时，德国老年长期照护服务计划最显著的特色就是完全自负盈亏。大多数德国人为保证长期护理保险的运行需要缴纳与收入相关的保费，虽然这类似于美国人为社会保障和部分医疗福利缴纳工资税的做法，但德国国民认为它们之间的根本差异在于德国是对保险事业的强制性供款，而不是对政府的税收支持行为。造成这种看法上的差异可能由于尽管德国长护险与医疗保险有交叉，但为了保证保险精算平衡和自负盈亏，他们仍必须积极慎重选择基金或保险公

〔1〕 E. Schulz. Quality Assurance Policies and Indicators for Long – Term Care in the European U-nion. Country Report：Germany ［R］. ENEPRI Research Report No. 104. Berlin，Germany：European Network of Economic Policy Research Institutes，2012.

〔2〕 M. Geraedts，C. Harrington，D. Schumacher & R. Kraska. Trade – off between Quality，Price，and Profit Orientation in Germany's Nursing Homes ［J］. *Ageing International*，2016，41（1）：89 – 98.

〔3〕 P. Nadash，P. Doty，& M. von Schwanenflügel. The German Long – term Care Insurance Pro-gram：Evolution and Recent Developments ［J］. *The Gerontologist*，2018，58（3）：588 – 597.

司。如果当前的缴费率和基金不足以支付待遇水平，那么必须提高缴费率或者降低待遇给付。联邦政府在监控系统的充足性和偿付能力方面都发挥了重要作用，调整缴费或待遇水平都必须经过立法程序。在任何给定的时间节点，参保者都有权了解他们根据自身的失能程度评估等级可以获得怎样的实物待遇和现金福利。它的另一个显著特点是该计划并非旨在支付全部护理费用，在负担能力和待遇给付方面操作相对简单。综合来说长期照护保险虽然具有强制性，但是人们可负担得起。而不像美国的私人商业性长期照护保险只有那些低风险、富裕群体才有能力负担，低收入、高风险个体被自动排除在外。

德国虽然不断改革照护新概念和评估新方法，但仍面临一系列挑战：其一，自负盈亏的财政机制难以应对日益加深的老龄化形势——由于保险基金的财政规模取决于当前就业人口、非就业人口与未来就业人口数量的预测，现收现付制特征不利于老龄化时代长期护理保险基金的积累；其二，严格规范的法定程序一定程度上会导致政策的及时调整受到限制——这也是为何德国历史上许多提升保险缴费和相关待遇的改革至今仍影响深远。与此同时，在政策改革中如何将官方颁布的新概念、新方法与私人长期照护服务产品相结合也存在诸多困难。其中主要困难在于，私人保险业具有营利属性，这驱使其出于服务成本考虑会谨慎决定是否要采用官方日益广泛的照护概念，或是根据日常生活活动能力量表自行制定保险待遇的享受标准。但一些德国私人长期护理保险公司也开始尝试将改革后的"照护需求"新定义嵌入到它们公司的保险产品中。在人口老龄化趋势下，德国私人长期护理保险行业需要平衡保险的广覆盖和保费的可负担，以此来促进保险市场业的高速发展和保险产品受益的有效性。

综上所述，德国老年长期照护服务在经历了诸多重要改革之后，服务政策目标、服务政策内容、服务实践供给、服务质量监管等方面都日益完善。从"照护需求权"出发，国家及时对其进行公共政策层面的介入，高度重视被照护者的主体选择权，丰富照护对象考核指标和一一对应的照护等级，极力推动家庭非正式照护服务的发展，肯定和保障家庭成员、亲属的照护劳动价值，构建政府、雇主、雇员多主体参与的财务筹资体系。目前来看，这些改革举措已取得一系列积极效果，在政治讨论上具有可行性，在财务机制上具有可持续性，但长远来看面对人口结构的动态变化和照护风险的多维衍生，这些最新改革举措是否真正可行仍有待时间进一步验证。

## 二、德国老年照护服务的实践

在欧洲成员国中，一般的社会护理体系可以分为三类：国家责任模式，家庭护理模式，以及附属模式。附属模式在德国很普遍，但是在 1994 年以前长期照护一直是家庭的主要任务，只有那些无力负担费用的人才能申请需要接受经济审查的社会救助福利。经过长时间讨论是否需要增加社会救助支出的推动下，1995 年德国引入了强制性、普遍性的社会长期护理保险制度，并将其作为社会保障体系的第五支柱。德国长期护理保险（Long – term Care Insurance，简称 LTCI）秉承长期护理保险附属于健康保险的原则，几乎覆盖所有人群，其中公共健康保险系统的社会成员自然而然地成为公共长期护理保险计划的成员，除此之外拥有私人健康保险的社会成员必须购买可以提供相同福利的私人长期护理保险。这部分拟围绕德国老年照护服务实践，将内容、结构、层次体系作为分析框架并通过对相关维度的系统性审视，找寻其有效的经验做法与影响因素。

（一）居家照护优先的老年照护服务内容

在德国，老年照护服务的提供必须保证是高效的且经济可负担的，同时服务水平不能超过必要的最低水平。那些已经与长期护理保险机构签订合同的供应商在服务内容的供给方面需要达到一系列要求。每隔 3 年，联邦政府必须仔细检查是否具备潜在的必要性来调整服务及其相关的收费。提交议会的报告应考虑前一届 3 年内的通货膨胀率，但任何服务给付的增加都不应超过同期总收益的发展水平。[1] 由于多年来服务的给付一直保持不变，难以满足当前经济发展形式，成本和收益之间的差距急剧扩大，所以实行动态调整是非常重要的。在服务内容的供给过程中，医疗康复非常重要。服务内容要围绕尽可能进行充分的康复，克服或减少失能的依赖性，防止失能情况进一步恶化。一般来说，德国长期照护的服务内容根据《社会法典》制定，其中主要包括居家照护福利、机构照护福利和非正式照护者福利。需要特别说明的是，德国的长期照护服务内容也不是一步到位的，而是逐渐丰富和健全的，例如自 1995 年 4 月 1 日起开始实行门诊护理服务，自 1996 年 7 月 1 日开始提供全日制护理院

---

[1] Federal Ministry of Health Germany. Report of the Advisory Board for the Examination of the New Definition of the Concept of being in Need of Care [R]. Berlin，2009.

服务。德国实施长期护理保险的主要目的是：扩大居家照护和社区照护，通过发展市场竞争来提供服务；减少机构照护，鼓励居家和社区照护的模式；减少家计调查的福利，向州政府提供财政支持；支持非正式照护者。德国力图通过支持非正式照护者来获得照护，本质上还是鼓励非正式照护者能够继续承担照护责任。

1. 居家照护：匹配民众主观选择

德国基于重视满足个人家庭情感需求的角度，非常强调居家照护，希望老人可以在自己熟悉和亲切的环境中接受照护服务。家庭成员的陪伴和家庭场所的互动有助于促进被照护者身体各方面机能的康复，维持、延缓他们的失能失智程度。照护需求者在申请和接受照护需求评估时，可以选择实物福利、现金福利或者混合福利，实物福利主要是指由专业的照护人员上门为其提供照护服务，现金福利则是依据个人照护需求者自行寻找照护人员，照护者可能是家属、朋友、邻居或者志愿者等，混合福利则是上述两种福利的混合给付，每 6 个月可以调整一次这两项服务的混合给付比例。

在实物福利待遇方面，照护需求者可以申请基本照护和家庭照护服务。基本护理和家庭护理服务主要针对由于某种健康障碍个人自理能力受到限制从而需要依赖他人帮助的个体。这些个体无法独立正常地生活，需要通过他人的帮助来满足个人身体、认知、心理障碍等方面的长期照护需求。实物福利由与长期护理保险机构签订合同的照护服务供应商所雇用的护工提供。如果私人与长期护理保险机构签订了照护合同，那么他也可以成为一名符合资格的照护服务供给者。不同失能程度的照护需求者可以享受不同等级的长期照护服务，需要支付的费用标准也不尽相同。自 2015 年 1 月 1 日起，长期护理保险可支付的每月费用是 1 级：468 欧元；2 级：1144 欧元；3 级：1612 欧元。在特殊情况下，照护者对护理的强度要求非常高时，例如处于癌症晚期的患者在治疗期夜间需要定期的多重护理，那么便需要承担一定的补充给付金。但是，补充给付金的自付比例不能超过所有三级照护者的 3% [1] 根据自 2017 年 1 月 1 日起生效的新法律，每月费用是 2 级：689 欧元；3 级：1298 欧元；4 级：1612 欧

〔1〕 U. Becker，E. Wacker，M. Banafsche. Homo Faber Disabilis？ 〔C〕. Teilhabe am Erwerbsleben. In：Studien aus dem Max – Planck – Institut für Sozialrecht und Sozialpolitik Band 63. Nomos Verlagsgesellschaft，Baden – Baden，2015.

元；5 级：1995 欧元。因此，级别 5 的金额将等于旧 3 级与补充给付金之和。[1]

照护需求者也可以申请现金津贴，但要确保现金津贴的发放水平适度和帮助效果显著。现金津贴即照护津贴，分为给照护人的津贴和接受照护者的津贴。这里的照护人主要限于提供居家照护的无工作护理人员，会为他们提供照护课程、护理假期间的额外给付与社会保险。为了鼓励居家照护的发展，德国社会法典第 11 卷第 44 条专门规定了非正式照护者的待遇，即非正式照护者如果每周最少提供 14 小时最多 30 小时的照护，那么这位非正式照护者就有权利享受社会保障待遇。照护课程旨在帮助提升家属、邻居等非正式照护供给者的服务能力和服务品质。例如社会法典第 11 卷第 44 条规定，社会照护保险为那些由于提供照护服务而无法正常参与工作或者每周工作少于 30 小时的照护供给者缴纳法定年金保险费，保险费的标准依据需要提供照护服务的程度和有条件限制的必要的照护工作范围来确定；社会法典第 11 卷第 37 条规定，为那些自行安排所需照护服务人员的老人提供一定的照护津贴，给付标准依据照护级别来确定。自 2015 年 1 月 1 日起，现金津贴的发放水平每月为 1 级：244 欧元；2 级：458 欧元；3 级：728 欧元。自 2017 年 1 月 1 日起，现金津贴的每月发放水平调整为 2 级：316 欧元；3 级：545 欧元；4 级：728 欧元；5 级：901 欧元。如果照护需求者无权享受整整一个月的现金福利，则应相应减少。以一个月 30 天为计算单位，如果需要短期住院护理和在家中无人可提供护理的情况下，每年最多支付 4 周现金津贴的一半。在照护需求者突然死亡的情况下，现金津贴将一直支付到月底。[2]

当照护者因生病、度假或其他原因无法提供照护服务时，同时满足照护者已在家中为照护需求者提供了至少 6 个月的照顾工作，那么照护需求者就有权获得每年最多 6 周 1612 欧元的替代津贴，但是替代照护者不能是被照护者的亲属或与其有婚姻关系的近亲。如果替代照护者是一起居住的家庭成员或者近亲，那么就无法享受上述替代津贴，只能享受原本规定数额的现金津贴待遇。申请现金津贴的照护需求者可以寻求专业照护者的建议，从而保证照护服务的质量水平。如果利用此项咨询服务，照护需求者可以额外获得 22 欧元或 32 欧

〔1〕 U. Becker, R. Hans‐Joachim, eds. *Long‐term Care in Europe：A Juridical Approach* ［M］. Berlin：Springer, 2018.

〔2〕 T. Frerk, S. Leitner. *Das Dritte Pflegestärkungsgesetz* ［M］. Sozialer Fortschritt, 2017.

元的现金津贴。如果照护需求者与 2 个或至多 11 个人一起住在一个普通公寓中，并共同由一个人协助他们进行相关的组织和管理、发起社会参与活动或给予一定的家庭协助，那么这些被照护者就可以额外获得 205 欧元的现金津贴（自 2017 年起为 214 欧元）。此外，长期照护保险机构也可以根据实际情况给予一定的硬件支持来减缓照护需求者的身体病痛、提升照护服务的质量或帮助其独立生活。例如长期护理保险每月可最高支付 40 欧元的消耗品费用，从照护服务供应商那里租借轮椅、移动床等辅具。如果是改善居家环境例如升级打造更易进入的房间、更大的浴室、更好的厕所等，则最高可获得 4000 欧元的额外津贴。如果是两个或两个以上的人在一起共同居住，则最高可获得 16000 欧元的额外津贴。

2. 机构照护：偏向严重失能老人

机构照护包括日间护理、夜间护理、短期护理以及住宿式护理。日间护理与夜间护理都属于部分机构照护，旨在避免照护需求者在照护风险发生后直接进入住宿式护理机构，暂时性留在照护机构同时仍有在家里居住的机会与权利，符合居家照护优先机构照护的理念。当居家照护无法提供充足的护理，被照护者就需要通过日间或夜间护理的方式获得更加专业全面的护理服务，第一级获得 468 欧元，第二级获得 1144 欧元，第三级获得 1612 欧元（自 2017 年起：第 2 级：689 欧元，第 3 级：1298 欧元，第 4 级：1612 欧元，第 5 级：1995 欧元）。[1] 如果居家照护暂时无法提供，或者日间、夜间护理无法充分满足被照护者的需求时，照护需求者就有权申请短期护理，即可以请求暂时性的住宿式机构照护。在特殊情况下，短期护理最长可维持 4 周，最多可获得 1612 欧元的待遇给付。如果居家照护或部分机构式照护都稍显不足，或者照护需求者个人有特殊情况（例如没有合适的照护者），那么照护需求者可以向长期照护保险基金申请一定的住宿式护理给付。但照护需求者如果居住在属于医学复健、医学治疗等住宿式机构，由于这些机构的性质不属于长期照护机构，则无法申请照护费用给付。从 2015 年 1 月 1 日开始，第一等级照护者的待遇为 1064 欧元，第二等级照护者的待遇为 1330 欧元，第三等级和其他特别严重的情况下（例如骨质疏松症，严重痴呆，晚期癌症）照护者可享受待遇为 1995 欧元。对于那些未经相应评估而直接选择住宿式照护的需求者，他们

---

〔1〕　U. Becker, R. Hans－Joachim, eds. *Long－term Care in Europe：A Juridical Approach* ［M］. Berlin：Springer, 2018.

只能获得一些相当于实物待遇的补贴。自 2017 年 1 月 1 日起，第二等级待遇给付更改为 770 欧元，第三等级 1262 欧元，第四等级 1775 欧元和第五等级 2005 欧元。如果一名失能等级为第一等级的照护需求者选择了住宿式照护，那么他每月只能获得 125 欧元的待遇给付。[1] 这也说明了德国希望住宿式照护资源能够得到更加合理的配置，更多地面向那些失能等级严重、照护需求等级较高的人群。总的来说，居家照护和机构照护的性质不同，服务内容也各异。

表 2 - 1　德国居家照护和机构照护服务的主要内容

| 服务项目 | 服务内容 |
|---|---|
| 居家照护 | 家庭访问服务：被护理人的生活日用品的确认、外出等活动以及家务方面的帮助 |
| | 专门家庭疗养服务：专业护士的家庭访问 |
| | 日间或夜间护理服务：由于家属白班或夜班的原因无法照护被护理人，被护理人可在机构享受护理服务 |
| | 代理服务：由于家属的疾病或是出行等原因无法照顾被护理人的情况下，一年有四周的代理护理服务的申请 |
| 机构照护 | 老人公寓：主要为独居的并且能够自理的老人提供的公寓。上门为其提供家务帮助 |
| | 老人之家：主要为不能自理的老人提供，遵照护理人随同老人的原则 |
| | 老人护理之家：针对一些患有慢性疾病的老人，为老年人提供综合的照顾服务 |
| | 老人综合服务机构：为老人公寓、老人之家以及老人护理之家的综合机构，至少有 2 名以上的专门医师 |

资料来源：陈诚诚. 德日韩长期护理保险制度比较研究［M］. 北京：中国劳动社会保障出版社，2016：141.

在德国长期照护制度法案出台之前，政府专门做过相关的社会调查，调查结果显示约有 80% 的民众希望由家庭成员提供养老服务，这也是为何德国一直保留现金给付的形式。不管是居家照护还是机构照护，德国长期护理保险制度都设立了相应明确的给付额度（详见表 2 - 2）。

---

［1］　Federal Ministry of Health Germany. The Development of Long - term Care Insurance 4th Report ［R］. Berlin，2008.

表 2 - 2　2014 年德国长期照护保险制度的给付额度

单位：欧元

| | | 护理等级一 | 护理等级二 | 护理等级三 |
|---|---|---|---|---|
| 居家护理（每月） | 服务给付 | 450 | 1100 | 1550 |
| | 现金给付 | 235 | 440 | 700 |
| 照护代理（四周） | 近亲 | 235 | 440 | 700 |
| | 其他人 | 1550 | 1550 | 1550 |
| 短期护理（四周） | 护理费用 | 1550 | 1550 | 1550 |
| 日/夜间护理（每月） | 护理费用 | 450 | 1100 | 1550 |
| 全机构式护理（每月） | 护理费用 | 1023 | 1279 | 1550 |
| 身心障碍协助机构 | 最高护理费用 | 机构费用 * 10% 最高每月 256 欧元 | | |
| 技术性护理辅具 与其他辅具 | 最高护理费用 | 100% 费用，但在特定情况下每件辅具 自付最高 10% 或不超过 25 欧元 | | |
| 二手辅具 | 每月最高 | 31 | | |
| 居家环境改善 | 每一措施 | 2557 | | |

资料来源：陈诚诚. 德日韩长期护理保险制度比较研究［M］. 北京：中国劳动社会保障出版社，2016：142.

　　一般来说，护理等级越高，保险给付额度越高，同时由近亲以外的其他人提供照护服务时也可享受更高的给付额度。因为这些护理者由于照顾老人而无法进入劳动力市场，容易遭遇生活经济风险，立法者认为应当为他们提供年金、职业灾害和失业保险等待遇。这里主要指因居家照护而无正式工作或减少原有工作时长的护理提供者，并不是机构、社区照护的签约雇用护理人员，并且他们每周至少为照护需求者提供 14 个小时的服务。在年金计算方面，根据这些护理者负责照顾的老人需求护理等级和护理时间，以及过去几年的年金参保人的平均工资水平来决定。在失业保险待遇方面，这些护理者需要主动向联邦劳工局申请，同时需要满足以下条件：24 个月以内从事过护理工作，至少已缴纳 12 个月的失业保险费，在从事护理工作之前至少已经存在失业保险关系或已领失业津贴。针对那些照顾老人的近亲者，如果他们处于护理假期间，可以依据规定申请最长不超过 6 个月的停薪留职时间。[1] 同时这些正处于护

［1］　H. Rothgang，G. Igl，Long - term care in Germany［J］. *The Japanese Journal of Social Policy*，2007，6（1）：54 - 84.

理假期的护理者，若他们的配偶已参与健康保险与长期照护保险，他们则无需再缴纳健康保险与长期照护保险的保费；若配偶没有参与上述保险，他们可自愿投保并缴纳最低保费。

3. 对非正式照顾者的支持：法定的多样化待遇

由于德国长期照护服务秉承"促进康复优于长期照护，居家照护优于机构照护，部分机构照护优于全日制机构照护"的理念，因此非正式照护在整个长期照护服务体系中起着重要作用。研究表明，非正式照护活动通常在家庭成员之间共享。在大多数情况下，非正式照护都是由配偶、女儿或儿媳妇负责，儿子主要提供财务支持。总的来说，有28%从伴侣那里获得帮助，有32%从女儿或儿媳妇那里获得帮助，有10%从儿子那里获得帮助，余下的30%则是由家庭成员之外的志愿者或他人来提供非正式照护。平均而言，被保险人一般需要接受两名非正式护理人员的帮助，据统计只有三分之一需要照顾的人是一个非正式照护者（36%），其余需要照顾的人是两个或三个及以上非正式照护者。根据需要居家照顾的人数（约有100万没有专业护理人员的帮助，23万正在接受实物和现金服务），并另外考虑在实际任务中需要帮助的人（300万），那么提供任何形式帮助或个人护理的家庭成员数量估计有500至700万人。欧洲共同体家庭小组（European Community Household Panel，简称ECHP）估算有5%的德国人口都在为老年人提供帮助和护理。[1]

由于照护需求大多发生在个人身体老化阶段且非正式照护者大多都是伴侣，因此也意味着绝大多数非正式照护者本身其实也是老年人。大约三分之一的非正式照护者处于退休年龄，另外四分之一年龄介于55至65岁之间，还有四分之一年龄介于40至55岁之间，余下的年龄低于40岁。在家庭中，一方面女性扮演着非正式照护者的角色，另一方面女性参与工作的比例也在逐渐上升，如此她们便陷入了如何调节承担家庭照护责任和从事有酬工作之间的冲突。一般来说，她们往往需要减少或暂停自己的有酬工作，这也会进一步影响她们的劳动市场关系和社会保障地位。因此，对于非正式照护者，德国长期照护基金会也给予该群体一系列的福利待遇支持，这些待遇包括喘息服务、培训课程、咨询服务和社会保险等。

第一，如果是非正式照护者生病或休假时，LTCI资金将负担聘请其他专

---

〔1〕 E. Schulz. The Long – term Care System for the Elderly in Germany ［R］. Enepri Research Report No. 78，Contribution to WP1 of the ANCIEN Project，2010.

业护理人员或另一个家庭照顾者提供替代性照护所产生的费用，每年最多四个星期（上限为 1470 欧元）；第二，LTCI 资金支付非正式护理员的养老金缴纳，他们每周工作 14 小时或以上，并且没有工作或每周工作少于 30 个小时；第三，自 2008 年 7 月 1 日起，亲属需要长期照护的人也有权要求长期护理假和相关福利，在拥有至少 15 名员工的公司中受雇的人员最多可以请假六个月，在此期间他们将不会获得任何报酬，但他们可以继续享受失业、医疗、长期照护等多项保险待遇；第四，如果家属突然需要长期照护，必须迅速组织帮助，除了长期护理假外，员工还有权享受最长不超过十个工作日的假期；第五，非正式照护者可以通过 LTCI 的支持基金或者建立与 LTCI 基金会的个人联系来获得咨询服务。此外，他们有权免费接受培训课程来增强照护工作的专业技能知识、减轻照护工作的身体精神压力。同时，培训课程应在被照护者的家庭环境内进行，以便模拟还原真实的照护过程。

（二）以照护需求权为中心的老年照护服务结构

1. 服务对象：全员覆盖

在德国，所有被保险人都有资格领取福利，无论他们的年龄、收入或财富状况如何。依据"护理保险跟从医疗保险"的原则，它要求凡是已经被强制要求参加法定医疗保险制度的人们也必须参加法定的社会公共长期护理保险，同样那些自愿参与医疗保险的人们也需要参加长护险。享受待遇的前提条件是申请人必须在过去的 10 年中缴纳过 2 年的保费（2008 年 7 月之前为 5 年），或者作为家庭成员被包括在保险范围内。居住在德国的被保险人有权享受所有服务，而在德国参保但又居住在另一个欧盟国家的被保险人仅有权享受现金福利。在假期期间，被保险人如果在德国以外的地方申请享受福利待遇，那么享受时长最多可达到四个星期。

依照法律法规所列出的目录，很多群体都应当强制性加入该项长期照护保险制度。其中最重要的群体主要是雇员（包括学徒和实习生）、职员、失业金领取者、农民、独立艺术家或出版人员、在特定机构工作的残疾人员、社会救济领取者、退休人员、学生和那些之前没有医疗照护保险的人员等。

德国的长期护理保险体制包括两个方面，其一是公共长期照护保险，其二是私人长期照护保险。2007 年，约有 7，000 万人参加了法定健康和长期护理保险系统，同时约有 940 万人与私人 LTCI 基金签订了长期护理保险合同。因此，只有一小部分人口没有参保，因此也没有资格从 LTCI 系统中获得福利。从 2008 年起实施的社会健康保险体系改革（《社会法典》第五卷）扩大了对德国总人口的覆盖率。自 2009 年 1 月 1 日起，所有公民必须拥有健康保险和长期照护保险，没有被社会健康保险基金覆盖的个人必须以基本费率与私人保险公司签订合同。被保险人只要符合唯一标准——"具有照护需求"，便可以向社会或私人 LTCI 基金提交享受待遇的申请。必须确保申请者是永久性失能或者在未来 6 个月内没有外界的帮助就无法自理的人。

2. 需求评估：基于失能程度确定照护等级

（1）评估程序。长期护理保险与医疗保险不同，它需要对申请者的失能状况进行评估，不同等级的失能程度享受不同的护理服务时间以及给予不同标准的保险金。社会保险申请人资格由德国健康保险疾病基金的医疗评审委员会负责评定，而私人长期护理保险申请人资格则由医疗审查有限公司（Mediproof）负责评定，申请人审查符合要求后便可以获得给付。全国有十五个医学委员会对法定 LTCI 资金进行内部评估（在家中或疗养院中）。这些评估主要由受过老年医学培训的护士和医生完成，他们观察需要帮助的人的家庭和社交环境，并根据国家标准评估个人的健康和功能状况。具体的评估程序和标准指南由医务委员会负责制定和进一步细化、专业化，同时这些规范都是所有政党同意，在全国范围内都是统一的、具有约束力的。

之前的需求评估主要关注个人的身体需求，例如个人护理、营养情况和外出移动等方面，根据一些规定的程序评判个人在日常生活能力（例如洗澡和穿衣）以及工具性生活能力（例如购物和烹饪）方面受到的限制情况，以及个人每天所需的护理时间。对于那些特殊群体如痴呆症患者和学习困难症患者的部分需求，则不太重视。新的 LTCI 改革改变了这种情况。那些在处理日常生活事务能力方面有严重障碍的个人将根据特别目录标准进行评估。如果申请人符合条件，他们将获得额外的福利待遇，甚至那些不符合最低照护等级的个体也有权获得一定的福利待遇。需求评估不关注收入或资产，而是关注家庭状况和家庭环境。因此，也需要评估非正式照护中照顾者的"照护压力和承受压力的能力"，并在可能的情况下也向他们提供帮助，例如采取措施改善家庭环境。按照康复服务的获得应早于长期照护服务的原则，需求评估还应涉及个体在康复方面的期待和选择，即主要包括其对医疗设备和技术援助的需求。

评估结果将报告给 LTCI 基金，申请者将收到一份由他们的保险基金机构出具的书面评估报告。在报告中，将向申请者逐一阐述其所需的护理服务、照护强度（照护等级的分类）以及给出接受居家照护的选择或接受机构照护的要求。如果申请者对此评估报告不认可或存在疑问，可以向医疗单位申请对原先报告中所述的失能等级进行重新评估。这种情况同样也适用于申请者的功能状态发生改变的情形。一般而言，会在规定的时间间隔内重新进行评估。

（2）评估标准。为了使审核程序尽可能统一规范，德国法律规定两家评估机构使用同一标准，二者从移动协助（ADLs）和家务协助（IADLs）两种类型中选取了四种典型项目进行组合，评定个体在完成卫生护理、营养膳食、个人移动与家务劳动等所需他人照护的频率和时长。根据相关规定，照护服务需求者的护理级别不同，可以接受的照护服务时长和享受的照护补贴标准也存在具体差异。

在 LTCI 制度框架下，老年长期照护制度依照需要护理的程度将护理等级标准化，照护等级主要分为以下三个等级：一级护理即照护需要程度最轻，二级护理即照护需要程度居中，三级护理即照护需要程度最重。首先，一级护理主要面向那些明显需要护理者，在一个或者多个领域中的最少两项日常事务每天至少需要一次援助，和在家庭经济管理中每周必须附加几次援助的被保险人，即需要每天至少一次的个人清洁、进食和移动等基本服务和一周数次的家务打扫服务；其次，二级护理主要面向严重需要护理者，在一个或者多个领域中的最少两项日常事务每天至少需要在不同时间给予援助，和在家庭经济管理中每周必须附加多次援助的被保险人，即需要每天至少三次的个人清洁、进食和移动等基本服务和一周数次的家务打扫服务；最后，三级护理主要面向最严重需要护理者，这一护理等级只适合于在日常事务活动中 24 小时都需要援助的人和在家庭经济管理中每周需要附加多次援助被保险人，即需要每天 24 小时的个人清洁、进食和移动等基本服务和一周数次的家务打扫服务[1]。根据上述照护等级相对应的每天照护服务时长分别是：照护等级 I——至少 90 分钟，其中不少于 45 分钟用来提供基本照护；照护等级 II——至少 3 个小时，其中不少于 2 小时用来提供基本照护；照护等级 III——至少 5 个小时，其中不少于 4 小时用来提供基本照护。然而，由于评定指标没有将个体与外界进行沟通社交的能力纳入考虑，导致很多人纷纷批评"其过度关注身体失能"，未充分考虑认知能力受损的需求评估和以分钟统计所需照护时长的不合理方式，照

---

[1] 戴卫东. 中国长期护理保险制度构建研究 [M]. 北京：人民出版社，2012.

护评估和照护定义受到了一系列的批评与反对。

德国长期照护保险机构授权 MDK 或者独立的专家对有照护需求的已参保老人进行上门评估，判定他们的失能程度等级。MDK 或负责的相关专家应当评估一些可能消除或减轻照护需求者失能状况或防止其失能程度进一步恶化的有效办法，其中包括可行、充足、合理的医疗康复措施。同时他们也应当对一些照护需求者的家庭居住环境给出必要的适用性改造或预防性说明建议。如果长期护理保险不诉诸于 MDK 或在提出申请后 4 周内无法进行评估，那么必须提名三名独立专家。长期护理保险机构必须以书面形式在 5 周内给出申请决定。当被保险人在医院或在康复机构中，可能需要住院治疗或亲戚已告知雇主将要求休照料假，则必须在 1 周内给出申请决定。如果出现延误，长期护理保险机构必须每逾期一周支付 70 欧元，或者一周的一部分。如果不是由于长期护理保险机构的原因造成延误或被保险人已被评估为一级失能，那么就不用支付上述逾期金。如果被保险人申请现金福利，则 MDK 或专家还需要评估是否可以适当的方式确保在家中获得照料服务。

3. 服务方式：充分的自主选择

最初在德国《长期护理保险》出台后，长期照护服务体系的给付方式仍不健全，仅仅局限在发放居家照护津贴，津贴发放水平也无法全面覆盖所有的照护需求与费用。伴随着进一步的发展，1996 年开始逐渐提供实物服务。因此，德国的长期照护服务方式主要包括现金补贴和实物服务，除此之外仍然提供照护辅助器械、给予照护技巧咨询和举办照护培训班等内容，以减缓照护需求者身体上的疼痛、推动照护工作的进行或促进其逐渐实现独立生活。

居家照护的给付方式相对多元，照护需求者可以根据自己的意愿进行自主选择，不仅可选择现金津贴，还可选择实物服务。如果选择现金津贴的给付方式，那么津贴数额的高低则根据照护等级来确定，这些现金津贴主要用来向提供照护服务的亲属朋友或邻居等支付服务报酬。如果选择实物服务的给付方式，那么定期会有专业的照护人员进行上门服务，具体服务的内容和频率以及质量都跟照护等级有关。与居家照护给付不同，机构照护给付的方式相对单一，只能选择现金津贴。半机构式照护每月资助费用和照护机构上门服务的资助标准相同。每月发放的保险偿付金主要用来支付住院护理费用，如果支付后仍有剩余，可以将剩余的偿付金用来支付照护机构上门服务的费用；如果并无剩余，则由被照护者自己承担，对于那些经济困难的被照护者若无力承担则可以申请社会救济。尽管每一个参保者在享受机构照护服务时都可得到不等数额的保险偿付金，但是这笔偿付金仅能支付除了伙食费和床位费之外的照护服务费用，并且它最多只能占全部机构照护费用的75%，即被照护者个人需要承担25%的费用。[1]

（三）政府主导下多主体参与的老年照护服务层次

1. 递送机制：严格规范的服务流程

德国长期照护服务的递送机制，主要基于长期照护的政策目标——营造多元给付结构，满足多元照护需要，提供自主选择权利。在具体实施中，坚持"居家照护"优于"机构照护"、"康复"优于"护理"的原则，并赋予照护需求者充分的个人选择权利和个人责任。服务递送主要包括四个阶段，从需求受理到服务评定主要涉及保险机构和委托的第三方单位"健康保险医事鉴定服务处"等部门（详见图2-1）。

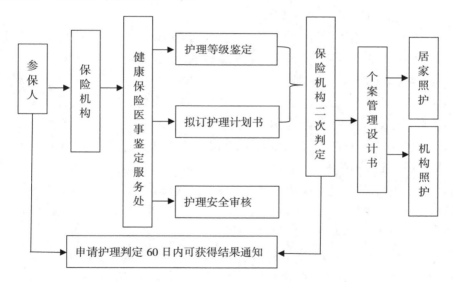

**图2-1　德国老年照护服务递送机制图**

资料来源：吴肖琪. 长期护理保险法制服务输送及照顾管理之评估［R］. "行政院"经济建设委员会，2009：28.

---

［1］　赵雅冰. 德国长期护理保险制度研究——基于国际比较的视角［D］. 江西财经大学硕士学位论文，2019.

第一阶段是服务申请阶段，即由参保老人或其家属向他们的长期护理保险参保机构提出服务申请，表达其服务需求。第二阶段是访视调查阶段，即由保险机构整理参保人的服务申请需求，将相关资料转交给委托的第三方单位"健康保险医事鉴定服务处"，由服务处派出持有专业资格证书的工作人员上门调查评估。工作人员运用适合的科学量表对照护需求者进行测试，并根据要求了解必要的相关信息完成个案鉴定，从而给出具体的判定结果也就是其是否有资格享受照护服务以及可享受的照护需求等级，同时要附上拟订的需求者个人照护计划。第三阶段是照护审核的二次判定阶段，即在健康保险医事鉴定服务处将上述判定结果的资料提交给保险机构后，由保险机构对这些个案资料进行二次核查，并向申请人出具最终的书面审核结果。从照护申请到照护审核结果的间隔时长，按照规定最长不可超过 60 天。第四阶段是服务供给阶段，即按照个案照护计划，照护申请人与服务提供者签约并接受相应的照护服务，根据实际情况选择居家照护还是机构照护。

2. 质量控制：个人参与和专家指南并重

在医疗护理系统提高质量和增强专业性的常用做法是设立专家标准和最佳实践指南，这也同样适用于长期照护服务体系。除了特定的疾病管理指南，例如痴呆症护理或糖尿病护理指南，尤其在试图改善护理方法，进行跨学科和组织间的合作来帮助病人出院的情况下，这类指南就显得尤为重要。许多国家已经制定了此类指南，例如在德国，荷兰和瑞典。诚然，对医疗卫生和社会照护服务的整合以及不同专业人士之间的交流合作进行恰当的定义和质量保证是长期照护服务需要面临的最具挑战性问题之一。案例或护理管理，出院和综合护理计划，多学科团队合作，联合护理计划和区域网络都正在建设发展中，但仍然缺乏衡量其质量的指标以及在不同患者群体间设置不同的指标来提升影响、收益和效率。[1] 德国护理质量发展组织制定了七个基于临床长期护理实际状况的专家标准：预防和治疗照顾压疮、预防跌倒、尿失禁、慢性伤口护理、充足的营养、分泌物管理、疼痛管理。护理质量发展组织由在实践中工作的专家以及科学家组成，他们努力在项目团队协作和会议中达成共识。专家标准的制定遵循逐步方法论，因此标准被不断更新并修正为实施模型，为医学规范之外的跨学科工作提供了基础。这些护理标准的使用已通过法律认可，因而具有强

---

〔1〕 K. Leichsenring, J. Billings & H. Nies（eds.）. *Long - term Care in Europe：Improving Policy and Practice*〔M〕. Palgrave Macmillan, Basingstoke, 2013.

制性。同时德国护理质量发展组织与国外的相关组织也通过网络进行密切合作，促进质量管理体系的建立和完善。

除了上述专家标准和实践指南的做法外，增强照护需求者在长期照护服务中的参与性也是质量控制的又一途径。通过向照护需求者赋权和提升他们的购买力来促使质量控制的责任转移，实现由供方被动规制向需方主动规制的转变。照护需求者可以拥有更加广泛的权利，对长期照护服务的待遇给付和需求满足产生影响。例如，由欧洲康复平台发起的 EQUASS 质量控制认证项目在《欧洲志愿性社会服务质量框架》的原则和质量经理培训的要求下，将用户置于质量评估和改进的中心。基于此，在消费者保护协会的支持下德国自愿发起了一个有趣的倡议，即服务机构邀请一些受过培训的志愿者们对其服务质量进行评定，通常做法是邀请那些已领取养老金的个体评定服务提供过程中他们是否享有主体参与、自我尊严与个人自主性。同时将会在线发布那些表现积极的照护机构评定结果。截至目前，大约有 10% 的照护机构在坚持实践这项倡议。

3. 服务效果评估：多视角引入第三方专业组织

长期照护保险基金制定了一系列措施与护理提供者一同来保证长期照护服务的质量，并负责定期评估长期照护服务的质量。随着长期照护福利条款越来越多地受到成本控制，因此采取措施以确保服务质量就变得更加重要。为了避免照护需求者接受到低劣的服务，政府申请将德国健康保险系统实施的一些质量保证原则也应用到长期照护保险系统中，而且引入了评估管理长期照护服务质量的新视角。

一方面，长期照护服务的质量评判责任归属于作为主要付费方的长期照护保险基金协会，另一方面也归属于服务供应商协会。根据法律规定，上述这些组织成员应当协商制定一个质量评判的框架，所有的服务供应商都有责任满足质量要求。1995 年，有关负责机构通过了一份协议，主要关于内部结构（例如人员配备水平、教育标准、建筑标准），流程措施（例如个性化护理方案、护理记录、家属参与）和结果评估等多方面的具体标准要求。此外，该协议还包括对长期照护服务供应商的审核和取消认证程序。健康保险基金的医疗服务部门也对长期照护服务供应商负有审核责任。

如果照护需求者仅仅从非正式照护者那里获得居家照护，法律规定长期照护保险基金必须对这些非正式照护者进行培训来保证有效提升服务提供的质量效果。第二种办法是专业照护者会定期探访检查这些非正式照护者，对于一级和二级护理是每年至少两次，对于三级护理是每年至少四次。在探访检查过程中，非正式照护者可以向专业人员进行相关咨询，专业人员应当给予积极解答。而且，健康保险基金会的医疗服务部门安排的定期家访期间需要对照护质量和照护者服务能力进行评估，以更好地确定护理级别并进行规范的后续跟进。为了及时公布评估结果并向照护服务供应商提供应对问题的建议，一些长期照护保险基金还建立了专门的电话热线系统来解答关于服务效果和质量的问题。

长期照护保险系统的服务效果评估工作不完全由上述的长期照护保险基金负责，实际上还有其它主体参与。为了保证所有的利益相关者都有权参与到长期照护服务的决策中来，长期照护保险法案设立了联邦长期照护咨询委员会。它由53个成员组成，分别是联邦政府、州政府、社区政府以及长期照护保险基金协会和门诊和机构协会护理人员。他们共同监督新的长期照护保险制度的发展。他们的主要任务是为联邦政府提供关于德国长期照护所有问题的咨询，并大多通过发现问题和寻找适当的解决问题方案来提升长期照护服务的效果。

4. 质量监管：透明可视化的网络公开

对照护服务质量的监督工作是每个国家都需要面临的问题。长期照护的质量监管问题，尤其是在住院治疗方面一直是社会公众持续关注和讨论的议题。新闻媒体对被忽视的长期护理患者和人员短缺问题进行了多次播报，随后政府引入官方护理服务控制系统来增加照护透明度。在德国，为了保障照护服务的品质，各州护理保险协会委托医疗评定委员会（MDK）定期访问长期护理机构和家庭护理服务并负责评估其服务质量。当地政府机构——住宅房屋管理局也有负责检查和监督护理院的义务，同时每家护理院和家庭护理服务都需要将结果在网络上公开，例如现在有超过10000个检查报告都可以在线获取。另外，服务提供商有义务遵守透明度约定并以公开透明的方式发布报告。第一份透明度报告于2009年发布，旨在为照护需求者及其亲属提供了解在照护机构或家庭护理服务中的照护服务护理质量的机会。编制审核报告和发布透明度报告是两个独立的程序。透明度报告不仅包括对房间，生活区域、文件资料的检查，还包括相关活动的审查，更包括在居住者之间进行个人探访以核实其护理状况。

在2008年《长期护理保险结构改善法》颁布前，MDK每五年对照护机构进行一次评审，改革后规定每年对照护机构抽查一次，调查内容主要包括三部分即"结果品质"（护理的基本情况以及护理措施的实用性）、"程序品质"（给付提供的过程、执行力度等）和"结构品质"（给付提供的框架条件），这三部分也被称为"规律审查"。如果审查过程中发现照护机构存在问题，那么就需要对它进行再次审查，而再次审查所产生的费用则由照护机构自行承担。[1] 审查结果通过互联网向社会公众进行公开，并且还必须显示每家护理机构各自的评估结果。评估采用统一标准，并且这些标准是具有法律约束力的。每个标准都需要单独审查并单独评估，例如在照护机构中为了避免照护需求者因长期卧床而产生褥疮的情况，会设有褥疮防治专业标准。在审查过程中，使用打分制来保障审查结果的公平公正，一般分为"很好""好""可以""一般""有瑕疵"的方式计算总分，并形成一份完整的审核报告。关于长期护理院，总共有82项标准需要评估。其中64项标准由MDK负责审查完成，余下的18项标准通过客户调查完成并发布。关于住所护理服务，总共有49项标准需要评估，其中37项直接通过MDK完成，12项通过客户调查。然而，这个护理服务控制系统尚未被证明其科学性，因为在计算平均分数时未根据相关性对个别标准进行排序加权。例如，保养良好的伤口护理与清晰易读的进食计划被赋予相同的权重。即使照护机构有明显的不足之处（如褥疮情况），它们仍可获得很好的分数。德国长期照护服务的平均分为1.3，相当于A级；但是这个分数与现实状况关系不大，也不是令人信服的得分。因此，德国联邦政府针对长期照护质量监管推出新的举措——于2015年4月1日宣布将从2016年1月1日起暂停现行系统运行。护理质量评估委员会不得不开发新程序，该程序于2018年生效，同时在生效之前的这段期间应提供一个临时解决方案。MDK将继续发布其报告，但是不会给出任何评分。MDK不仅要对这些照护机构进行走访和评估，并且要根据评估结果提出下一步需要改进的建议。护理院需要把最新的质量审核结果张贴在最显眼的位置，例如护理院的入口处等。

（四）消费者参与的老年照护服务支持性政策

1. 筹资来源：适时调整的缴费分类标准

（1）社会长期照护保险。德国长期护理保险将其社会政策中的个人责任

---

〔1〕 陈诚诚. 德日韩长期护理保险制度比较研究［M］. 北京：中国劳动社会保障出版社，2016.

和成本控制两个传统结合起来，资金来源主要是根据"大数法则"实行多元筹资——由雇主、雇员共同缴费。按照保险精算原则，社会保险基金收入为护理保费支出封顶，因此公共资助的获得性一定程度上取决于社会保险基金收入。成本控制的理念源于对 20 世纪 90 年代福利国家长期居高不下巨额公共支出的反思。它实行现收现付制，现代工作人口负担上一代工作人口的当前照护资金，实际意义上以全体公民的保费承担失能老人的长期照护费用，特别是由年轻人来分担失能老人照护所需的经济压力。[1] 缴纳保费的高低并不取决于被保险人面临的个人风险状况，而取决于被保险人的收入所得。被保险人的保费缴纳标准为个人全部收入的 1.7%，由雇主和雇员各负担一半，2002 年规定退休人员长期护理保险费全部由个人缴纳，2005 年规定无子女者的缴纳比例额外增加 0.25%。

德国 2008 年 7 月 1 日《长期护理保险结构改善法》正式生效，规定 2008年 7 月 1 日后长期照护保险费率提高到 1.95%，由雇主和雇员各承担一半。联邦政府在柏林设立长期护理保险储备金用作调剂，相比之下在卢森堡工作或退休的每一个人都要缴纳他们全部收入的 1.4% 作为长期护理保险税，没有最低和最高缴纳限制，同时国家财政预算中会设定 14 亿欧元的拨款以进一步充实长期照护保险基金账户，最大的电力消费部门也需要缴纳一笔特别供款。[2]

自 2013 年起长期照护保险费率已提高到 2.05%，雇主和雇员分别负担1.025%，同样无子女者须额外负担 0.25% 即 1.275%。这并不违背平等原则，反而是合理的差别待遇，因为现收现付制与代际转移具有密切关系，养育子女对现收现付制具有维系给付功能。随着德国老龄化加剧带来的照护需求增加，低出生率导致代际间的负担失衡，故无子女者和有子女者为长护险所做的贡献不同。德国关于"无子女的参保人需要缴纳更多保险费来平衡代际负担"的规定一直产生争议，联邦宪法法院不认为这条规定违反宪法，相反却认为它有助于平衡参保人因养育子女而产生的缴费不公平现象，但对于那些非自愿无子女者例如不孕症者来说的确存在一定的不公平。自 2015 年开始，社会长期护理保险缴费率继续提高 0.3 个百分点，一般来说雇主和雇员共同分担缴费责任，各自承担 1.175%，但在萨克森州雇员承担 1.675% 和雇主承担 0.675%。

〔1〕 谢立黎，安瑞霞，汪斌. 发达国家老年照护体系的比较分析——以美国、日本、德国为例 [J]. 社会建设，2019 (4)：32－40.

〔2〕 戴卫东. 中国长期护理服务体系建构研究 [M]. 北京：社会科学文献出版社，2018.

因为其他州很早废除了 11 月的公共假期政策，以增加雇主的经营收入，并给予雇主财政救济等，而萨克森州却仍然保留这一假期，法定假期的增多必然会导致雇主经营收入的减少。对于有子女者为 2.35%，对于年满 23 周岁且无子女者需要额外增加 0.25% 即 2.6%。其中，0.2 个百分点的缴费率用于提高保险待遇；0.1 个百分点的缴费率用于建立长护储备金，并以德国央行管理下的专用基金形式设立。无工作的参保者需要自己全额承担保费，但儿童和非就业的配偶由于无劳动收入可免于缴费，通过家庭内有工作的参保者进行家庭联保。自 2017 年 1 月 1 日起，长期照护保险缴费率继续提高 0.2 个百分点。

（2）商业照护保险。商业照护保险的设立主要针对那些收入在一定水平之上的个体，采用预付基金制度，缴纳保费的标准没有明确限制，具有极大的灵活性。参加商业照护保险的人数占总人口的比例约为 10%，远远低于参加社会长期照护保险的人数。参保者应在其参与医疗保险的公司购买商业照护保险，保险公司不得以任何理由拒绝被保险人的参保意愿。联邦政府为了避免这一情况的出现，专门对保险公司设定了具体的规定：一是商业照护保险的缴费率取决于被保险人的年龄；二是保费根据被保险人的工资收入而变动，但有最高限额；三是缴费率需要考虑个人最高可获得的偿付金额、风险附加保费和家庭联保等因素。[1] 参加商业照护保险的人数一直以来较为稳定，但从 2012 年开始出现下滑趋势，甚至出现负增长的情况。

2. 费用分担机制：保险偿付与消费者自付相混合

各国保险计划采用不同的费用分担机制，而费用分担主要指保险计划中的参与主体需要承担一定比例的边际成本，从而推动其边际收益接近边际成本。一般来说，费用分担机制主要包括需方费用分担和供方费用分担。通过比较，经济学领域研究普遍认为供方费用分担机制更加有助于一方面控制服务费用，另一方面提高服务的可及性、公平性和效率性。[2] 供方费用分担具体是指保险负责机构作为主要付费方，对被保险人因相关需求而产生的费用按照补偿比规定来给予一定的偿付，若补偿比过低则无法实现互助共济的作用，若补偿比过高则容易造成过度使用社会资源的现象。根据各国长期照护保险制度的实施情况来看，大都需要需方在费用分担机制中负担少量的费用，即长期照护服务费用支出在照护保险的偿付后仍需少量的自付。

〔1〕 何林广，陈滔. 德国强制性长期护理保险概述及启示 [J]. 软科学，2006（5）：55－58.
〔2〕 闫萍. 中国老年人的医疗费用分担问题分析 [J]. 兰州学刊，2014（1）：73－78.

在德国，被批准设立的长期照护机构在提供照护服务时会产生一定的经济费用，同时照护服务供给者也应得到相应的经济补偿。对于这些长期照护服务费用，社会长期照护保险可承担其中将近三分之二的支出，剩下三分之一左右由个人自付。护理院可以提供最专业的照护服务，入住护理院的人基本需要全天候24小时的生活照顾和医疗护理，因此护理院的照护费用也较高。虽然这些入住护理院的失能老人可获得更高的长期照护服务待遇标准，但他们仍需负担部分的照护费和全部食宿费。在德国护理院照护中，个人负担的比例接近护理院照护各项费用的一半（详见表2-3）。[1] 如果护理院的一些服务设施不符合联邦政府财政资助范围，那么为了保证护理院的正常运转，常常需要被照护者承担一部分费用支出或者通过其他途径来增加收入，例如提供培训照护供给者、培养名誉助理等有偿项目。然而，低收入失能老人因面临双重叠加的生理和经济困境，成为这个体系中的最弱势的群体，所以他们中的一部分人仍然需要接受社会救助。[2]

**表2-3　德国护理院照护服务每月费用组成**

单位：欧元

| 等级 | (1)<br>护理费用 | (2)<br>食宿费 | (3) =<br>(1) + (2)<br>总价格 | (4)<br>保险金 | (5) = (1) -<br>(4) 个人负担<br>的护理费用 | (6) = (3) -<br>(4) 个人负担<br>的总费用 |
|---|---|---|---|---|---|---|
| 等级一 | 1307 | 608 | 1915 | 1023 | 284 | 892 |
| 等级二 | 1733 | 608 | 2341 | 1279 | 454 | 1062 |
| 等级三 | 2158 | 608 | 2766 | 1432 | 726 | 1334 |

资料来源：H. Rothgang. Social Insurance for Long - term Care：An Evaluation of the German Model [J]. *Social Policy & Administration*，2010，44（4）：436 - 460.

在护理院，照护服务费用的收取主要根据由长期照护保险基金会、相关社会保险部门、社会支持组织和长期照护服务机构之间制定的长期照护费用协议。对于每一家长期照护机构来说，它们必须达成一份单独的自身专属协议。为了更好地谈判协议，上述每一方也需要明确自身具体需要承担的照护服务出资数额。在制定协议时，需要商讨合理的护理院食宿日收费标准。如果那些照

---

〔1〕　张盈华. 老年长期照护：制度选择与国际比较 [M]. 北京：经济管理出版社，2015.

〔2〕　H. Rothgang. Social Insurance for Long - term Care：An Evaluation of the German Model [J]. *Social Policy & Administration*，2010，44（4）：436 - 460.

护需求等级较低的被照护者使用一些激活身体机能或促进身体康复的辅助设施设备时，他们需要额外支付 1597 欧元，同样他们也可以享受到额外相关的照护服务。对于除了护理院之外的照护服务而言，服务收费标准也主要根据具体的服务协议规定，服务费用的计算依被照护者接受的服务时长而定。目前，联邦政府仍没有出台标准化的费用时间表，考虑到全国照护服务情况的复杂性，该费用时间表也很难实现统一。

3. 人力资源：跨专业人员通力协作

德国老年照护服务的人力资源种类相对丰富，不仅包括间接服务人员，还包括直接服务人员。间接服务人员主要指社会保险专员、照护咨询人员、照护需求评估人员，而直接服务人员是指服务护理员。1970 年的《职业培训法》主要覆盖工业部门领域，并未覆盖长期照护领域，经过几十年探索后于 2003年出台《老年护理职业法》，重视长期照护人员培训并将其上升为一项专门的国家许可职业。各州具有较大的自主权，自主决定培训的数量、质量以及规范培训的具体课程安排等方面。[1]

（1）间接服务人员。在德国，社会保险专员在健康、长期照护、年金、工伤、失业相关社会保险领域内负责审查给付申请资料、委托评估人员、核定给付申请等，需要学习长达 3 年的入职前专业训练课程且最后成功通过考核方可获取从业资格。学习课程主要包括教育训练实操、社会保险任务、资讯处理与资料保护、协调联系与合作等。如果选择成为长期照护保险人，那么需要在上述课程完成后继续修习进阶课程，例如市场、保险关系与保险费、给付和契约等健康照护领域相关知识。国家鼓励民众成为社会保险专员，为了减轻参加课程学习者的经济生活压力，德国联邦劳动部设定专项的教育训练津贴。若申请者参加第一年课程学习，每月可获得 900 欧元津贴补助；参加第二年每月可获得 980 欧元津贴补助；参加第三年每月可获得 1055 欧元津贴补助。德国境内的职业学校、保险人所管辖的教育训练机构均可提供这类职业训练课程，在课程结束后举办资格通过考试，同时也需要不定期地举办长期照护专题培训，介绍新的法规政策或教授新的专业技能，以促进社会保险专员的工作能力持续提升。

照护咨询人员必须由社会保险专员、获得健康/高龄照护专业人员资格者

〔1〕 闫勇，娄峥嵘. 德国、日本、英国老年长期照护人员培训制度比较研究［J］. 中国职业技术教育，2020（9）：76 – 81.

或社会工作专业毕业生担任，他们所承担的工作内容因其服务场域的不同而存在差异。一方面在照护保险公司中，照护咨询专员的服务对象是一般民众包括被保险人，工作内容涵盖以下几个方面：第一，根据医疗评定委员会（MDK）的需求评估结果来系统全面地分析和了解申请者的照护需求，从而进行二次确认；第二，制定个性化的照护服务计划，其中包含保险金给付、健康促进、治疗康复及医学预防等相关社会救助与社会支持；三是认真落实每个照护需求者的个案服务计划，沟通并动员其中的照护服务供给者，努力协作保证服务质量；四是评估监督个案服务计划的执行情况，根据照护需求者的需求变化动态调整服务供给；五是针对一些复杂情况的出现，回顾上述几项工作流程并对其进行分析。其中，照护咨询人员只能在根据相关法律法规履行自己的照护咨询义务的情形下处理与使用社会资料。另一方面在照护服务供给机构中，照护咨询人员的服务对象更加聚焦于被保险人，他们的工作内容主要为：第一，告知与解答相关专门的法律法规所规定的服务待遇标准、服务提供方式及其他法定权利义务；第二，整合服务资源满足服务需求，根据就近原则协调链接医疗与照护机构资源，提供所需的扶助支持；第三，严格对照护服务过程和服务效果进行网络化管理与安全监管。[1]

根据保险人委托的对象的不同，照护需求评估人员包括健康保险医事服务中心的评估人员和独立的评估人员。健康保险医事服务中心的评估人员主要由医生或专业照护人员担任。除了儿童照护需求评估由小儿科医生担任外，其余照护需求评估对于医生的资格类别没有限定。独立的评估人员是以个人方式而非团体方式进行评估工作的评估人员，一般由最近 5 年内有 2 年临床职业经验者担任，或由最近 5 年内有 2 年高龄照护人员、健康/疾病照护人员、儿童健康/疾病照护人员和小儿护士等诊所/医院工作经验的一般专业照护人员担任。在实施长期照护服务之初，由于专业照护人员数量不多，大部分的评估工作由医生担任，但随着专业照护人员增多，加之医生评估费用成本较高，照护需求评估人员逐渐转变为由专业照护人员完成。若面临情况复杂的个案，专业照护人员无法单独完成评估工作时则会邀请医生共同参与照护需求评估流程。

为了不断提升评估人员的专业能力，联邦健康保险人总会医事服务中心每年都举办不同的在职训练课程，上述每一种照护需求评估人员都需要参加。例

〔1〕 和红. 社会长期照护保险制度研究：范式嵌入、理念转型与福利提供 ［M］. 北京：经济日报出版社，2017。

如北莱茵邦健康保险医事服务中心 2014 年规定，所有评估人员必须参加社会政策与社会医学原理（医学服务、健康保险医事服务中心在社会安全系统内的投入）、评估人员的独立性、功能与任务、长期照护保险法、长期照护保险工具（含评估准则、评估工具）、长期照护保险法的修改内容、照护辅具、照护评估会谈理论与实务等上述课程中的任意两种。同时，健康保险医事服务中心每年也会对照护需求评估人员完成的评估工作进行品质审查，抽查大约 1%－1.5% 比例的个案来了解评估工作的质量。抽查工作由那些资深的评估人员负责，抽查内容主要包括：一是透明部分，即审查评估人员是否对照护发生的原因、病史和诊断结果以及照护与安全看视的情况等作出具体说明；二是判断能力部分，即检查评估人员是否将评估准则里的规定与说明正确应用到个案的评估上；三是可理解性部分，审查评估人员是否通过易于理解和符合评估准则规定的方式来撰写照护需求性的前提条件、照护等级建议、被评估人日常生活能力的受限，以及负责照护人员年金保险时间的估算等项目。为了保证审查结果更加公平，除了医事服务中心内部资深人员负责抽查工作外，还将需要抽查的个案资料送给其他健康保险医事服务中心进行同行审查。品质审查结果一般分为下列四种情形：判定等级与内容都存在错误、判定等级正确但内容存在问题、判定等级存在一定的不合理、申请人是否满意评估结果。如果照护需求评估人员有 3 次都得到前两种审查结果，则会被直接点名批评和领导约见，甚至需要接受健康保险人医事服务中心联邦总会的教育训练。[1]

（2）直接服务人员。德国的老年照护人力资源主要由数量庞大的服务护理员队伍构成，护理员培训机构针对不同等级的护理员、有无资格认证的护理员制定不同的培训方案，定期或不定期开展培训学习，颁发培训证书。照护服务护理员培养采用以学徒制为基础的双元制模式——照护机构和职业学院紧密合作共同培养，理论学习和实践操练环节相互配合，即学员在职业学院一边学习照护理论知识一边进行模拟训练，之后再到机构进行老年照护的实践演练。[2] 高水平的老年照护人员要经历长达 3 年共计 4600 小时的培训，包括 2100 小时的理论学习和 2500 小时的实践应用。理论学习部分在职业学校进

〔1〕 和红. 社会长期照护保险制度研究：范式嵌入、理念转型与福利提供 ［M］. 北京：经济日报出版社，2017.

〔2〕 H. Rothgang，G. Igl. Long – term Care in Germany and Japanese ［J］. *Journal of Social Security Police*，2007，6（1）：54 – 84.

行，而实践应用部分在照护机构进行，同时需要在有资质的导师的指导和监督下进行培训，最后通过职业培训考试者获得相应的照护资格证书。相比之下，较低层次的老年照护助理培训时间较短，要求较低，他们需要在职业学校接受1年的资格培训和具备一定的工作经验，或者在学校进行3个月的学习和实践之后外加在职培训和工作经验。2008年，《长期护理保险结构改善法》提出了为社会照护人员提供额外培训的想法，社会照护人员可以与上述照护人员一起参与痴呆症护理的专项培训，即160小时的理论学习和2周的实践训练。如果希望进一步成为照护管理者，可以参加延期培训，例如普通护士和老年照护人员经过进一步的培训和资格认证，可以成为照护经理。这类培训一般在大学进行，但各州的培训时间要求各不相同，同时针对养老院的管理人员和照护负责人也要提供相应的职业教育培训。2013年德国劳工署发布的数据显示：在机构照护中，老年护士的工资收入比老年照护助理高24%，而助理的收入比那些非持证人员高47%。可见，分等级的老年照护人员在德国是一个特殊的职业象征，在劳动力市场中具有较高的地位。[1]

虽然德国对老年照护服务员的培训要求较为严格，但存在明显的职业壁垒，缺乏灵活性。高水平的老年照护人员不能从事护士长的工作，但护士长却可以从事高水平照护人员的工作。同样地，老年照护助理也不能执行护士/高水平老年照护人员的某些医疗任务。这样做的好处就是各个职位的工作职责明确，培训等级清晰，但弊端在于限制了不同群体之间的工作流动，不利于整合型服务人才的培养，特别是较低职位的群体只有重新开始参加单独的培训课程才可以实现晋升。随着照护需求的不断攀升，高效率的照护服务供给和复合型的照护服务人力资源必然是未来发展趋势所需。因此，相关研究建议对所有照护职业进行3年的共同培训，前2年可以进行一般培训，然后在第3年开始进行专业化培训，这样有利于储备更多的综合性照护人力资源，也使得各州间的资格培训更具可比性和一致性。[2]

### 三、注重非正式照护服务模式

通过具体分析老年照护服务的服务内容、服务方式、费用承担、服务对

〔1〕 章琦琴，刘畅. 发达国家老年护理保险模式、人才培养及资格认证体系对中国的启示〔J〕. 卫生软科学，2016（1）：16－21.

〔2〕 A. Simonazzi. Care Regimes and National Employment Models〔J〕. *Cambridge Journal of Economics*，2009，33（2）：211－232.

象、人力资源以及质量控制等具体要素，可知德国老年照护服务非常注重非正式照护。为应对巨大的照护需求，德国重新审视已有社会保险立法逻辑中的"广泛社会权利"理念，并明确在此理念下国家必须开始将老年人的照护服务需求作为一种社会权利予以保障。它秉持居家照护优先的原则，例如家庭医疗服务优先于护理之家照护，待遇给付不需要接受资产调查且待遇水平的变化与供给形式（选择现金还是实物）、供给地点（选择家庭还是机构）密切相关。总的来说，一国的文化、经济、社会等因素共同作用于老年照护服务体系的内容、结构、层次等多维度多阶段全过程，进而积累了宝贵的发展经验。

（一）浓厚的社会文化是德国老年照护服务发展的起点

德国秉承"社会团结"的文化理念，即社会成员有责任通过集体行为进行互助互济，共同承担风险和保障福利。德国将照护范围扩展到所有具有照护需求的群体，不分年龄阶段都可申请照护服务。照护服务资格评估的唯一标准便是围绕申请者个人的照护需求展开，即通过严格的程序评判其失能等级，不需考虑其收入、住房、职业等其他因素。这充分肯定了社会公众的照护需求权，彰显了服务的公平性与广泛性。

同时，德国主要采用社会保险的形式来实施长期照护制度，通过立法的途径将"社会团结"的价值文化与照护服务实践结合起来，强制性的长期照护保险制度有利于实现对社会成员的全覆盖。[1] 1994 年德国《长期护理保险法》规定，凡是参与医疗保险制度的人也必须参加法定长期护理保险，包括雇员、职员、失业金领取者、社会救济领取者、退休人员、学生等都被纳入法定长期照护保险，家庭成员如孩子可以跟随家庭内主要参保人免费参加长期照护保险，夫妻双方中收入较低的一方也可以免费跟随家庭主要参保人参加法定长期照护保险，其他未被包含在法定照护保险里的居民也须参加私人照护保险。虽然自法案实施之后民众对其偶有批评，主要的争论聚焦于待遇给付水平的调整和认知障碍对象的覆盖，但总的来说公众对长期照护服务系统的支持度很高，基本认可照护服务体系的基本原则和基本框架。一方面，服务体系的合理性、透明性、易理解和易操作程度都会决定人们是否对其给

〔1〕 G. Bäcker, R. Bispinck, K. Hofemann & G. Naegele. *Sozialpolitik und Soziale Lage in Deutschland* 〔M〕. Wiesbaden：VS Verlag für Sozialwissenschaften，2000.

予肯定和支持，另一方面，也正是由于公众对当前制度的一些不满才能推动下一轮新的改革。从根本上来说，德国的长期照护服务在很大程度上受到民族传统和价值观的影响，极大地增强了公众信任。每个人都有强烈的社会团结感，他们认为无论是通过工资、养老金或失业保险来收入为照护服务体系做贡献都是公平合理的行为，这帮助构建了德国长期照护制度的核心——系统性强制性的筹资体系，同样地当他们有照护需要时也应按需享有平等的服务待遇。[1]

## （二）动态的筹资调整是德国老年照护服务发展的基础

德国长期照护保险的现收现付制筹资模式决定了它坚持自负盈亏，一般不能获得税收等其它收入的转移支付，照护保险基金只能用于长期照护。[2] 这一制度设计体现了很高的透明度，并有助于获得公众和政治支持。严格的税收收入支持限制也可以迫使照护服务有效控制成本进而保持照护服务体系的可持续性，但也相对缺乏灵活性。因为照护保险唯一的资金筹集来源就是基于收入水平的缴费，政策决策者必须考虑严格控制待遇给付和资格限制来维持体系的正常运转。

德国政府通过定期调整缴费率以及改变服务资格和福利待遇来应对不断变化的外界情况和公众需要。然而，长期护理保险并非是孤立地运作，它的缴费率常常受到更广泛的政策、社会和经济发展的影响。目前的缴费系统仅单一地取决于经济水平和平均收入水平。在德国长期护理保险实施的前三年中，出现了可观的盈余，随后一段几乎是收支平衡的时期。[3] 但是，从 2000 年到 2007年，劳动力市场的波动和相关社会政策的变化导致缴费的减少和财政赤字的增加。[4] 后续的 2008 年和 2017 年的两次改革都相继不断提升缴费率和待遇给付。但是由于德国民众的工资还要缴纳各项税收和社会保险，长远来看仅仅采

〔1〕 J. C. Campbell, N. Ikegami & M. J. Gibson. Lessons from Public Long – term Care Insurance in Germany and Japan [J]. *Health Affairs*, 2010, 29 (13): 87 – 95.

〔2〕 J. C. Campbell. How Policies Differ: Long – term Care Insurance in Japan and Germany [C]. in Conrad H. and Lützeler R. eds. Aging and Social Policy: A German – Japanese Comparison. Iudicium, Munich, 2002.

〔3〕 H. Rothgang. Social Insurance for Long – term Care: An Evaluation of the German Model [J]. *Social Policy & Administration*, 2010, 44 (4): 436 – 460.

〔4〕 H. Theobald. Long – term Care Insurance in Germany: Assessments, Benefits, Care Arrangements and Funding [Z]. Institute for Future Studies, 2011: 13.

取提升在职工作人员的缴费率来应对不断增长的老年照护需求并不现实，所以2015 年德国开始反思其目前采取的现收现付筹资模式，计划在社会财富状况较好时提前为以后的风险进行筹备。例如，引入中央储蓄金制度，该基金由联邦银行管理，收取年度长期照护保险缴费收入的 0.1%，目前每年约为 12 亿欧元，并预计从 2035 年开始用来减轻人口变化对缴费率的预期影响，应对德国婴儿潮一代在退休后的缴费压力。

### （三）充分的供给激励是德国老年照护服务发展的动力

最初，在德国家庭是最主要的照护服务提供主体。然而，家庭成员的正常工作常常受到照护服务时间成本的影响，且长期繁重琐碎的照护工作也给家庭照护者带来了巨大的压力，因此非正式照护的可持续性面临着严峻的挑战。近些年政府既希望可以努力维持非正式照护服务的现状，又希望可以推动护理保险中发展家庭护理方式的目标。随着选择现金待遇给付的申请者人数开始下降，政府开始担忧是否会有更多的人开始选择实物待遇，那么这会导致当前照护服务体系的不可持续。因此，德国的政策开始积极关注任何更好地对照护者进行支持和激励。

德国更加倾向于家庭照护，重点激励由家属、邻居、朋友或家庭外部其他成员所提供的非正式照护，特别是在法律上承认家庭成员在家庭内部的照护服务具有社会价值，并给予相应的经济补偿、社会保障待遇等。一方面，德国给予照护者一定的工作灵活性和工作保障，例如自 2008 年以来，员工最多有权获得 10 天的紧急短期工作缺勤，以便处理突然需要组织和照顾亲属。员工也可以在特殊情况下因亲属需要长期照护请假长达六个月。自 2012 年以来，员工可因照护家属将其工作时间减少至每周不少于 15 小时，时间为最多两年。2015 年，引入了照护者津贴，在上述的 10 天紧急假里可获得由长期照护保险基金发放的替代性工资。此外，政府还提供了无息贷款可用来弥补最多六个月的请假收入损失。另一方面，德国考虑给予照护者持续的激励，根据德国护理保险法规定，如果非正式照护者每周至少可以提供 14 个小时的照护时间，那么就可获得社会保险相关待遇和带薪休假机会。同时，对于从事家庭成员护理致使每周自己的工作时间少于 30 个小时的照护者，护理保险除了为他们提供护理津贴外，还为他们缴纳法定养老保险费。2008 年护理保险法改革更加强了对家属护理的支持措施，为家庭照护者提供咨询服务和自由选择的培训课程，从而促使非正式照护在德国极具吸引力。[1]

### (四) 严格的质量控制是德国老年照护服务发展的保证

德国重视照护服务的质量，而服务质量受法律法规、业务规范、监管等外部因素和服务人员专业素质内部因素共同影响。在人口老龄化迅速发展、失能老人长期照护需求快速增长的背景下，德国建立了长期照护保险法联邦咨询委员会，由来自联邦政府、州政府、长期照护基金组织、机构照护服务供给方等53 名成员代表组成。他们的主要任务是与联邦政府共同协商长期照护保险相关问题的解决方案，监督长期照护保险制度的发展，改善长期照护保险的服务供给效率和质量。[2] 德国在长期照护保险质量监管方面的创新，实现了长期照护服务可及性和基金运营可持续性双重目标，缓解了长期照护服务质量和基金收支平衡之间的矛盾。

总的来说，德国推动长期照护服务质量改善的举措主要包括以下三种方法：一是外部法规控制——在三分之二的经合组织国家包括德国，通过一系列的评审、认证或达到机构的最低标准是照护机构可以获得保险金给付的强制性条件，严格强制执行相关的外部法规，有效发挥其对长期照护服务质量的控制作用；二是规范护理流程并报告偏差，尽可能更多地使用标准化的长期照护质量控制评估工具并制定护理服务的协议或指南，公开性的质量评估报告可以鼓励更好地购买照护服务或进行最优的消费者选择；三是推动系统升级并为消费者选择创造环境，以消费者为中心即推动消费者进行自主选择、自行打分、发表意见等举措，呼吁通过向照护者进行费用支付来保证更高的服务质量、鼓励与健康护理进行必要的协调和融合。依靠多种手段加强服务质量监管，动员多个主体参与服务过程控制，采用多重标准制定服务效果评估，这些多维度的有力举措都共同推动着德国老年照护服务迈向更加高效高质的发展阶段。

---

〔1〕 Department of Health and Social Care. Carers Aaction Plan 2018 to 2020：Supporting carers today [Z]. Department of Health and Social Care，2018.

〔2〕 王凯. 德国长期照护保险制度概述及对我国的启示 [J]. 科技经济市场，2015（7）：92 - 94.

# 第三章  英国的老年照护服务模式

## 一、英国老年照护服务政策演进

### (一) 老年长期照护政策背景

在英国，长期照护服务体系最初的设计是面向那些具有大量照护需求且无力承担照料费用的"贫困人群"。随着社会环境的变化，长期照护体系已经由原先的带有扶贫性质的服务救助模式，逐渐演变为主要针对具有多重、复杂照护需求的老年群体[1] 发展至今，长期照护服务已成为主要涉及医疗服务和照料服务的综合性服务体系。大部分长期照护服务采用居家照护的形式，多由非正式照护者提供（主要包括家人、邻居、朋友等提供无偿照护的人），正式照护则由一系列机构共同提供，包括地方政府的社会照料部门、社区医疗服务、营利与非营利的非政府组织、护理院、疗养院、日间照护中心等。

长期照护服务所产生的费用主要由 NHS[2]、地方政府、慈善机构以及老年人自身共同承担。其中，医疗服务费用（除自付费项目外）由 NHS 负责，正式照护服务费用则根据老年人资产情况遵循严格的家计调查原则（means-tested），同时，对于身患残疾的老年人给予无偿的个人照护服务。此外，政府还设立了"直接补贴（direct payment）"基金，直接发放至老年人的私人账户，供其依据自身需求另外购买照护服务。

### (二) 老年长期照护政策发展

英国老年人照护服务的历史大致可追溯至二战后期，即福利国家体制的建

---

〔1〕 A. Comas – Herrera, et al. The English Long – term Care System ［R］. London School of Economics and Political Science, 2010.

〔2〕 NHS 指的是英国国民医疗服务系统（National Health Service），隶属于英国卫生部，由中央财政统一拨款，主要负责提供医疗服务，除少部分的自费项目外，大体上，NHS 为国民提供免费医疗。

立时期。但在随后的阶段中，由于公共服务结构设计不合理、老年群体社会地位较低等原因，老年人照护服务始终未得到充分发展，同时，相关政策法规也呈现较为零散、少有的状态。自新工党政府提出公共服务体系现代化改革开始，老年人照护服务也随之经历了一系列变革，因此，本书将以1998年为开端，拟对英国老年人长期照护政策体系的发展进行梳理。

1. 初探阶段（1998－2000年）：老年人照护服务的现代化改革

对于英国长期照护服务体系而言，1998年是具有重要意义的一年。在整个公共服务系统现代化改革的大背景下，政府出台了关于长期照护服务的纲领性文件，对此后多年的服务体系改革产生了深远影响。这一阶段中，英国政府开始对长期照护服务进行系统性的探索。

1998年12月，英国卫生部出台《社会照护服务现代化改革白皮书》（《Modernising Social Service》），旨在引导照护服务体系加快实现现代化改革。白皮书首先阐释了现代化改革背后的深层次原因。白皮书指出，虽然老年照护服务自二战后得到了一定程度的发展，并且具有鲜明的制度优势，但当前老年照护体系仍存在几个突出问题，包括：第一，老年人保护问题：照护服务过程中存在虐待和忽视老年人的现象，而肇事方恰恰是本应保护老年人的照料者，安全保护措施不足，且缺乏强制性规定。第二，部门协调不畅问题：老年人滞留在医院，形成"占床"现象，表面原因是各部门对于老年人出院后的照护费用分担无法达成一致，背后的深层原因则是照护服务体系中的各部分未能充分协同一致，出于控制自身成本的目的而相互推诿。第三，服务设计缺乏灵活性：服务供给有时是围绕服务体系本身进行的，而非依照使用者的真实需求。老年人对照护服务的需求是肯定的，期望在于服务可以与其本身的生活相适应，而不是由服务接管生活，导致其失去对自己生活的掌握。第四，服务缺乏一致性：从地方议会的报告可以看出各地区在服务质量、供给水平、决策机制、支付比例等方面存在巨大差异，直接导致严重的区域不公，同时拉低服务效率，远未能实现中央政府90亿英镑公共支出的效益最大化。为此，政府计划利用照护服务体系的现代化改革，处理已经认定的服务体系中的漏洞，以提升服务使用者的自主性促进福利制度改革和社会融入，以加强对弱势群体的保护来维护社会正义，以建立统一服务标准确保公民福利待遇公平性。

其次，为实现政策目标，该白皮书制定了一系列改革措施。具体而言，其一，提升老年人生活自主性。计划的主要实现手段一是将直接补贴（direct payment）的覆盖范围扩大至所有 65 岁以上的公民，赋予更多老年人决策权，参与本人照护服务的计划和选择；二是政府将继续支出 7.5 亿英镑用于相关政策创新，关注如何尽可能实现老年人保持独立自主的、积极的个人生活。其二，打造便捷的、以使用者为中心的服务。卫生部将组织相关部门和人士共同出台长期照护服务章程，对于使用者而言，照护过程将更加简明、便捷，同时，卫生部将要求所有地方政府每年提交照护服务使用者满意度调查，以此呈现老年人接受照护服务的情况，敦促政府和机构不断完善照护服务的供给。其三，强化从业人员的操作准则。英国现有超过一百万名照护服务的从业人员，政府计划组建社会照护服务委员会（General Social Care Council），为所有从业人员设置实践操作和道德伦理通用准则，同时还将出台国家级别的培训项目，提升照护人员的专业技术水平，从而提升服务质量，并给予老年人更充分的安全保障。其四，促进服务类别之间的协作。老年人的服务需求并非割裂的，而是连续的，这一现实问题要求我们慎重考虑如何将包括医疗、照料、住房在内的不同服务种类进行科学有效的衔接。中央政府已在酝酿将促进服务协作的概念在之后的法律条文中予以体现。其五，增设"照护服务现代化改革专项基金"。实现上述改革举措的基础必然是充足的资金保障，目前，照护服务已经成为公共支出的重点领域，1997－1998 全年全国共支出约 90 亿英镑，各地区平均支出约 6 亿英镑用于当地的照护服务供给。在此基础上，英国政府预计在未来三年（1999－2001 年）将照护服务的公共支出以平均每年高于通货膨胀率 3.1% 的幅度增加，三年中的累计增加额度将接近 30 亿英镑。与此同时，政府计划将其中约 13 亿英镑设立为"照护服务现代化改革专项基金"，不同于广泛的公共支出，该部分基金将专款专用于本政策中所拟的照护服务现代化改革。具体而言，提升服务协作能力项目的拨款数额为 6.47 亿英镑，预防类服务项目的拨款数额为 1 亿英镑，从业人员培训项目的拨款数额为 0.19 亿英镑（详见表 3－1）。[1]

---

〔1〕　Department of Health. Modernising Social Service ［Z］. Department of Health, 1998.

表3-1 英国照护服务现代化改革专项基金分配情况

(单位：百万英镑)

| 照护服务现代化改革专项基金 | 1999-2000年 | 2000-2001年 | 2001-2002年 | 项目总计 |
|---|---|---|---|---|
| 提升服务协作能力项目 | 253 | 216 | 178 | 647 |
| 预防类服务项目 | 20 | 30 | 50 | 100 |
| 儿童照护服务项目 | 75 | 120 | 180 | 375 |
| 精神卫生服务项目 | 46.4 | 59.4 | 79.4 | 185.2 |
| 从业人员培训项目 | 3.6 | 7.1 | 9 | 19.7 |
| 年度总计 | 398 | 432.5 | 496.4 | 1326.9 |

资料来源：Department of Health. Modernising Social Service ［Z］. Department of Health，1998.

1997年11月，英国政府组建长期照护服务皇家委员会（Royal Commission on Long Term Care），主要负责审视老年人长期照护服务体系的筹资模式，研究如何在公共支出和个人支付中做出科学合理的分配，确保服务体系可持续发展，并为政府最终决策提供重要保障。历时14个月的调查和研究，1999年3月，皇家委员会向国会提交最终政策报告《尊重老年人：长期照护中的权力与责任》（《With Respect to Old Age：Long-term Care：Rights and Responsibilities》），主要提出两点核心议题。首先，应当在进行身体状况评估的基础上，实行无偿的个人护理服务（personal care），由公共税收进行统一支付。一般来讲，除NHS提供的医疗服务之外，老年人在长期照护服务过程中的主要开支有三项：生活费用（如食物、衣物、取暖设施等）；住房费用（如租金、房屋贷款、房屋税等）；以及个人护理费用（由于生理状况恶化或残疾而产生的照料费用）。委员会对个人护理进行了更加精确的定义："个人护理指的是通常由非医护专业人员通过直接接触老年人身体从而为他们提供的护理服务，涉及安全、隐私和个人尊严等问题，且与治疗措施（治愈或改善病理状态的行为）和间接照护（如居家服务、餐饮供给等）存在本质上的差别。"[1] 委员会认为，个人护理不仅是关系到老年人基本生活的重要服务项目，并且涉及社会公平问题，在这一服务项目上，应当确保老年人之间的无差别待遇，以减少因经

---

[1] E. Murphy. With Respect to Old Age：At last，the 1948 Show ［J］. *British Medical Journal*，1999，318：681-682.

济条件不同而产生的生活状态差异，维护基础性公平。鉴于个人护理的关键性和复杂性，其费用应当参照医疗服务的供给模式，由政府出资并被计入公共支出，在全国执行统一标准，进而也符合英国"从摇篮到坟墓"的福利制度宣言。其次，应当成立国家照护服务委员会（National Care Commission），负责监测人口发展和资金支出趋势，同时它也代表服务使用者的利益，密切关注包括疗养院（residential homes）和护理院（nursing homes）在内的照护机构，规范机构行为，监督市场运行，维护照护服务体系的基本秩序。

1999 年 6 月英国国会通过 1999 年《卫生法》（《1999 Health Act》）。该项法令对关于跨越制度屏障方面的创新理念进行了解释和安排，其中，最为突出的是"三个灵活性"。不同于以往，这些制度创新折射出中央政府开始放松对地方层面的管控，具体而言，从 2000 年 4 月开始，各地方政府可享有更多自由裁量权，主要涉及："第一，允许地方政府和当地 NHS 共同出资，创建跨部门联合预算账户，其中的资金将专门用于当地的医疗服务和照料服务；第二，在正当理由的前提下，允许地方政府和当地 NHS 中的任何一方代表双方行使决策权；第三，允许地方层面将医疗服务和照料服务纳入一站式服务集合模式。"[1] 该项法令也对"三个灵活性"的运用方式进行了补充说明：中央政府不做硬性规定，地方层面可任选单独一项，也可进行自由组合，既可同时采用，也可逐一实现。

2000 年 7 月英国国会通过《照护标准法案》（《Care Standard Act》）。该法案是 1998 年白皮书中服务监管理念的延续，旨在进一步强化对照护服务体系的管理和引导。此前在英国通行的相关法律是 1984 年颁布的《Registered Homes Act》（《注册护理机构法案》），该法案重点保护私营护理机构中老年人的福利权益。这样的法律环境带有必然的局限性，法律的约束效力不能覆盖所有的照护方式，不利于国家对照护服务体系的全方位管理。故而，2000 年照护标准法案的主要目的在于填补法律的疏漏之处，完善服务标准，加强监管的一致性，使各类照护方式中的老年人可以得到同等的法律保护。该项法令的主要变化体现在：第一，由地方政府开办的照护机构不再享有特权，将纳入管理范畴，与私营照护机构接受同等的监管，严格执行同样的服务标准。第二，组建全新的独立监管部门——国家照护服务标准委员会（National Care Standards

〔1〕　The Parliament of UK. 1999 Health Act〔Z〕. The Parliament of UK，1999.

Commission，NCSC），该委员会将负责监管全国范围内的照护服务机构，地方政府中的监管部门将不再负责此项任务。第三，中央政府有权制定和修改最低照护服务标准，并在全国范围内统一实施。第四，将组建综合性社会服务委员会（General Social Care Council），负责统一注册社会服务工作人员，组织从业人员业务培训，利用行为准则等方式提升服务标准。同时，提供一般性质的居家照护服务机构也在可注册之列，但任何为老年人组织和提供上门个人护理服务的机构必须进行注册备案。[1]

2. 形成阶段（2001－2009 年）：以突出"服务使用者个体"为基本指导原则

在前一个探索阶段的基础上，这一阶段注重更加专业化、针对性的政策讨论。由 2001 年服务框架开始，老年人照护问题从嵌套于综合性政策发展为出台专门性政策，这标志着老年人照护服务成为政府执政的重点领域。这一阶段所形成的老年人服务框架、老年人服务层级、长期病症服务质量要求共同构建出一个初具规模的政策体系。

英国卫生部于 2001 年 3 月出台《国家老年人服务框架》（《National Service Framework for Older People》，以下简称《框架》），对老年人公共服务的发展做出重要指引和部署。《框架》首先对老年群体的重要性进行了认定，指出老年人是医疗服务与照料服务的主要受众群体，但老年服务事宜不仅未能得到充分解决，反而充斥着各类负面问题。为此，政府有必要针对老年人的群体性需求进行系统性反思，优化服务路径，改善服务质量。从该政策文件的表述中可以清晰地看到，中央政府对老年服务的总体部署主要从两个角度展开，一是尽可能在医疗服务与照料服务体系之间打破制度屏障，二是站在国家高度为老年服务体系设立服务标准。具体而言，2001 年《框架》由四个主题和八个标准构成，包括尊重个体身份（标准一：根除年龄歧视；标准二：个性化服务）、模糊服务类别边界（标准三：过渡性服务）、精进专科服务（标准四：一般性医院服务；标准五：老年人中风；标准六：老年人跌倒；标准七：老年人精神健康）、促进积极的老年生活（标准八：通过合作项目帮助老年人保持健康和独立性）。[2] 同时，该文件对每一项服务标准的目标、基本原理、主要

---

〔1〕 The Parliament of UK. Care Standard Act〔Z〕. The Parliament of UK, 2000.
〔2〕 Department of Health. National Service Framework for Older People〔Z〕. Department of Health, 2001.

干预措施、工作进度部署进行了详细阐述。可见，2001 年《框架》是基于老年人不同年龄阶段和不同生理状况而构建的一套服务标准体系，在原有服务设计的基础上，进一步凸显老年人的生理特征和需求，以增强服务供给与服务需求的匹配程度。

2004 年 6 月，英国卫生部发布重要政策文件《NHS 提升计划：将公民置于公共服务中心地位》（《The NHS Improvement Plan：Putting People at the Heart of Public Service》，以下简称《计划》），对患有长期病症的老年人的照料问题进行了重点讨论。《计划》指出，在未来四年内，政府将逐步引入新的政策设计，结合已有的实践经验，对患有长期病症的老年人提供分级照护，以确保老年人获得符合自身状况的服务。依据老年人生理状况的差异，分级照护将涵盖三个层级：自我管理、疾病管理、个案管理。[1] 首先，自我管理面向的是患有长期病症但不严重影响其生活的老年人。通过为其提供专业指导和必要的支持，可以帮助老年人更加充分地了解疾病，更好地管理身体状况，从而保持生活质量。例如，对于长期患有关节炎的老人，利用专业知识和技能的培训，可帮助他们更好地应对自身状况，降低对医院的依赖程度，减少生活受限的状况。其次，疾病管理针对的是风险更高一些的老人，通过积极干预，尽可能避免疾病所导致的并发症，同时尽量延缓病情的恶化。在这一层级中，医疗部门与照料部门若能系统地、且不失针对性地为老年人提供照护服务，则有助于延迟甚至避免疾病进入危险阶段。例如，若社区全科医生可以对责任范围内的冠心病老年患者进行追踪，定期回访和复诊，确保其血压和胆固醇水平在可控范围内，同时帮助老年人提升戒烟、多运动的意识，则可大大降低手术、住院的几率，甚至挽救老年人的生命。最后，个案管理聚焦的则是患有长期病症并伴有复杂需求的高风险老人，将每位老人设定为单独的案例，提供可针对其个性化需求的照护服务。根据已有的经验，高质量的个案管理可以极大地改善高危老人的生活质量，减少急诊入院和长时间住院治疗情况的发生。应对个性化需求的关键在于选定合适的协调员，一般而言，经验丰富的护士通常是较为合理的人选，既对个案老人的状况有充分的了解，也有能力与全科医生、照料服务部门、医院等进行协调。在这种模式下，协调员在老人和服务资源之间发挥枢纽作用，实现多点对单点的资源输送，以缓解病情恶化，减少由病痛、手

---

〔1〕　Department of Health. The NHS Improvement Plan：Putting People at the Heart of Public Service〔Z〕. Department of Health，2004.

术、治疗等导致的生活和心理压力。

在 2001 年《框架》和 2004 年《计划》的基础上,英国卫生部于 2005 年 3 月颁布《国家长期病症服务框架》(《National Service Framework for Long – term Conditions》,以下简称《框架》)。该《框架》由卫生部老年人及残障人士政策管理项目组起草,主要构建了 11 项具体的"质量要求",用以阐释国家对相关服务的态度和导向。尽管该服务框架的关注对象主要是患有长期神经系统疾病(主要包括大脑和脊柱损伤)的群体,但其指导性意义同样适用于其他类型的长期病症。神经系统疾病是较为常见的一类疾病。根据统计数据,在英国,神经系统疾病患者约 1000 万人(2004 年),占据了医院就诊总量的20%,每 10 万人中有 17 人患有帕金森综合征,有 2 人患有创伤性脊髓损伤,全国范围内约 35 万人因神经系统问题而生活无法自理,约 85 万人在为神经系统疾病患者提供各类型服务[1]。《框架》指出,除疾病外,长期性神经系统病症更意味着一种照护需要。为此,英国卫生部制定了 11 项"质量要求",作为国家服务框架中最具代表性的部分,这些"质量要求"对如何帮助患有长期神经系统病症的公民尽可能地回归独立生活状态提出了规范性要求,同时,为今后如何提升服务质量、稳定性及回应能力做出了引导。"质量要求"主要包括:要求 1:以服务使用者为中心;要求 2:及时发现、迅速诊断与治疗;要求 3:提升突发事件和急性病症中神经系统病症的处理效率;要求 4:及时、专业的康复治疗;要求 5:社区康复与支持;要求 6:职业康复训练;要求 7:提供器材与食宿;要求 8:提供个人照护与支持;要求 9:姑息治疗;要求 10:为患者家庭与照护者提供帮助;要求 11:为长期神经系统病症患者提供综合性照护服务。通过具体的政策论述可以清晰地看到,总体上这些"质量要求"的根基在于"公平性",无论年龄、种族、残疾程度、性别、宗教信仰等属性差别。具体而言,第 1 项是提供以个体为中心的服务,这是贯穿整个服务框架的基石,是实现所有其他质量标准的基础。第 2 – 3 项主要涉及迅速诊断、合理转诊及治疗,通过速度与效率降低疾病损伤,减缓疾病恶化,争取提升存活率,并提高生活质量。第 4 – 6 项的主要内容是康复、社会融入,神经系统疾病通常对日常生活产生较为显著的影响,通过专业康复团队的介入,帮助患病者在身体机能、情绪、社交等方面进行调整,尽可能保持生活自主性,并更好

---

〔1〕 Department of Health. National Service Framework for Long – term Conditions〔Z〕. Department of Health,2005.

地融入社会环境。第 7 – 11 项主要是关于对丧失生活自主性的长期患病者的终身照料以及对其家庭的帮助，彻底丧失自主性通常对患病者本人及其家庭、照料者带来长期的社会和精神压力，通过制定个人化的照料、辅助仪器、膳宿等计划方案，加上对照料者的沟通和指导，尽可能在家中完成对长期患病者的照顾，以达到缓解压力的目的。

在两个《框架》和一个《计划》的前提下，关于老年人长期照护的政策体系已见雏形，初步形成了一个基本完整的逻辑链条。2009 年 7 月，英国中央政府发布《共同塑造未来的照护服务》（《Shaping the Future of Care Together》），为下一步服务体系建设指明方向。首先，文件在肯定成就的同时，也鲜明地点出了需要正确对待的细节问题，文件指出："虽然我们对本国照护服务体系的未来充满信心，但着眼于现实，仍存在不可忽视的"瑕疵"，主要包括：尚有大量公民未能从国家支付的无偿照护服务中获得实质性帮助（服务覆盖人群范围不足）、国家负担的无偿照护服务通常仅能涉及情况复杂的高需求生理阶段（预先性不足）、具有同样需求的公民因居住地不同而受到不同待遇（服务标准不统一）、照护服务体系的组成部分之间无法相互配合（协调性不足）、整个照护服务体系运行机制不够清晰且未能精确瞄准使用者的确切需求（针对性不足）"[1] 针对上述问题，政府将"把英国照护服务体系发展为一个公平的、简明的、在公民购买能力范围内的，以广泛而坚定的国家权力为支撑，同时兼顾服务使用者个性化需求的新型照护服务体系"设定为下一阶段的改革目标。为实现良好的政策愿景，政府制定了一系列改革计划，一是预防服务：无偿的支持性服务，尽可能帮助服务使用者保持健康的生理状况和独立生活的能力；二是标准化的需求评估机制：在全国范围内逐步设立统一的评估标准，确保公民在国内任何地方都可以进行同等水平的需求评估；三是相互关联的服务供给模式：逐步实现需求评估结果可被各服务部门共同认可，同时各服务部门协同工作；四是个性化的服务与支持：以服务使用者的个体需求为依据进行服务供给。

此外，照护服务中的经济责任划分问题始终未得出一致性定论，前文所述的 1999 年《尊重老年人：长期照护中的权力与责任》中，皇家委员会认为出于维护基础性公平的目的，老年人长期照护中的个人照顾部分应当遵循财政支

---

〔1〕 HM Government. Shaping the Future of Care Together ［Z］. HM Government，2009.

付的原则，在此基础上，2009 年《共同塑造未来的照护服务》中针对长期照护责任划分问题提出并讨论了五种可行性选择。一是使用者自费，国家不承担费用；二是共担模式，国家按照一定比例支付照护服务费用，剩余部分由公民自行承担；三是加入保险成分，在前一个共担模式基础上加入自愿性的保险成分；四是统一保险模式，所有达到退休年龄并有条件参与长期照护服务的公民，统一缴纳由国家组织的公共保险项目；五是税收垫付模式，所有照护服务费用均由国家税收支付，公民可免费享受所有的照护服务。经过慎重讨论，该政策明确否定了第一种和最后一种方式，即纯粹的个人支付或国家支付。对于其余三种的合理性和可行性也进行讨论，最终，英国政府认为"责任共担"应当成为长期照护服务体系立足的基本，关于究竟采用何种筹资模式、资金比例如何划分、免费和付费项目的确定等细节问题，则需要召集相关组织和人员进一步讨论。

3. 完善阶段（2010 年以来）：建立健全发展型长期照护服务体系

在初具规模的政策体系基础上，英国长期照护进入了发展型阶段。在这一阶段中，政策关注的焦点由如何构建政策体系，演变为如何完善政策体系。自 2012 年开始，英国政府开始探索如何使长期照护服务体系适应不断变化的社会环境，同时，如何利用社会环境中的有效资源对长期照护服务体系进行补充和辅助。

首先，2012 年 7 月英国卫生部发布《照顾我们的未来：改革照护与支持性服务》（《Caring for Our Future：Reforming Care and Support》）。白皮书在首要位置提出"照护与支持"（care and support）的新概念，不同于以往单纯的"照护"，"照护与支持"具有更为丰富和积极的内涵。卫生部对这一概念进行了说明："照护与支持旨在帮助人们完成一般性日常生活，如下床、穿衣、工作、做饭、拜访朋友、融入社区等，并且包含困境与强压情形下的情感支持、为正在照料家庭或朋友的人提供支持等形式。"[1] 为进一步推广照护与支持的理念，白皮书设定如下基本原则以支撑这次服务体系改革：一是始终以使用者个人的健康、安乐、自主性和权利为核心；二是保护服务使用者的人格与尊严免受侵犯；三是赋予服务使用者选择权与控制权以实现真正意义上的个性化服务；四是充分发动和利用社区内部的可用资源；五是正视照护者的突出贡献。在基本原则的指导下，英国政府对照护体系进行了若干革新性的制度安排，其

---

〔1〕 HM Government. Caring for Our Future：Reforming Care and Support ［Z］. HM Government, 2012.

中较为突出的是以下内容：

一是进一步支持和开发社区功能。在维护老年人健康和独立性的问题上，政府认为社区是最为有力的资源平台。一个强有力的社区环境能够提升老年人健康水平，减少医疗服务中的不平等现象，帮助老年人建立与维系社会交往。"社交孤立"问题通常对老年人产生生理及心理的双重负面影响，统计数据显示，超过 200 万名 65 以上老人时常感到孤独和困于家中。社交孤立问题的特殊性与复杂性决定了政府无法仅凭一己之力妥善解决，而社区是唯一能够切实接触老年人的层面。因此，2012 年白皮书指出，地方政府务必加强与社区、老年人相关的非政府组织、志愿服务组织的合作，帮助老年人更好地融入社交氛围。同时，政府计划培训 5000 名社区组织员，并投入 8 千万英镑用以鼓励和支持社区开展社会活动。

二是重视并支持照护者。作为长期照护服务体系的重要参与方，照护者在维护老年人健康和生活中做出了巨大的贡献。但是，作为普通的社会成员，照护者本身也具有合理的个人需求，为照护者提供支持有助于他们以更好的状态投入到老年人照护服务中。2012 年白皮书指出，政府将投入 4 亿英镑，由卫生部、社区全科医生和志愿服务组织一道，对全国范围内的照护者进行认定和登记，为下一步的具体性支持作前期铺垫。

三是统一定义服务质量。一直以来，服务质量评价是一个较为复杂且不确定的主题，而正确理解服务质量不仅有助于老年人判断自己所接受的服务是否合理，而且有利于对服务部门和照护者的监督与管理。政府通过 2012 年白皮书对照护服务质量进行了统一规定："评判照护服务质量从效率、安全性、使用者评价三个角度出发，具体而言，主要判断服务是否尽可能帮助老人保持生活独立性、是否保护老人人格与尊严、是否给予老人参与决定的权利、是否在保护老人免受伤害的同时保留其承担风险的自由、是否给予老人对自己生活的掌控权、是否帮助老人积极融入到社区环境中、是否能够使老人认为物有所值"。

其次，2014 年 11 月，英国中央政府、英国国家信息委员会联合出台《个性化医疗与照料服务：利用数据与科技为服务使用者改造服务效果》（《Personalised Health and Care 2020：Using Data and Technology to Transform Outcomes for Patients and Citizens》），传达政府期望在 2020 年达成的改革成果。文件指出，在医疗与照护服务本身发展稳步向前的基础之上，应当考虑充分发掘其他产业优势对其进行补充。这份文件的目的在于形成行动框架，引导数字化技术更好地辅助相关专业人员和服务使用者，加快实现国家所倡导的"个性化服务"战略。对于老年人长期照护服务，以期辅助老年人选择适合自身情况的服务，赋予照护者更多的权力，降低医疗专业人员的行政成本，促进新型药品和治疗技术的普及。具体而言，该行动框架主要包括：其一，授权服务使用者访问自己的医疗记录、NHS 认证的医疗服务客户端和其他数字信息服务；其二，逐步实现向医疗专业人员和照护者实时提供老年人相关数据和综合性的服务效果反馈；其三，公布公共医疗服务过程、结果与使用者评价以提升服务质量的透明性；其四，发展新型资源辅助药品与治疗技术的突破，尤其是癌症、精神健康和传染性疾病；其五，丰富医疗服务人员与照护服务人员的信息技术知识和技能，以充分利用数据与技术的辅助性功能。[1]

此外，在英国，老年人照护虽然早已不是家庭成员的法定责任，但是，随着近年来老龄化不断加深和政府财政紧缩，政府和机构的照护能力已经明显不足，家庭成员、邻居、朋友逐渐成为老年人照护服务中的重要力量，以非正式照护对正式照护进行补充。据统计，英国每 10 个人中至少有 1 名为老年人提供非正式照护的照护者。而接受非正式照护的无法自理的老年人数将从 2015 年的 220 万增加至 2035 年的 350 万，20 年间的增幅将高达 63%。[2] 然而，照护者的问题并没有受到足够的重视，照护者时常感到无力、不被尊重、理解和肯定，自身的需求和困难往往被搁置。鉴于此，中央政府于 2018 年 6 月出台《照护者行动计划 2018 – 2020：支持照护者》（《Carers Action Plan 2018 to 2020：Supporting Carers Today》，以下简称《行动计划》），以期唤起社会对照护者的重视，并在政策上对照护者予以倾斜。该《行动计划》将从服务体系支持、就业与财务支持、社区与社会支持三个角度出发。

第一，服务体系支持。照料过程中，照护者通常与医疗和照料服务体系有着密切的联系，照护者同时也是最为了解老年人身体和精神状况的人，理论上讲，照护者的观点应当被纳入到决策过程。首先，医疗服务专业人员应当正视照护者，在为老年人提供医疗服务过程中需认真听取其照护者的意见看法。NHS 将与服务质量委员会共同起草"照护者友好型医务人员标准"，同时，

---

〔1〕 HM Government. Personalised Health and Care 2020：Using Data and Technology to Transform Outcomes for Patients and Citizens［Z］. HM Government，2014.

〔2〕 R. Wittenberg，B. Hu. Projections of Demand for and Costs of Social Care for Older People and Younger Adults in England：2015 – 2035［R］. London School of Economics and Political Science，2015.

NHS 还将与照护者、社区全科医生共同制定全国通用的"阿尔兹海默症老人照料标准"。其次，社工人员应当同样正视照护者的作用，给予倾听和尊重。卫生与社会照料部将出台社工人员实践指导，加入"与照护者相处指南"的相关内容。

第二，就业与财务支持。绝大多数照护者都是在职人员（包括全职工作与兼职工作），如何在工作与照顾老人之间寻求平衡成为困扰照护者的一大难题。为此，卫生部倡导雇主理解并支持照护行为，为照护者的工作安排提供便利，鼓励雇主为照护者实行弹性工作时间，方便其兼顾工作与照护。同时，卫生部将与相关部门共同根据照护者的技能与经历，考虑为其提供支持与培训，帮助失业的照护者重返工作岗位。最后，工作与养老金部将设立照护者津贴和通用信贷，在照护者陷入困境时确保他们能够能到相应的保障。

第三，社区与社会支持。即使政府在政策文件中多次强调照护者的重要性，但在照护者充当其照护角色的过程中，几乎没有接受过正式的帮助和支持，因此，与非政府机构合作，建立照护者友好型社区，对接纳和尊重照护者将起到至关重要的推动作用。一方面，政府计划利用先进技术辅助照护者的日常生活，并以此改善社会认知，推动照护者友好型社区的建立。卫生与照料部门预计设立500 万英镑的创新项目基金，用以开发和发展照护者友好型社区的有效模式，如为照护者提供信息与建议，利用科技帮助照护者分担照护工作等。另一方面，政府还计划利用提升照护者在社区环境中的影响力和名誉来改善照护者的日常体验。[1]

该《行动计划》是英国政府为照护者制定的专门性政策，借助于上述的政策倾斜，利用多渠道多门路唤醒社会认知，同时在社区环境中为其创造便利条件，在工作与财务上为其提供实质性帮助，以此保障照护者能够以更好的状态为老年人提供照护服务。

## （三）老年人长期照护政策评价

自 1998 年起，英国老年长期照护政策体系经历了初探阶段、形成阶段、完善阶段三个时期，本书以 1998 年为起始，对英国老年长期照护政策的发展演变进行了系统性的梳理。在此过程中发现，其演变过程呈现以下几个鲜明的

---

〔1〕　Department of Health and Care. Carers Action Plan 2018 to 2020：Supporting Carers Today ［Z］. Department of Health and Care，2018.

特征和规律。

一是政策目标明确，改革方向清晰。在每一个发展阶段，英国老年长期照护政策都呈现鲜明的目标性。政策目标通常都是大量法案文本重点论述和阐释的关键部分，不仅具有较为宏观的长远愿景，如1998年《社会照护服务现代化改革白皮书》中提出的"计划利用照护服务体系的现代化改革，处理已经认定的服务体系中的漏洞，以提升服务使用者的自主性，促进福利制度改革和社会融入，加强对弱势群体的保护维护社会正义，建立统一服务标准确保公民福利待遇公平性"，也有照顾细节的具体性目标，如2012年《照顾我们的未来：改革照护与支持性服务》中所言："保护服务使用者的人格与尊严免受侵犯；赋予服务使用者选择权与控制权；充分发动和利用社区内部的可用资源"。以清晰的政策目标为引领，才能明确改革方向，细化改革措施，形成完整的政策逻辑。

二是突出个体需求，重视个性化问题。从1998年照护服务现代化改革开始，"个体需求"便成为相关政策中反复讨论和强调的概念，并由此派生出"以使用者为导向""个性化服务""直接补贴""个案管理"等一系列制度安排。究其原因，首先，由服务对象本身的生理特征所决定。老年人通常伴有多重需求，且个体差异性较强，随着人口寿命预期的不断延长，这一特点则会更加凸显。因此，只有使长期照护服务主动适应老年人需求的变化，才能真正意义上实现照护的价值。其次，公共服务现代化改革大背景下的结果。注重服务效率是英国现代化改革的重中之中，对于老年人长期照护服务而言，若仅以"共性需求"为重，则很有可能造成服务供给不足或服务资源浪费的负面结果，因此，应当围绕个体需求，优化服务结构，才能达成提升服务效率和质量的改革目标，同时彰显以人为本的人文主义关怀。

三是政策发展过程呈现明显的回应性。所谓回应性是指政策中所认定的问题或疏漏，会在后续的政策中进行更加深入的探讨，或在后续的政策中得出较为清晰的应对方式。在英国长期照护政策体系的形成过程中也存在几次较为突出的"发现问题——解决问题"的政策演化，例如，1998年《社会照护服务现代化改革白皮书》指出区域之间存在服务供给水平参差不齐的现象，严重影响服务的公平性，卫生部认为原因在于缺乏统一的衡量标准，此后，2001年、2005年分别颁布了《国家老年人服务框架》以及《国家长期病症服务框架》，形成国家统一标准，以规范服务行为。与此同时，1998年《白皮书》还指出，服务体系中部门之间协调困难，应当提升部门之间的协作能力，以解决老年人因部门利益冲突而无法享受合理待遇的问题，之后的 1999 年《卫生法》在法律条文中增加了著名的"三个灵活性"的规定，以逐步打破制度屏障，帮助服务部门跨越边界。正是经过这样不断地修整，使得政策体系中形成了严谨的内部逻辑循环。

### 二、英国老年照护服务的实践

（一）以家庭为首要责任主体的老年照护服务内容

英国长期照护体系主要包含三大内容模块：非正式照护服务、正式照护服务以及现金福利。三者之间相互补充，共同构成了长期照护体系的主要内容。

1. 非正式照护

（1）非正式照护在长期照护中的重要作用。英国长期照护体系的运行对非正式照护具有较高的依赖度。在居住于家中的失能老人中，大约85%的老人接受由家庭、朋友或邻居提供的非正式照护（详见表3-2）。非正式照护与服务使用者的婚姻状况、居住类型密切相关，这两项因素对非正式照护供给的可能性具有直接影响效应，相比于非独居老人，独居老人获得非正式照护的可能性则大大降低。在英国，大多数居住于家中的失能老人处于非独居状态，具体而言，约60%的失能老人与他人共同生活，约40%独自居住。独居失能老人中，约四分之一不使用非正式照护，而非独居老人中，仅十分之一不使用非正式照护。

（2）非正式照护的供给与需求。老年人与照护者之间的关系状态，直接形塑了非正式照护的需求与供给状况。对于 65 岁以上及失能的老人而言，成年子女和配偶是最主要的非正式照护供给来源。在约 180 万接受非正式照护的住家失能老人中，超过70%接受由配偶、子女或配偶与子女共同提供的照料。

表 3-2　2006 年英国 65 岁及以上住家失能老人非正式照护来源数量及占比

单位：人次

| 非正式照护来源 | 失能老人人数 | 失能老人比例 |
|---|---|---|
| 由成年子女提供照护 | 680，000 | 33% |
| 由配偶提供照护 | 675，000 | 33% |
| 由配偶和子女共同提供照护 | 95，000 | 5% |
| 由其他来源提供照护 | 320，000 | 16% |

| 非正式照护来源 | 失能老人人数 | 失能老人比例 |
|---|---|---|
| 所有接受非正式照护的失能老人 | 1, 775, 000 | 86% |
| 无非正式照护 | 295, 000 | 14% |
| 所有住家的失能老人 | 2, 068, 000 | 100% |

资料来源：A. Comas – Herrera，et al. The English Long – term Care System ［R］. London School of Economics and Political Science，2010.

可见，婚姻状况是影响非正式照护的核心因素，单身老人非正式照护的主要来源是其成年子女，而非单身老人的主要照护资源是其配偶或同居者。另一个重要的影响因素为年龄，对于 85 岁以上的超高龄老人而言，处于单身状态的几率远大于非单身状态，因此他们对于子女的依赖程度远高于对配偶的依赖程度。另一方面，未来对于非正式照护的需求状况将根据照护供给来源的变化而发生一定的改变。根据预测，从 2005 年至 2041 年，接受非正式照护的住家失能老人人数将增长一倍，由原先约 175 万增至约 350 万，同时，接受配偶或同居者提供照护的失能老人人数增长速度将快于接受子女提供照护的失能老人人数。[1] 这一变化的基本解释逻辑在于，男女在寿命预期方面的性别差异呈现逐步缩小的趋势，从而使非单身老人人数上升，未来非正式照护对配偶和同居者的依赖度增强，由此可以推断出失能老人对配偶和同居者所提供的照护的需求量将随之增加。此外，伴随着人口寿命预期不断延长，高龄和超高龄老人比例将不断增加，且这部分老年群体多处于单身状况，他们对子女非正式照护供给能力的依赖度将大大增加。

区别于其他形式的照料，对失能老人的照料属于高强度的类型，一般每周照料时间至少达到平均 20 小时。在未来的阶段当中，配偶或同居者的照护供给能力与需求的增加基本可保持相近的水平，但非正式照护供给也将出现新的变化，需要注意的是由子女提供的照护能力。根据预测，2005 至 2041 年，为老年父母提供高强度照护的人数将由约 40 万增长至约 50 万，增幅为 27.5%，与此同时，接受子女照护的失能老人人数增幅的预测值为 90%。老年人对子女的照护需求将在 2017 年超过子女可对老年父母提供的照护能力，由此形成

---

［1］ A. Comas – Herrera，et al. The English Long – term Care System ［R］. London School of Economics and Political Science，2010.

"照护缺口"。[1] 究其原因，主要在于成年子女的照料供给能力追不上照料需求的快速增长。这取决于潜在的人口发展趋势，在为自己父母提供照护的子女中，90%已达到退休年龄，其本身已经步入老年群体梯队，其照护能力将伴随生理机能衰退而有所下降，随着人口寿命预期的延长，老年人的照护需求必然将超过下一代的照护供给能力。

2. 正式照护

（1）正式照护的服务形式与内容。一般而言，正式照护服务由地方政府、社区、私营机构（营利性和非营利性）提供，使用者也可以利用直接支付、个人预算和其私人基金自行购买服务。对于居住在自己家中的老人，主要的正式照护服务项目包括居家照护、家政服务、社区护理服务、日间照料、上门送餐服务、足病治疗、理疗服务等。机构照护服务则主要是由公立和私营的疗养院（residential homes）以及护理院（nursing homes）进行提供。

从前文可知，非正式照护是老年人生活照料的首要选择，因此正式照护的使用与非正式照护的使用之间具有较强的关联性。独居老人比非独居老人更倾向于使用正式照护。据统计，当失能老人正在接受非正式照护时，其使用正式照护服务的概率和数量都有所下降。事实上，正式照护服务基本上适用于不使用非正式照护服务的失能老人。地方政府在对老人进行资格评定和服务分配时，也将其是否具有非正式照护获得能力纳入判定标准，直接影响其正式照护服务的获得水平。因此，具有相近失能状况的老人有可能获得不等量的正式照护服务。换言之，不同于欧洲其他国家，英国长期照护体系并不遵循"照护者回避型（carer–blind）"原则。

（2）正式照护的供给与需求。首先，照护机构私有化程度明显提高。机构照护（institutional care）的三种形式包括护理院、疗养院和长期住院（护理院与疗养院在服务模式上的显著差别已经逐步消失，发展为基本一致的服务机构）。护理院提供保健护理和个人护理，疗养院则主要提供个人护理。部分疗养院由地方政府开办和管理，而另一部分疗养院和所有的护理院均由独立部门（主要包括基金会、私营企业和非营利机构等）负责经营。长期住院则是 NHS 所负责的业务之一，主要针对患有长期病症且需要利用医疗服务来维持日常生活的老年人。近年来，随着公共服务市场化的改革趋势，照护机构的经营模式也出现了重大转变，照护机构中的私营成分比例不断扩大，与此同时，志愿组

〔1〕　A. Comas – Herrera, et al. The English Long – term Care System〔R〕. London School of Economics and Political Science, 2010.

织的参与程度则逐渐呈现减弱的趋势。具体而言，以 2009 年为例，私营组织开办的照护机构占比增长至 73.6%，而志愿组织和地方政府开办的照护机构占比仅为 18.0% 和 6.1%。[1] 与此同时，超过 40% 入住照护机构的老年人都带有因严重的慢性疾病（如阿尔兹海默症）而引发的特殊需求，并且平均失能程度随疾病发展而逐年升高。这意味着入住者需求度和服务标准的双重提升，作为照护机构的主要经营主体，私营部门直接面对的是经营成本的大幅提升，而地方政府则利用议价手段降低费用支付，在此情形下，费用支付难以平衡成本上升的幅度，许多私营照护机构出现经营问题，甚至停业。

其次，居家照护（home care）供给能力维持在基本水平。居家照护一般由居家照护代理公司作为服务提供方，根据 2009 年的统计数据，其中约 75% 属于私营性质，约 14% 由地方政府经营，非营利机构开办的代理公司仅占 8% 左右。[2] 居家照护服务的发展也随着经营成分的改变而呈现显著的变化趋势，一是由地方政府直接负责提供的居家照护服务数量大幅度减少，取而代之的则是私营部门在居家照护中占有率的扩张；二是由地方政府组织和安排、私营机构负责提供的居家照护服务总量明显上升。由地方政府组织和安排的公共居家照护一般遵循家计调查原则，同时根据老年人具体状况进行服务的分配，但由于资源限制和政策规定等原因，这类公共居家照护通常仅能满足基本的服务需求，无法充分满足失能老人（甚至无法满足同时接受非正式照护的老人）的多样性需求，因此倾向于由老人自费购买相关服务进行补充，对自费照料服务产生了一定依赖性。

（3）正式照护与非正式照护的互动关系。正式照护与非正式照护相结合的长期照护体系引发了诸多公共政策议题，最为突出的两个问题是社会责任与家庭责任如何保持平衡、本职工作与照护任务如何相互影响。主体责任划分是长期照护服务体系难以回避的一个问题。在老年人的照料问题上，家庭与社会中哪一方应当承担主要责任，个人、家庭、社会的责任范围应当如何划定都是长久以来的焦点。主流观点认为家庭和个人应当承担主要照护责任，政府应当将主要力量用于发挥兜底保障功能，对特殊老人和困难老人群体提供救助性支持。在英国盛行的观念是为家庭照护者提供过多帮助是不必要的行为，同时这种行为容易将以血缘为基础的家庭关系金钱化。公共资源的配置取决于家庭非

---

〔1〕 Commission for Social Care Inspection. The State of Social Care in England 2007 – 2008，2009.

〔2〕 A. Comas – Herrera，et al. The English Long – term Care System ［R］. London School of Economics and Political Science，2010.

正式照护的供给程度，非正式照护应当使公共资源得到延伸，在此机制下，老年群体无论何种情形都至少可以得到一定的服务。因此，英国政府的基本思路是首先以家庭照料为主要责任主体，在家庭照料资源面临耗尽时，利用公共资源对其进行补充。政策制定者担心正式照护服务项目的扩张将导致家属和亲友减少或停止继续提供非正式照护，从而增加财政负担。

本职工作与照护任务的冲突同样涉及非正式照护与正式照护之间的选择问题。随着女性劳动力市场参与度的显著提升，外出工作与照护老人之间的潜在冲突也日渐凸显。以 2000 年为例，在英国，大约一半的非正式照护者都是在职职工（全职工作或兼职工作），在全职工作的照护者中，大约20%的人每周要照护老人 20 小时以上。理论上讲，有偿工作可以视为无法继续照护老人同时使用更多的正式照护服务的正当理由，但大量的女性依然选择继续兼顾工作与照护，承担起社会与家庭的双重压力。另一方面，政府推广居家照护的基本原理之一在于帮助家庭照护者减轻负担。但事实上，大多数照护者的工作量没有明显变化，至少在任务数量层面，有偿居家照护并未显著减轻照护者负担。然而，这并不意味着家庭不需要有偿正式照护，更准确地讲应当是照顾老人是一项巨大且复杂的任务，少量的有偿服务并不能显著减轻负担，但可以为照护者提供短时间的休息或处理其他事情。总的来说，家庭接受并欢迎这种临时性帮助，但他们的巨大负担依然存在。

3. 现金福利

在正式照护与非正式照护的基础之上，英国还设立了针对老人和失能老人的现金福利制度，主要包括直接支付（direct payment）、个人预算（individual account）以及护理津贴（attendance allowance）。这些制度以现金等价物的形式在长期照护体系中发挥同样重要的作用。

（1）直接支付。直接支付是在完成服务需求评估并认定为符合享受公共照料服务资格之后，面向老年人群体发放的照料服务的现金等价物，具体数额依据需求评估所认定的个人照料服务需求量及其市场价值进行计算和估价。直接支付一般用于为具有服务需求的老年人雇佣私人生活助手，以为其提供所需的照料服务。原则上，老年人不可利用直接支付中的资金雇佣与其共同生活的亲属，也不允许用于从地方政府购买相应的照料服务。在实践过程中，包括使用限制在内的一系列的限定措施，对发挥直接支付制度的正面效应造成了诸多阻碍。

（2）个人预算。政府设立个人预算制度目的在于以服务使用者个人为纽带，将其有权接受的来自不同服务种类和资金渠道的各类资源链接起来。这些资源主要包括地方政府用于照料服务的专项资金、社区层面用于服务设备的资金、住房保障资金以及其他与失能照料相关联的权益资金（但不包含护理津贴和 NHS 的资金）。个人预算制度将各项服务资源集中于使用者个人，同时也使个人更加清楚地掌握其资格范围内所涵盖的服务和其他福利形式。与直接支付制度相比，个人预算制度能够保证各种服务和福利形式在兑现过程中的灵活性。例如，在个人预算情形中，老年人有权"雇佣"与其共同生活的亲属为非正式照护者，并可以使用账户资金向该亲属支付"劳动报酬"，同时，还可以从地方政府购买相关的照料服务和物品。大多数老年人倾向于利用个人预算购买传统形式的照料与支持性服务，如个人护理、家政服务以及社交、娱乐和教育类活动。根据调查，老年人普遍认为个人预算制度使其对自己的日常生活更具有把控性，但与此同时，部分老人认为参与照料服务的计划和管理过程这一行为增加了其精神压力。实践证明，个人预算制度具有双刃剑效应。

（3）护理津贴。护理津贴是面向失能老人发放的一项公共补贴，主要目的在于为目标群体提供额外的帮助和关怀。护理津贴设有明确的资格标准，申请护理津贴的老人需达到法定退休年龄（65 岁），且失能时间超过 6 个月（临终病人等特殊情况除外），同时，具有肢体障碍（如感官残疾）或精神障碍（如认知障碍）或两项均有，且严重程度已达到需要有专人照顾以维护人身安全的状况。护理津贴的给付不遵循家计调查原则，所有符合资格标准的老人均可申请资助。依照老人的照护程度，津贴给付待遇分为两类：一是需要不间断的日间照护或夜间照护的老人，每人每周 59.70 英镑；二是需要全天候照护的老人和临终老人，每人每周 89.15 英镑。[1] 津贴由工作与养老金与就业部按期发放至个人银行账户。同时，领取者需严格遵守资金监管的规定，当老人的生活状况发生改变时，应参照待遇标准进行相应的变更，例如，老年人失能程度发生变化、老人入住照护机构、老人出国时间超过 4 周、老人被拘留或监禁等。发生以上情况时，老年人本人或委托其他人主动申报，否则需要退回不符合条件的津贴，以及接受民事处罚。

（二）以使用者个性化需求为中心的老年照护服务结构

1. 服务对象

总体上，英国长期照护服务体系的覆盖对象为 65 岁以上的老年群体。但

---

[1] 资料来源：https：//www.gov.uk/attendance - allowance.

由于长期照护体系中包含若干项服务内容，并且不同的服务项目具有不同的资格认定标准，因此覆盖范围有所不同。具体而言，由 NHS 负责提供的医疗服务实行公费模式，所有老年人均可享受免费服务，但在实践中，公费医疗的一个弊端在于重度和危急的情况得到重视，但情况较轻的老人在一定程度上受到忽视。包括英国在内的 OECD 国家中，约有二分之一到四分之三的正式照护是以居家照护的形式实现的，即照护服务的提供地点是使用者家中，而不是正式的照护机构。同时，超过一半的 80 岁以上老人是在家中接受照护服务的。居家照护主要由地方政府负责组织与安排，遵循家计调查原则，有服务需要的老年人需要进行申请和接受调查，获得认定资格后才可使用服务。虽然政府颁布了全国统一的认定框架，但各地在老年人照护服务上依然表现出巨大的差异性。此外，在接受长期照护的老年人中，存在大量的因阿尔兹海默症引发的问题，阿尔兹海默症患者成为是服务对象中的一个重要组成部分。

2. 需求评估

需求评估是针对需要接受由公共筹资提供的社会照护服务（social care service）的老人而进行的认定程序，由地方政府一级的社会照护服务部门负责组织和完成，目的在于识别老年人的照护需求，并以现有的服务进行匹配，为后续的服务递送奠定基础。需求评估实际上分为两个部分：一是对老年人的照护需求进行评级和认定，二是对其所需要的服务组合进行计划和安排。护理经理（care manager）在整个过程中承担重要的协调角色，同时掌握用于购买服务项目的财政预算。除了具体的服务项目之外，获得照护服务资格的老人也可以选择等价的"直接支付（direct payment）"方式，将津贴直接转入个人账户。需求评估主要参照《照护服务使用资格标准》（Fair Access to Care Eligibility Bands，以下简称《资格标准》），该评估框架由卫生部统一制定，以规范全国范围内需求评估的准确性，确保老年群体服务待遇和效果的一致性，维护社会福利递送的公平性。具体而言，《资格标准》将使用者状况分为四个等级，由轻到重分别是轻度、中度、重度、危急。（见图 3 - 1）

为充分发挥照护服务的公共属性，需求评估设立有多样化的参与渠道，主要包括：自我推荐；家庭、朋友、邻居推荐；初级医疗、社区医疗转诊；二级医疗转诊等方式。老年群体可以在有照护服务需求时选择合适的方式参与评估。评估的完成速度一般不超过三个月，以 2007 年为例，参与需求评估的老年人中，两周内完成所有评估项目的比例为 62%，三个月内完成评估的比例达到 94% 。需求评估结束后，获得服务资格的老人将进入家计调查（means test）阶段，判定具体的费用分担方式，包括全部公费以及部分公费。其中，部分公费的自费缴费比例将依据家计调查的结果，参照相关规定予以确定。之后，相关部门按照拟定的服务计划提供相应的服务，79% 的老人在完成评估后的两周之内收到了约定的全部服务，10% 的老人在 2 - 4 周内接到服务，11% 的老人则需要超过 4 周。[1]

轻度：
- 已经出现或即将出现无法完成 1 - 2 项个人护理或家务活动的情况；及（或）
- 已经或即将无法持续参与工作、教育或学习活动中的 1 - 2 个方面；及（或）
- 1 - 2 项社会支持体系和社会关系已经或即将无法持续；及（或）
- 已经或即将无法承担家庭和其他社会角色、责任中的 1 - 2 个方面。

中度：
- 已经出现或即将出现无法完成若干项个人护理或家务活动的情况；及（或）
- 已经或即将无法持续参与工作、教育或学习活动中的若干个方面；及（或）
- 若干项社会支持体系和社会关系已经或即将无法持续；及（或）
- 已经或即将无法承担家庭和其他社会角色、责任中的若干个方面。

重度：
- 已经出现或即将出现对当前环境仅有部分选择和控制能力的情况；及（或）
- 已经出现或即将出现虐待或忽视的情况；及（或）
- 已经出现或即将出现无法完成大部分个人护理或家务活动的情况；及（或）
- 已经或即将无法持续参与工作、教育或学习活动中的许多方面；及（或）
- 大多数社会支持体系和社会关系已经或即将无法持续；及（或）
- 已经或即将无法承担家庭和其他社会角色、责任中的大多数方面。

危急：
- 已经出现或即将出现生命受到威胁的情况；及（或）
- 已经出现或即将出现重大健康问题；及（或）
- 已经出现或即将出现对当前环境中的重要方面仅有少量或失去选择和控制能力的情况；及（或）
- 已经出现或即将出现被严重虐待或忽视的情况；及（或）
- 已经出现或即将出现无法完成个人护理或家务活动中关键内容的情况；及（或）
- 已经或即将无法持续参与工作、教育或学习活动中的关键方面；及（或）
- 关键的社会支持体系和社会关系已经或即将无法持续；及（或）
- 已经或即将无法承担家庭和其他社会角色、责任中的关键方面。

**图 3 - 1  英国照护服务资格使用标准**

资料来源：Department of Health. Prioritising Need in the Context of Putting People First：A Whole System Approach to Eligibility for Social Care ［Z］. London：Department of Health, 2010.

---

［1］ A. Comas - Herrera, et al. The English Long - term Care System ［R］. London School of Economics and Political Science, 2010.

3. 服务方式

照护管理（care management）是英国长期照护服务规划与供给的主要实现形式。正确定义和理解照护管理可从功能、目标、核心任务、目标群体、显著特征等5方面展开（详见表3-3）。该服务形式的设计起源在于长期照护体系需要协调多种服务项目递送至使用者个体，完成多对一的服务递送过程。照护管理的另一种表达方式是个案管理（case management），这种表达方式可以更加形象生动地体现服务使用者的个体化特征。照护管理侧重的是服务的管理和经营，而个案管理则注重依据服务使用者的个性化特征将其视为不同的个案。英国政府在官方文件中明确指出：需求评估和照护管理是社区照护服务的基石，在去机构化和强化居家照护的新型治理思路中，照护管理成为新理念的主要实现方式，同时，照护管理也将在平衡社会需求与资源发展水平中发挥重要作用。

表3-3　英国照护管理的定义与理解

| 照护管理的关键属性 | 属性特点 |
| --- | --- |
| 功能 | 协调不同的具体服务项目，组成服务链接；依据使用者需求配置资源。 |
| 目标 | 提供连续性的、整合性的照护服务；提高居家照护服务的可行性；提升服务使用者的服务体验；不断探索更加合理的资源配置方式。 |
| 核心任务 | 发现与筛选使用者个案；需求评估；制定照护服务计划；服务监管与审查；结束案例。 |
| 目标群体 | 长期需要被人照料的老人群体；需要多重服务的使用者。 |
| 显著特征 | 高度的参与程度；广泛的服务范围；较长的参与时间。 |

资料来源：J. Brodsky, et al. Key Policy Issues in Long-term Care［R］. World Health Organization, 2003.

照护管理是英国长期照护体系运转的关键要素。英国政府在中央文件中明确突出了照护管理模式的重要地位和作用。在经历了以护理院与疗养院为基础的公费照护服务的快速增长后，1989年英国卫生部发布《关爱人民白皮书》（《Caring for People》），指出要进一步发展日间照料、居家照护和喘息服务，帮助老年群体尽可能在家中居住；要建立高质量的需求评估和照护管理模式，使其成为社区照护的基石；要削减对机构照护的投入，增加对居家照护的倾斜力度，优化资金使用效率。在新的资金与责任分配模式下，地方政府中的社会照护服务部门将承担起需求评估、设计与匹配相关服务、指派护理经理等一系列任务。在随后的《照护服务现代化改革白皮书》（《Modernising Social Services》）中，英国政府强调保持老年人生活自主能力的重要性和优先性，尽可能发挥社区与家庭的功能，减少不必要的机构照护入住率。在此基础上，2001年《老年人服务框架》（《National Service Framework for Older People》）指出对老年人的照护服务应当谨慎和恰当地管理，尤其是具有高脆弱性的老人需要更全面的评估和更高程度的照护管理。

在中央文件的指导下，地方政府中的社会照护服务部门成为社工和护理经理的主要雇佣者，负责为辖区内部的老年人进行需求评估和服务安排。通过将服务资源管理权下放至护理经理，使资源具有更灵活的对应性，同时将原本碎片化的服务供给统一至具有规划性的服务模式，向有需求的老年人尤其是失能程度较高的老年人提供一个可以代替机构照护的选择。接受居家照护服务的老年人比长期住院或长期生活在照护机构的老年人幸福感更高，其照护者压力更小，同时所需承担的经济成本更低。

### （三）自上而下的老年照护服务层次

#### 1. 递送机制

总体而言，英国长期照护体系的服务递送基本遵从了包括中央政府、相关部门、地方政府在内的自上而下的三级递送机制。首先，由中央政府负责制定医疗服务和社会照护服务的相关政策，优化顶层设计，并通过一般税以及社会保障专项税，向 NHS 的提供资金支持。NHS 及其下属各部门负责提供医疗服务并支付医疗服务费用，英国工作与养老金部则负责向服务需求者、残疾人和照护者提供不同类型的专项津贴。地方政府负责对长期照护的具体事务进行管理，拥有较高的自由裁量权，通过中央政府的转移支付、地方税收和服务使用者缴费等渠道筹集长期照护资金，并通过与其他机构和组织合作，完成服务使用者的照护需求评估，组织和安排具体照护服务项目的递送。在这一过程中，公共部门、私营部门以及非营利性组织相互合作、竞争，共同成为长期照护体系中必不可少的服务供给方。

#### 2. 质量控制

根据预测，80 岁及以上的老人比例将在 2010 - 2050 年间由 4% 增长至 10%，而 2010 年 OECD 国家在长期照护方面的平均公共支出已经占到 GDP 的 1.6%。[1]

---

〔1〕 OECD Commission. A Good Life in Old Age? Monitoring and Improving Quality in Long - term Care〔R〕. OECD Commission, 2013.

对于包括英国在内的 OECD 国家而言，面对人口老龄化与不断增长的照护成本，确保与提升长期照护服务质量已经成为重要的政治议题。高质量服务的根本目的在于维持甚至改善体弱多病的老年人的身体机能和健康状况，无论他们正在接受社区或家庭照护，或是居住在疗养院，或是正在使用生活辅助设施，都应确保他们接受到同等质量标准的服务。虽然长期照护质量监管问题的重要性已经越发凸显，但缺乏成熟的标准体系、信息系统等要件，还需要进一步发展。

英国在长期照护质量监控方面进行了两次重要的改革。机构改革首先从社会照护部门开始，英国政府将社会照护部门分为供给、购买、质量与策略保证等 3 个部门，并成立了质量监督委员会，设定了照护服务质量最低标准，提高了对长期护理服务的质量监管。随后，英国政府于 2008 年将现有的医疗服务监管机构和照护服务监管机构合并为新的"服务质量委员会"，赋予该机构更加充分的权力，其主要职能是管理、监督和提升医疗服务与照护服务的质量，同时，负责注册和监管特别类型的服务（如涉及提供医疗服务和个人护理的具体服务项目），以保障服务供给的安全性与优质性。由于涉及机构合并，服务质量委员会将以往两个机构的效能评估框架整合为一套囊括医疗服务与照护服务为一体的服务效果评价和问责机制，并尝试探索建立医疗服务与照护服务的联合评估指标。

自 2010 年开始，英国卫生部开始着手对质量监控体系进行改革，计划将以往的国家服务效能系统升级为新的服务效果框架。新的框架将效用、正向体验、安全性和资金使用效率定义为确保高质量服务的先决条件，同时，将注重从以下 4 个方面对长期照护服务质量进行把控，一是提升服务使用者的生活质量，二是尽可能推迟或减少对照护服务的需求，三是确保服务使用者在接受服务的过程中获得积极的体验，四是对因生活环境造成高度脆弱性的群体给予保护和照顾。[1]

3. 服务效果评估

英国对其长期照护服务效果的评估一般参照《国家照护服务最低标准》（National Minimum Standards for Care）。该标准主要用于提升照护服务质量的对照。最低标准对服务实践的检测、相关部门绩效考评、服务提供机构的评估

---

[1] OECD Commission. A Good Life in Old Age? Monitoring and Improving Quality in Long – term Care [R]. OECD Commission，2013.

等设定了基础性的规则。绩效考评的主要依据有工作人员访谈、服务使用者访谈、服务使用者、亲属和相关专业人员共同填写的调查、检察员的查访（通常未提前告知）、所掌握的历史信息。最终的考评结果以服务质量评级的形式予以呈现。以 2008 年的测评结果为例，服务质量委员会认定为"优秀"等级的服务项目包括 80% 的志愿服务机构项目、79% 的地方政府运营的服务机构项目和 66% 的私营服务机构项目。在居住式的老年人照护机构中，67% 被认定为"优秀"，28% 被认定为"合格"，4% 被认定为"不合格"。73% 的专业提供居家照护服务的机构被评定为"优秀"。依照最低服务标准而言，志愿服务机构在老年人照护服务过程中的表现优于其他类型的服务供给机构。居住式照护机构总体上达到了 82% 的照护服务最低标准，居家照护服务机构同样达到了 82% 的标准完成度[1]。

（四）限定资格的老年照护服务支持性政策

1. 筹资模式：以国家主导、税收为主的福利型模式

目前，世界范围内的长期照护筹资模式主要包括四种：国家主导的、税收为主的福利型；保险公司主导的、保险费为主的商业保险型；国家主导的、保险费为主的社会保险型；地方政府为主导的、综合税收和保险费的保险福利型[2]。从筹资路径来看，英国长期照护体系选择的筹资模式属于国家主导的、税收为主的福利型模式。从主要服务板块的资金来源来看，医疗服务由 NHS 及其下属机构共同提供，遵循 NHS 全民公费服务机制，不考虑服务使用者个人和家庭的经济收入情况。公费医疗服务接受中央政府的直接拨款，资金一般从中央税收中划拨。由地方政府组织和安排的照护服务则需要依据使用者的经济状况对其进行一定比例的收费，其余费用由地方政府统一支付。地方政府在社会照护服务方面的支出主要来源于中央政府专项拨款和地方层面的税收。除上述公共服务以外，老年人同样有权根据自身经济状况和个人需求进行完全私人化的服务安排，私营部门经营的居家照护和入住私营护理院等方式为老年群体提供了丰富的选择，而地方政府不参与这些服务活动的计划和组织，与这些私人化的服务也没有直接的经济关联，属于老年人完全自费项目。此外，老年

〔1〕 A. Comas – Herrera, et al. The English Long – term Care System ［R］. London School of Economics and Political Science, 2010.

〔2〕 唐钧. 长期照护保险：国际经验和模式选择 ［J］. 国家行政学院学报, 2016 (05)：42 – 48.

人还可以根据需要购买私营长期照护保险，但由于相关市场发育程度较低，参与人数较少，以 2008 年为例，仅有约 2 万名老年人购买了私营长期照护保险。

在英国长期照护体系的发展历程中，关于最适合英国的长期照护筹资模式，持续了多年的争论。但由于可预测的人口结构变化、不稳定的非正式照护供给能力以及 90 年代以来的社区照护改革等原因，关于长期照护筹资模式改革的争论始终没有得出定论。中央政府于 1999 年建立长期照护皇家委员会，专门对长期照护筹资模式的发展进行再审视，同时对改革取向进行研究。皇家委员会提出，未来应当将机构照护和居家照护费用中的"个人护理（personal care）[1] 费用"和"保健护理（nursing care）费用"调整为公费项目，由国家税收统一支付，服务使用者的个人经济状况不影响以上两项护理服务的使用情况。显然，该政策建议的出发点在于减轻服务使用者的费用负担，同时扩大照护服务项目的覆盖力度。但从成本角度出发，个人护理服务所涉及的安全、隐私等重要问题已在无形中增加了服务成本，加之老龄化问题导致失能和重度失能老人数量逐年上升，这样一来，公费个人护理服务将对公共支出造成难以估算的压力。因此，中央政府最终否定了这一建议，但采纳了在机构照护中实行免费保健护理的方案。此后，关于长期照护筹资模式的争论始终是英国国内热议的社会和政治话题。

2. 费用分担机制：以家计调查制度为基础的共担机制

在宏观的福利型筹资模式下，英国长期照护体系实行国家税收与服务使用者缴费并行的责任共担型费用分担机制。

（1）家计调查制度。英国目前对老年人照护服务（包括机构照护、居家照护等多种形式的具体服务项目）实行家计调查制度，依据经济状况调查的结果确定该老人是否应当缴费以及需要缴费的比例，剩余部分费用则由地方政府负责。当前的财产上限标准为 23250 英镑，若老年人财产总额高于 23250 英镑，则需要由老年人自行支付所有的照护服务费用，地方政府不参与费用分担；若财产总额低于该标准，则根据经济状况评估的结果承担部分费用。具体而言，家计调查在老年人需求评估结束之后进行，由地方层面的经济状况评估

〔1〕　皇家委员会对个人护理服务的定义：个人护理指的是通常由非医护专业人员从事的，包含需要直接接触老年人身体的护理服务，涉及安全、隐私和个人尊严等问题，且与治疗措施（治愈或改善病理状态的行为）和间接照护（如居家服务、餐饮供给等）存在本质上的差别。

办公室负责入户调查，调查的主要项目包括收入、养老金、福利津贴、储蓄存款、以及房产。被调查人不得在调查开始前刻意转移或减少任何财产，一旦经济状况评估办公室认定存在刻意隐瞒或转移财产的情况，将终止所有形式的经济资助。[1] 家计调查结束后，地方政府将以正式形式通知被调查者是否获得资助资格以及需要自费的数额，如果被调查者获得资助资格，地方政府将为其设立专门的个人预算（前文已述），并提供两种实现渠道，一是通过直接支付的形式按月转入老人的个人账户，老人可在规定范围内自行决定资金使用方法，二是由地方政府依据计划为老人安排照护服务项目，老人每月按照账单金额进行缴费。此外，虽然中央政府颁布了关于照护服务收费的基本原则，但对于如何设定具体的服务项目收费标准，地方政府享有决定权。

（2）议价机制。对于许多领域而言，地方政府通常是最主要的服务购买方，掌握相当程度的市场支配力，因此在与服务供给方的协商过程中具有其独特的议价能力。鉴于人口结构、财政预算等方面的压力，在考量公共资助的机构照护服务和居家照护服务时，地方政府在议价过程中倾向于将服务购买价格降至较低水平，以减少在照护服务方面的支出数额，从而节约公共成本。但是，地方政府在长期照护相关服务上突出的议价行为，使照护机构参与度和服务供给量出现下滑的趋势，一些私营部门为保护经济利益而选择终止与地方政府的合作甚至退出市场。另一方面，相较于混合付费（政府与使用者依据家计调查共同分担费用）的情况，私营的照护服务供应商通常对完全自费的使用者收取更高的服务价格。也就是说，完全自费的服务使用者需要付出更高的价格以获得与混合付费使用者同等水平的服务项目。这意味着服务供应商在利用对完全自费使用者收取高价的方式，来弥补地方政府议价行为对其造成的经济收益损失。

3. 人力资源：突出照护者重要价值的支持政策

（1）照护者的定义、作用以及照护责任对照护者的影响。根据英国官方的定义，照护者指的是照护因年龄、疾病、身体或认知障碍而需要支持性帮助的亲属或朋友的群体。现行的定义存在模糊不清的地方，现实中常用"非正式照护者"和"家庭照护者"来特指"照护者"，但都存在不恰当的地方，照护者认为"非正式"三个字没有公正地对待他们的重要性和承受的负担；而

---

〔1〕 资料来源：https：//www. nhs. uk/conditions/social – care – and – support – guide/help – from – social – services – and – charities/financial – assessment – means – test/

"家庭"又过于片面，提供非正式照护的不只是家庭成员，还包括朋友和邻居等。同时，关于照护者的定义没有明确每周的最低服务时间，也没有明确照护者具体完成哪些任务，难以界定投入到何种程度可以定义为照护者。因此，许多照护者本身意识不到自身的照护者身份，或者并不认为自己正在承担照护者的角色。

众所周知，照顾老人是一项艰巨而复杂的任务，在日复一日的照护过程中，照护者本身的个体身份已经嵌入到照护行为当中，总的来看，呈现以下三个发展趋势。其一，高强度的照护行为限制了照护者的工作时间，一定程度上降低了就业率。非正式照护的一项经济成本就是劳动力市场参与度的下降。与非照护者相比，照护者就业率偏低，且成为家庭主妇的概率比非照护者高出50%。劳动参与度的降低不仅意味着低就业率，同时也会导致全职工作时间的减少，从而影响照护者职业的连贯性和工作选择。这也合理地解释了照护者更倾向于参与兼职工作的原因。全职工作的固定性难以为雇员提供灵活空间以兼顾老年人照护任务，而照护任务强度和密度的不确定性无法保证雇员在规定的时间内保持在岗状态。研究表明，每周照护时间越长的照护者，越倾向于放弃其本职工作，照护时间上升1%，放弃工作的倾向则上升10%[1]。其二，对于处在就业年龄的照护者，照护老人使其具有更高程度的贫困风险。非正式照护的另一项经济成本是照护者提供无偿照护，同时收入降低。照护者可能因其离岗次数或因未能完全履行其职业承诺而接受雇主的惩罚，并导致其本身人力资本价值的贬值，甚至失去升职加薪的机会。另一方面，部分照护者也会主动放弃晋升机会或主动调入薪资水平较低的岗位，以此换取工作职责与照护老人之间的平衡关系。因此，所有的OECD国家中，处于就业年龄的照护者群体比非照护者具有更高的贫困风险。其三，高强度的照护任务对照护者精神健康产生负面影响。无偿的老年人照护对社会和家庭而言都是具有重要意义，但是照护者承受了巨大的心理压力和焦虑情绪，以至于已经影响到了整体的精神健康状况。心理负担的主要来源是缺乏支持和由照护老人而导致的社交孤立。在OECD国家的整体情况来看，照护者心理健康问题的发生率比非照护者群体高出20%。照护者的心理健康问题深受照护强度的影响。相关研究显示，每周照护时间超过20小时的照护者群体心理健康问题的普遍程度明显高于其他群

〔1〕 F. Colombo, et al. Help Wanted? Providing and Paying for Long – Term Care ［R］. OECD Health Policy Studies，2011.

体，平均来看，与非照护者相比，高强度照护者心理健康问题的普及程度高出 20%。

照护者承担了大量的非正式照护任务，其经济价值远超政府在正式照护方面的公共支出。继续强化照护者的角色和作用不仅是未来人口结构压力的要求，也是老年群体本身的意愿。基于此，探索提升非正式照护供给能力的发展道路是三方互惠互利的做法。

（2）经济补偿与社会认同。英国长期照护体系的一个显著特征是限定正式居家照护服务的供给数量，同时加大对非正式照护的财政支持力度。对非正式照护的财政支持主要依托于照护者津贴，通过该项现金福利的发放，对长时间为老年人提供非正式照护的群体进行资助。照护者津贴待遇为每周 67.25 英镑，直接划入个人账户，可选择每周领取或每四周领取。对于领取资格，英国政府从被照护者、照护者、照护服务内容三个方面做出了严格的规定。具体而言，被照护者必须已获得个人独立支付津贴（personal independence payment）、伤残生活津贴（Disability Living Allowance）、护理津贴等福利待遇中的一项，且为同一老人提供非正式照护的照护者中，只有一人可申请照护者津贴。申请照护津贴的照护者必须年满 16 周岁，未正在接受全日制教育且每周参与学习时间少于 21 小时，每周照护时间超过 35 小时，近三年内至少在英国居住满两年，每周扣除税费、国民保险缴费和政府认定的特别费用[1]之后收入不超过 128 英镑。每周至少 35 小时的非正式照护可包括帮助被照护者洗衣和做饭，陪同被照护者就医，帮助被照护者完成家务活动（如处理账单和外出购物）等[2]。照护者津贴的发放与管理由工作与养老金部负责，本质上是对照护者因照护行为导致的收入损失的补偿，而不是对其照护行为给予报酬。同时，政府津贴也在彰显国家对于照护者所承担的社会角色的正视和嘉奖。

（3）就业支持政策。与其他 OECD 国家相比，英国没有专门为照护者设置法定的 paid leave（带薪休假），但设置了 unpaid leave（无薪假）。当有照护需求时，允许照护者以"紧急事假"形式暂时离开工作岗位。时长则需要根据情况与雇主进行协商。2006 年《工作与家庭法》规定，除了明确的、不可

---

〔1〕 特别费用主要包括：养老金缴费费用的一半、购买工作必要工具（如专业服装）的费用、由工作产生的但雇主未报销的各类交通费（如燃料费和火车票费用）、个体经营者的企业成本。关于照护者收入的具体计算方法较为复杂，此处不予赘述。

〔2〕 详细信息参见：https：//www.gov.uk/carers - allowance

抗的商业原因，雇主不应拒绝雇员因照护老人而提出的"灵活性工作安排"的请求。同时，法律对灵活性工作安排的申请资格也作出明确的规定：雇员在提出申请之前，工作时长已满 26 周，且 12 个月以内未曾提出过灵活性工作安排的相关申请。被照护者与申请雇员应属于一等亲属关系。不应在灵活性工作安排上人为设置时间限制，应当在雇主与雇员共同协商的基础上合理安排[1]。虽然，允许雇员因照护老人而申请无薪假的规定在一定程度上有助于用人单位留住员工，减少雇员的流失，但是在现实工作中，出于担心收入下降和影响职业发展的考虑，照护者会进行谨慎的思考，结合照护任务的强度和雇主给出的相应条件，决定是否使用这项权利。

（4）身心健康方面的补偿性政策。如前文所述，长期的照护任务给照护者群体带来身体和心理的双重压力。为分担照护者所承受的压力，提高非正式照护的可持续性，英国政府针对照护者群体设立了一系列专项服务。

其一，喘息服务。喘息服务通常指的是帮助照护者减轻照护压力的暂时性的干预措施，目的在于使照护者更好地保存和提升照护能力。喘息服务通常存在多种形式，主要包括：日间照料、居家式喘息服务、机构式喘息服务等。时间跨度可为几小时、一天、几天、几周不等，有的是由正式照护机构提供，有的是由接受过培训的志愿者提供。在没有喘息服务设置的情况下，照护者要面临来自身体状况和心理状态的双重压力，不仅要承受机体疲劳，还要忍受心理上的社交孤立。在减轻照护者负担和缓解照护者精神压力方面，喘息服务是公认的最易实现并且最为重要的支持形式。喘息服务使照护者可以从连续性的照护任务中暂时地抽离出来，相当于一个短期或长期的休假，可用于休息或处理其他事情。时间压力和缺乏自由时间是照护者群体面临的最大问题，如果喘息服务具有较高的可及性，则可以在一定程度上减轻压力。在英国，喘息服务由地方社会服务部门组织提供，包括托管服务和短期机构照护服务，志愿组织负责提供上门性质的照护服务，短暂地代替照护者提供照护服务。

关于喘息服务的概念在英国存在一定的争议，老人公益组织认为，喘息服务这个概念的表述暗含了照护者想要摆脱老年人的意味，带有明显的消极意义，因此，喘息服务常被"短期停留"或"短期休息"所代替。另一方面，在现实选择中，很多照护者并不倾向于使用喘息服务，原因主要在于对服务质

---

[1] F. Colombo, et al. Help Wanted? Providing and Paying for Long - Term Care [R]. OECD Health Policy Studies, 2011.

量无法估量以及对服务价格难以承受。因此，通过政府政策来提升喘息服务可及性显得尤为重要。

其二，咨询与辅导服务。调查显示，多数照护者表示在照顾老人方面存在很多疑问，例如其本身对于老年人的病症了解较少，不能掌握正确处理这些疾病的方式方法等困难。因此，照护者希望在其履行照护责任的过程中可以得到心理辅导和专业健康咨询，使其在遇到困难时有寻求帮助的途径。咨询和辅导项目由地方政府组织安排，一般由志愿服务部门负责具体服务的落实。因服务性质和实现难度的不同，咨询与辅导服务比喘息服务具有更高的可及性，对于照护者而言，咨询与辅导服务虽然形式较为随意，但其指导价值和便捷性则更具有现实意义。

其三，信息服务。照护者通常无法完全掌握政府为其设置的专项服务，也不清楚如何从这些零散的服务中获得合理的帮助。例如，专项津贴的领取资格、如何申请喘息服务等，虽然网络资源可以提供一定数量的信息，但繁琐的照护任务和日常工作已经基本占据了照护者大部分精力，以至无暇顾及这些支持性服务。英国在社区层面设立信息中心，汇总与老年人照护相关的政策和服务信息，在照护者遇到困难时帮助其寻求恰当的支持性项目，辅助其处理相关的行政程序，同时为社区内部的照护者提供交流平台，使他们可以分享照护老年人过程中的困难和经验。

### 三、以家计调查制度为分配原则的模式

通过前文的论述已知长期照护各相关主体的角色，中央政府主要负责宏观政策制定，包括相关的医疗卫生政策和社会照护政策。NHS 负责提供医疗服务，由中央政府直接拨款，以税收为主要的资金来源。资金由中央政府按照规划分拨至地方层面，由地方负责委派医疗服务，解决区域内人口的医疗问题。社会照护服务由地方政府进行筹资，在以家计调查为原则的前提下，实行地方财政与服务使用者共担模式。地方政府不负责具体的服务供给和能力规划，但需要通过组织和安排确保当地居民的照护需求得以满足。地方政府需要依靠与其他组织的合作，评估当地老年人需求，组织安排服务递送，维持当地长期照护服务体系的运转。地方政府可从公共部门、志愿部门、私人部门购买服务，费用由地方政府和提供者协商，可制定地方性的非机构照护服务收费政策。而机构照护服务（疗养院和护理院）的收费系统则由中央政府掌握。地方政府

同样以现金等价物形式来满足老年人的照护需求，服务使用者成为购买方，选择需要的居家照护服务。服务使用者同样承担一定的费用，主要包括自行购买私营部门提供的服务和依据家计调查而分担的地方政府组织的照护服务。可见，长期照护服务体系具有精密且复杂的多主体、多层次结构，对于这样一个体系构建和发展的过程，我们应当深入剖析，总结其中的经验，并反思其中的教训。

（一）在完善的社区建设基础上充分发挥非正式照护的作用

立法决定老年照护归于社会责任，政府大量开设济贫院，开始院舍化照护，是英国老年人照护历史上的著名事件，但随着之后出现的财政、社会影响、老人虐待等一系列问题，社会型院舍化照护的弊端逐步暴露。从英国卫生部颁布《社区照护白皮书》开始，老年人照护问题回归到社区层面，积极进行社区建设，同时，重新重视家庭的重要作用。从英国长期照护服务体系的构建可以看出，在老龄化进程不断加深和公共支出不断紧缩的背景下，机构照护的服务供给能力是极其有限的，同时，机构照护的服务质量和使用者满意度存在较大的不确定性。依赖机构照护不仅无法妥善解决老年人照护问题，而且将大幅增加公共开支。社区是最接近服务使用者的资源平台，可以快速回应使用者的需求，加大对社区资源供给能力建设的力度，有助于增强社区服务的可及性，缩短服务递送距离。从英国的发展历程可以得出，不应试图利用大规模的机构照护转嫁风险，家庭应当是照护责任的首要承担者，同时，加大对社区的投入力度，加强基础设施和管理体制建设，以辅助非正式照护更好地发挥效用。

（二）在正视其社会价值的前提下进一步凸显照护者的功能

老年人照护是一项困难且复杂的任务，但研究发现，除非照护负担超出家庭成员的能力范围，绝大多数家庭还是会选择承担起照护的责任。照护时间的延长是预期寿命延长的必然结果，给照护者精神健康和身体健康带来双重负面影响。尤其是照护过程中的睡眠不足、慢性疲劳、肌肉疼痛、三餐不规律，都在逐渐影响照护者的身体状况。在英国，一半的照护者经历过物理性损伤（如背部疼痛），一半的照护者出现过精神压力过大而引发疾病。不可否认，照护者群体帮助国家和社会承担了大部分的老年人照护任务，做出了突出的贡献，其价值应当得到社会的认可和赞赏，不应以血缘关系为道德理由弱化照护者的付出与成绩。英国政府在政策文件中强调，关注老年人照护待遇的同时不可忽视照护者群体本身的需求和权益，应当建立照护者友好型社会。英国分别从经济补偿与社会认同、就业支持、身心健康补偿三个维度建立了照护者支持体系，这种做法不仅保护了照护者群体的合法权益，同时彰显了国家对这一群体的积极态度，有助于激发和鼓励更多潜在的照护者参与到老年人照护服务当中。

### （三）在谨慎思考的基础上合理化设计津贴制度

以照护者津贴为例，英国实行的是遵循家计调查型的津贴模式。照护者津贴限定于最需要的一部分照护者，因承担繁重的照护责任，导致他们收入锐减或放弃收入。津贴领取资格的认定依照严格的行政标准，包括照护者本人的每周收入水平、每周照护时长，被照护老人的生活依赖程度及其相关津贴的领取情况。在这样严格的标准和复杂的程序之下，仅有少量照护者提出该项津贴的申请，导致津贴覆盖率极低。2008 年，领取该项津贴的照护者比例不足十分之一。家计调查和严格的资格标准在一定程度上会抑制照护者的劳动力市场参与度。具体而言，已领取政府津贴的照护者存在保持或减少原有工作时间的可能，尤其是低技能劳动者和女性劳动者，更加倾向于以照护老年人为主。总的来说，照护者津贴在提供收入补偿的同时，也在一定程度上将照护者固定在一个低收入、低社会贡献的层级。此外，照护者津贴制度带有明显的专制主义色彩，政府规定共同照料同一名老人的照护者中，仅有一人可以获得领取照护者津贴的资格，同时照料多位老人的照护者，也仅能领取一份照护者津贴。因此，这项制度在英国时常受到批评，公众普遍认为照护者津贴制度待遇水平偏低，覆盖率不足，资格审查程序繁琐，并不能实现其促进非正式照护的制度理念。

# 第四章 日本的老年照护服务模式

## 一、日本老年照护服务政策演进

日本作为世界人口老龄化程度最严重的国家之一，为满足日益增长的老年照护需求提供了有益的政策探索。其中，日本老年长期照护政策几经变迁，而在变迁过程中的责任主体、供给主体、福利理念、保障方式、照护方式分别呈现出由家庭到国家、由政府到社会、由集权主义到地方主义、由残补式到普惠式、由机构照护为主到居家社区照护为主的变迁趋势。[1] 为了应对家庭照护功能的弱化、社会保障制度类型以及传统文化与现代生活的冲突等政策环境的共有特点，中日在老年照护政策选择上可以相互影响、相互借鉴，也使得二者老年长期照护服务政策具有一定的可比性。因此，系统梳理不同历史阶段日本老年长期照护政策的演进，深入研究先于中国实施老年长期照护政策的日本经验，有利于为反观中国老年长期照护政策存在的问题、借鉴优秀经验提供有益的思考及启示。

### （一）老年照护服务政策变迁

日本真正现代意义上的社会保障制度起始于第二次世界大战之后，它包括了国民年金、国民健康保险和针对不同群体的社会保险制度等内容。日本现行的老年长期照护制度主要来自于福利领域的老年福利以及医疗保健领域的老年保健等整合性实践。概括起来，日本老年长期照护政策大致经历了家庭责任、老人福利制度、老人免费医疗、老人保健制度、筹备长期照护体系和长期照护保险制度六个变迁时期。[2]

---

〔1〕 鲁於，杨翠迎. 我国长期护理保险制度构建研究回顾与评述 [J]. 社会保障研究，2016（4）：98－105.

〔2〕 张旭升，牟来娣. 日本老年照护政策的发展演变及其对中国的启示 [J]. 日本研究，2012（2）：30－36.

1. 家庭责任时期（1945—1963 年）

历经第二次世界大战的日本多党林立，政治环境相对分化，而日本自身的社会经济也濒临崩溃，百废待兴；一系列促进经济发展的措施促使日本国民经济迅速恢复，逐步建立和完善了社会保障制度。因此，日本于 1961 年宣称实现"国民皆年金、国民皆保险"。然而，该时期的日本社会保障制度重心是保障经济，服务保障却相对滞后，特别是老年长期照护依旧以传统的家庭照护服务为主，国家和社会几乎没有承担老年长期照护的责任，家庭仍旧是老年长期照护的责任主体。

因此，这一时期是日本老年照护政策的开始阶段。早在 20 世纪 40 年代，日本政府就颁布了系列相关法律：

首先，1946 年 9 月颁布了《生活保护法》（Public Assistance Act）。该法案的主要作用在于保证低收入老年人的生活水平，建立了相互救助的老年社会福利制度，并且规定了政府有责任对公民进行最低生活保障[1]。具体而言，该制度规定家庭或者亲属的照顾责任，而穷人及无家可归的老人、日常生活居住生活困难的老人由政府提供设施进行照护供养[2]。以上举措为后续构建现代化的老年照护服务模式及基本运行框架提供了初步探索经验。

其次，随着日本老龄化程度的加深，到 1950 年，日本的老龄化率为 4.9%[3]，虽然老年照护政策强调照护责任的落实，然而家庭仍是高龄老人生活保障的主要依靠。为了应对老龄化隐患所带来的社会问题，日本政府又于 1958 年 12 月及 1959 年 4 月先后颁布了《国民健康保险法》（the Health Insurance Law）、《国民养老金法》（the National Pension Law）两项法律，强调全民皆保险、全民皆养老的社会模式。

再次，值得说明的是，除了不断改进的老年照护服务政策举措，这一时期政府也开始重视民间力量对老年福利事业的促进作用。1951 年出台的《社会福利事业法》规定，社会福利事业是由国家、福利事务所、社会福利法人、社会福利协会等机构共同参与，其对社会福利事业的影响在法律中也有明确规定。[4] 此外，该政策还规定了政府与民间关于社会福利事业在公私责任及政

〔1〕 T. Tsutsui, N. Muramatsu. Care – needs Certification in the Long – term Care Insurance System of Japan〔J〕. Am Geriatr Soc. , 2005, 53（3）：522 – 527.
〔2〕 坂胁昭吉，中原弘二. 现代日本的社会保障〔M〕. 北京：中国劳动社会保障出版社，2006.
〔3〕 老龄化率是指 65 岁及以上的人口占总人口的比重。
〔4〕 沈洁. 日本社会保障制度的发展〔M〕. 北京：中国劳动社会保障出版社，2004.

府对民间社会福利事业的财政优惠等政策内容。《社会福利事业法》的颁布和推行，为构建日本社会福利体系的基本框架以及推动社会福利事业民主化、科学化及组织化进程提供了有利的政策环境，为日本民间组织参与老年福利事业提供了法律及社会支持。

2. 老年福利制度时期（1963—1973 年）

20 世纪 60 年代以来，以经济发展为首位的同时，日本政府开始逐渐扩大社会福利支出。相较于 20 世纪中期，1960 年日本的老龄化率增长至 5.7%，为了应对老龄化冲击的不良后果，1963 年 7 月，日本政府颁布了《老年福利法》（the Old – Age Person's Welfare Law）[1]。具体内容方面，规定老人援护服务大致包括了派遣家庭帮手、日常生活用具借予、卧床老人短期援护、老人日间照护服务四个部分；入住设施包括养护老人院、特别养护老人院、低收费老人院三种；其中，提供长期照护服务的机构仅有特别养护老人院。

这一时期开始关注老年长期照护问题。然而，老年福利制度背景下的长期照护服务仅仅局限于为接受生活救助的老人提供帮助，长期照护服务作为一种行政措施，通常由政府直接提供服务。

1963 年日本《老年福利法》的颁布代表着日本老年福利制度得以建立。该法律第一次明确了老年福利的权利与义务，是全球首部将老年人福利从相关法律制度中独立出来的法律，被誉为日本的"老年宪章"。[2]该法律对各级政府、企业等责任主体的实践参与原则都作出了明确规定，它强调国家承担老年福利责任，确立了中央集权的老年福利体制。该制度明确规定了老年长期照护内容，包括老人援护服务及入住设施服务两大类。

《老年福利法》中规定的老年服务包括机构服务和居家服务。其中，机构服务是根据身体健康状况的不同，利用特别护理院、老人之家、老年福利中心等机构提供的服务；而在居家服务中，设有老年福利附设的业务机构、日间照

---

〔1〕　Masakazu Shirasawa. Current Situation and Issues of the Long – term Care Insurance System in Japan ［J］. *Journal of Asian Public Policy*，2015，8（2）：230 – 242.

〔2〕　Naoki Ikegami，John Creighton Campbell. Japan's Health Care System：Containing Costs and Attempting Reform ［J］. *Cost&Competition*，2004，6（5）：26 – 36.

料、老年休闲之家以及介护护理员派遣服务等项目。老年福利通过措置制度[1]为老人提供照护服务。然而该项制度存在的主要问题在于福利服务的利用需要接受市町村的资产调查，申请手续繁杂，与此同时，服务对象不能选择服务种类和服务机构。此外，这种制度以低收入老年群体为对象，其他阶层的老人难以利用，并且护理机构资源的极度短缺使得有需求的老人难以入住机构。

《老年福利法》颁发之前，只有低收入老人能够依据《生活保护法》享受公共福利服务，而《老年福利法》的执行使得更多的老人可以享受服务待遇。此外，1970 年《社会福祉设施紧急完善 5 年计划》出台以来，诸如养老院的老年照护设施不断增多，使得一些经济困难却仍需照护的老人也能够获得照护服务。

3. 老人免费医疗时期（1973—1982 年）

这一时期的日本老年医疗费用急剧增加。1970 年，日本社会的老龄化率达到 7.1%。随着该时期经济的高速增长，以及应对形势变化需要，日本为完善社会保障制度提供了充足的资金保障。政府仿效欧洲福利国家的制度建设，以期构建欧洲模式的福利国家。1973 年，日本在社会保障的财政支出预算超于以往的金额水平，因而这一年也被称为"福利元年"。

（1）《老年福利法》—"老年免费医疗"制度

基于上述背景，1973 年日本政府对《老年福利法》进行修订，标志着日本"老年免费医疗"制度的建立，70 岁以上老年人实现医疗免费。

新修订的《老年福利法》明确规定对于 70 岁以上的老人实施减免政策，即该老人的医疗费用由原来的个人负担总额的 20% 或 30% 转为全部免费。具体而言，修改后的法律第 10 条，针对 70 岁以上的老人特别设立了"老年医疗免费制度"，实质是把原来医疗保险中患者负担的部分全部改为由政府负责，

---

[1] 首先，"措置"指实施社会福利责任的知事（governor，相当于省长）、市町村长（mayor of municipality）等地方政府领导人通过行政方式决定社会福利服务的供给。一般而言，即使在措置制度下地方政府不会无视使用者的要求而单方面地决定服务，然而使用者的意见并不是措置制度相关法律的构成因素。因此"措置制度"被批评为"不尊重使用者的选择，单方面地决定可利用的服务内容"。由此，用合同制度代替措置制度的呼声也随之高涨。"措置委托制度"是由知事、市町村长等地方政府领导人向经营社会福利机构的社会福利法人委托服务供给的制度。该制度是与一般的地方政府委托业务截然不同的特殊制度。受委托的一方原则上不能拒绝委托，且委托费（又称"措置费"）的金额也受法令规定限制。

即"免费医疗制度"。[1] 这项制度的实施极大地提高了 70 岁以上老人的就诊率,而同时也导致医疗保险支出的大幅增长。

在"老年免费医疗"制度之下,随着长期照护需求的增加,特别是无法居家接受长期照护老人的入院需求更为迫切,"社会性"入院问题日趋严重。这不仅造成了医疗资源的浪费,而且随着老年人医疗费用急剧增长,医疗保险财政赤字亏损愈来愈大。另一方面,1973 年世界第一次石油危机波及日本,致使日本经济进入低增长时代。基于当时的经济环境,政府被迫改变此前追求的"福祉国家"理想,转而强调探索"日本福利模式"。该模式强调发挥个人主观能动性,强调自主努力,重视地方政府的责任,强调家庭、社区的联系,并且注重发挥民间力量在社会福利事业中的作用。

(2)《老年保健法》——最早考虑和调整医疗费用支出

由于老龄人口的增多,老年医疗费用不断增加,进而老年人口参保比例高的国民健康保险中的老年医疗费用支出比例不断上涨,导致不同医疗保险之间出现待遇不公平问题。[2] 因此,有必要建立以所有老年人为对象的统一制度。基于上述背景,1982 年 8 月,日本政府颁布《老年保健法》,废除老年医疗免费制度,同时设立"老年医疗制度"。

该项法案首先设定了老年诊疗费用价格,在新的老年医疗价格制度中,基于老年人的疾病特征制定了不同于一般医疗价格的体系;其次,新制度纠正了以往老年治疗偏重住院治疗和服用药物的趋向,注重家庭或社区治疗,相较于服药和住院,更加重视介护和日常生活的指导;此外,开展以市町村 40 岁及以上人群的保健事业,包括从疾病预防到治疗、功能训练在内的保健项目。[3]

另一方面,该制度使得医疗与保健相分离,为需要护理的老年人提供设施护理和"家庭病床"式访问看护服务[4]。该法案还对国家、家庭和社区的职能作出了明确的规定:国家的责任是制定政策和实施监督,不再直接参与管理和经营;家庭和社区是老人保健实施的社会基础[5]。

〔1〕 N. Ikegami. Public Long – term Care Insurance in Japan〔J〕. Jama, 1997, 278 (16): 1310.

〔2〕 M. Lagergren, N. Kurube, Y. Saito. Future Costs of Long – term Care in Japan and Sweden〔J〕. *International Journal of Health Services*, 2016, 48 (1): 128 – 147.

〔3〕 Campbell John Creighton, Ikegami Naoki. Japan's Radical Reform of Long – Term Care〔J〕. *Social Policy and Administration*, 2003, 37 (1): 21 – 34.

〔4〕 陈建安. 战后日本社会保障制度研究〔M〕. 上海:复旦大学出版社,1996.

〔5〕 沈洁. 日本社会保障制度的发展〔M〕. 北京:中国劳动社会保障出版社,2004.

4. 老人保健制度时期（1982—1988 年）

基于前文《老年保健法》的主要内容，不难看出，以往老年医疗服务都是以保障医疗费用为中心，轻视疾病预防以及健康管理事业服务。因此，把保健事业用《老年保健法》规范化，有利于发展疾病预防和促进健康相结合的老年保健医疗服务。

1986 年，日本对《老年保健法》进行修改，增设了在医院和家庭之间的中间机构，即老年保健中心，负责因病长期卧床的老人和痴呆老人的医疗服务和咨询业务。老年保健中心的服务从服务类型上，分为机构服务和居家服务。二者的费用绝大部分由政府从社会保险诊疗基金中支付，服务受众只用支付其中很少的部分。

同年时间，日本政府又颁布了《长寿社会对策大纲》，提出要协调医疗保健与社会福利体制等 5 个方面的发展计划，发布了《地方政府代行国家机构事务并使其合理化》。这些政策的发布为地方政府分权、让权，激励了地方发展福利事业热情。

1987 年，根据经济及社会发展的形势需要，日本政府对从事社会福利行业相关人员资格进行规范，颁布《社会福利士及护理福利士法》，着重为照护服务的老人提供符合资格的福利士，协助老人的洗浴、排泄、饮食等日常生活服务。

此外，为了提高老年福利，1988 年日本厚生省制定了"实现长寿和福利社会战略的基本方向和目标"，并构建以扩充居家服务为中心的老年福利计划。回顾 20 世纪 80 年代，日本经济快速回升，这为日本老年福利的发展提供了强大的经济后盾。[1]

5. 长期照护体系筹备时期（1989—1999 年）

（1）"黄金计划"及"新黄金计划"

关于"黄金计划"[2]，起源于 20 世纪 70 年代以来，消费税一直是日本政治上最受关注的议题。1986 年，中曾根康弘总理改之为"卖上税"，再次提出"消费税"的构想，依旧未能成功。1988 年，在竹下登总理的支持下，消费税

〔1〕 N. Ikegami. Financing Long – term Care：Lessons from Japan ［J］. International Journal of Health Policy and Management，2019，8（8）：462 – 466.

〔2〕 Campbell John Creighton，Ikegami Naoki. Japan' s Radical Reform of Long – Term Care ［J］. *Social Policy and Administration*，2003，37（1）：21 – 34.

构想得以实现。基于上述政策背景，1989 年 12 月，大藏省、厚生省以及自治省三大臣合意，制订了 6 万亿元的黄金计划。

"黄金计划"又称为老年人保健福利推进十年战略，旨在强化保健设施及住宅福利的推进。该项计划不是 1 至 2 年的短期计划，而是 1990 年至 1999 年长达 10 年的长期计划，使得消费税的引入与老年介护政策之间形成密切关联。

内容方面，该项计划规定了在 10 年内尽可能实现老年人健康、医疗以及福利的综合发展。旨在实施一个服务系统，使需要长期护理的老年人尽可能独立，并继续生活在他们习惯的家庭和社区环境之中。根据该项计划，家庭服务、机构福利服务、康复服务均得到加强，以防止老年患者卧床不起。1990年，福利服务的管理转移到各市，关于老年人的福利服务，每个市都必须制相应的地方保健和福利计划。

以上这些长期护理服务的资金来源均由社会保障系统的福利支出和保健服务提供支持，这也是新的消费税所支持的。

1995 年，日本社会的老龄化率高达 14.6%，为了满足因实施"黄金计划"而产生的更大需求，新的黄金计划得以实施，即《新发展老人保健福利 10 年战略》。该项计划为建立老年人长期护理服务奠定了基础。

具体而言，随着"新黄金计划"的推行，日本政府培养了大量的合格护理人员，加快筹备长期照护体系，充实居家照护服务，以应对急剧攀升的长期照护需求。这些人员确保了护理专业团队的形成，同时政府逐步建立完善相关护理服务设施，一定程度上满足了老年照护服务的需求。

"黄金计划"的《发展老人保健福利 10 年战略》以及"新黄金计划"的《新发展老人保健福利 10 年战略》的推行，使得该阶段的日本社会逐步形成了"居家—机构"式的长期照护服务体系，特别是促进了居家长期照护服务的快速发展。此外，一大批长期照护人才的培养为长期照护保险制度的顺利实施和持续发展提供了充足的人力储备。

（2）护理保险制度的准备阶段

20 世纪 90 年代开始，随着日本泡沫经济的破灭，日本步入了十多年的经济衰退期，与此同时，不断增加的保障费用使得国民经济负担加剧，再加上高龄服务体系一直是依托公费支出不足的经费在运行，基于税收筹集介护服务所需基金方案难以实现的现实背景，政府决定将医疗保健领域的老年护理和社会福利领域的老年福利进行合并，建立老年护理保险制度，以此应对老年福利制度和老年保健制度的不均衡问题。[1]

护理保险制度的筹备方面，鉴于日益增长的老年人口对护理服务需求的迫切性，1994 年 12 月颁布的《老年人护理和独立支助制度报告》首次提出建立长期护理筹资社会保险计划，而在 1995 年 7 月，社会保障制度审查委员会提出了这项建议。在得到三个主要政党的支持后，该法案于 1996 年 11 月提交至国会进行讨论。《护理保险法》（《LTCI 法》）于 1997 年 12 月 17 日正式颁布。[2]《LTCI 法》由 14 章共计 215 条规则组成，并由另外的十九条规则对 LTCI 的实施进行补充说明。需要说明的是，该项立法的结构与《日本宪法》[3]提供的关于其他福利服务和在市一级管理服务的 12 项主要法律有类似之处。这些法律及其附属附则非常详细，并且具体规定了相应的服务标准、协议内容、人员配置以及提供者机构的行政责任。因此，尽管长期护理服务本身在提供服务和融资方面变化显著，然而涵盖 LTCI 计划的法律与现有的立法基础高度一致。

具体内容方面，该法律重新调整了老年护理在政府、老人、年轻人和老年照护服务部门之间的权责分配。首先，服务主体选择方面，该项法律突出了市、町、村等基层政府在老年照护服务运营管理中的主体地位；资金筹集方面，拓宽渠道选择，不仅包括政府财政支持，也包括年轻群体对老年群体的支出等；服务的权益方面，增加服务利用者义务的同时也提高了服务受益者选择服务组合、服务供给方的自由及权利，此外，生活协会、农协、NPO 法人运营的非营利团体，包括全国劳动灾害协会、自主福祉团体、社区福祉团体等社会组织都作为服务供给方参与到社区福祉的建设中来；福利经营方面，鼓励民间营利企业参与竞争。总之，以上政策使得老年护理保险的运营模式及福祉从既定的行政管理框架中抽离出来，提高了老年照护的社会性和社区居民的自主性[4]。

6. 长期照护保险制度时期（1999 年至今）

日本《长期照护保险法》于 2000 年 4 月 1 日正式实施，标志着长期照护

〔1〕 Adalbert Evers，Marja Pijl，Clare Ungerson. Payments for Care：A Compareative Overview〔R〕. Public Policy and Social Welfare Series（16），Avebury，1994.

〔2〕 Ministry of Health and Welfare（1999a）. Annual report on health and welfare. 1999. Vol. 1，Part 2. Tokyo：Author.

〔3〕 Ministry of Health and Welfare（1999b）. Kanja chosa no gaikyo. Tokyo：Author.（http：//www. whlw. go. jp/toukei/saikin/hw/kanja/kanja/99/3 - 1. html.）

〔4〕 坂胁昭吉，中原弘二. 现代日本的社会保障〔M〕. 北京：中国劳动社会保障出版社，2006.

保险制度的正式建立。该项制度的建立是日本老年人长期照护政策的重要转折，它旨在利用社会保险的方式筹措资金来应对老年人长期照护需求攀升问题。一方面，通过将民间力量引入长期照护供给体系的方式，改变了由政府直接提供服务的单一供给模式；另一方面，强调基层政府市町村的长期照护责任，改变了传统的老年人长期照护的中央集权主义。长期照护保险调整了老年人福利制度和老年保健制度的关系，使得老年人能够根据自己的需要选择保健、医疗、福利相结合的综合服务。

（1）长期照护保险制度的实施及修订。日本《长期照护保险法》规定，"当老年人因疾病而处于介护状态时，有权接受介护功能的照护管理和治疗等适合老年人身心状态的服务，促使其生活自理，以增进国民保健和福利"。介护制度的实施，确立日本社会保障体系正式由长期护理保险、养老保险、医疗保险、雇用保险、职工灾害补偿保险5个部分组成。长期照护保险规定需要护理的老人对于服务的选择，由从前依据地方政府选择必要的服务制度转变为个人自主选择必要的服务制度，目的在于减轻因医疗费用增加以及住院比例增大等问题所导致的财政负担过重的问题，其中"护理预防"以及"居家护理"都是这次修订的重要因素[1] 日本长期照护保险制度的实施，使得老年群体享受到了相应的护理服务，一定程度上缓解了老年医疗费用负担及家庭经济负担。

（2）长期照护保险制度的历次改革内容。为了推进护理服务的制度化及市场化，完善竞争机制，2005年日本推动长期照护保险制度改革，建立了照护预防体系和社区照护服务项目。此后，为了助推长期照护保险制度的不断完善，大约每三年进行一次改革。具体而言，可以划分为以下五个阶段。

第一阶段（2005—2006年）。为了解决需要支援和需要护理一级申请人数的急剧增加、护理需求与保险费用支出的扩大以及护理服务公平性问题，2005年4月，日本厚生劳动省通过了《有关部分修改护理保险等的法案》。与旧法案相比，此次修改通过对被保险人提供护理预防服务，实施地方全面型支援中心以及护理预防等事业，从而加强疾病预防体系建设。

第二阶段（2006—2009年）。由于2007年出现了一些不法从业者的查处办法不彻底的现象，为了完善管理和监督制度，2008年日本政府对护理保险

---

〔1〕 周加艳，沈勤. 日本长期护理保险2005－2017年改革述评与启示［J］. 社会保障研究，2017（04）：101－112.

制度进一步修订[1]，具体内容如下：

首先，护理机构方面，一是完善护理业务管理，对未遵守法律的护理机构严格整改，要求不同规模护理机构设定不同的业务管理体制；二是对护理机构进行现场调查，当不正当行为及业务管理体制存在问题时，政府有权对护理机构进行调查，并且责令其整改；三是完善护理机构逃避处罚的对策，护理机构的撤销由事后申请改为事前申请。

此外，资格确认及服务质量方面，一是当被撤销从业资格的护理机构把业务转让给另一个护理机构时，该护理机构同样将被取消指定资格；二是指定资格相关规定的修改，须由市、町、村来评定护理机构是否存在违法行为并指定从事护理服务业的资格；三是确保服务质量，明确当发生资格撤销的情况时，服务使用者继续接受服务的应对策略以及如何及时履行此项义务。如果护理机构没有认真履行相应义务，政府部分将对该护理机构进行警告并责令其整改。

第三阶段（2009—2012 年）。该阶段于 2011 年进行修订，在 2012 年开始实施。主要修订的内容包括：一是新增 24 小时定期巡回随时应对型服务，随时接待处理型的护理服务体系以及支援日常生活的综合事业，延长护理疗养机构床位的使用期限；二是引入护理预防，将生活服务事业引入集合护理预防和日常生活服务的综合事业。此项事业的实施由市、町、村及社区服务中心根据使用者的身心状态和意向来判定对方是接受预防给付服务还是新的综合服务。三是积极引进护理服务人才，完善护理服务雇佣规章的同时，要求护理服务机构必须严格按照劳动法规，违法者将被处以罚金或撤销从业资格。

第四阶段（2012—2016 年）。"构建社区综合护理体系"以及"费用负担公平化"是 2014 年改革的两条主线。以下是这次改革的主要内容：

第一，加强医疗和护理的结合。为帮助对医疗服务和护理有需求的老年人能够在所住社区继续生活，市、町、村之间必须加强对居家疗养诊疗所、牙科诊疗所等医疗机构之间的合作；此外，对吃饭、洗浴、如厕等进行援助的护理机构，也应该加强与之合作，共同为社区老人提供医疗护理一体化服务。

第二，为早期痴呆症状的老年患者组建援助队伍。通过对疑似患有痴呆症者及其家属上门访问，让专业医生集中对其进行观察和评估，援助早期发病患

---

〔1〕 资料来源于厚生劳働省：「2008 年度介護保険法改正」http：//www. mhlw. go. jp / topics / kaigo/gaiyo / k2008. html

者及其家属，帮助患者独立生活；另一方面，根据社区实际情况，及时为痴呆症患者提供护理医疗机构及社区援助机构的相关信息。

第三，援助机构积极推进社区护理会议。通过发现社区护理事业存在的问题，在利用社区各种资源的基础上，找到解决问题的对策以便于协助制定护理事业计划。

第四，削减预防给付。2015 年年末之前将护理预防给付中的上门护理和到养护中心护理服务，转移到社区综合服务事业，由市町村进行管理，市、町、村可以依据自身的财政状况来决定服务内容和使用费用。

第五，护理级别 3 级以上者才能入住特别养护老人院。2015 年 4 月以后，只有护理级别达到 3 级及以上者才能入住特别养护老人院。此外，护理级别为 1 至 2 级者在新规定下如有以下特殊情况也可入住特别养护老人院，如生活困难者、痴呆症患者、有精神疾病或受家人虐待者等。

第六，减轻第一类被保险人中低收入者的保险负担，第一类被保险人中高收入者个人自付比例上调至 20%。一方面，第一类被保险人中的低收入者，按照收入高低设置了不同的缴费档次：具体来说，符合条件的为了生存的保护者不缴纳市町村税，并且个人年金收入在 80 万日元以下者，保险负担系数由 0.45 下调至 0.3；不缴纳市町村税且年金收入在 80 万至 120 万日元者，其负担系数由 0.75 下调至 0.5；不缴纳市町村税且年金收入 120 万日元以上者，负担系数由 0.75 下调至 0.7。

另一方面，长期照护保险制度实施以来，保险的个人自付比例均为 10%，为确保费用负担的公平性，2015 年 8 月开始，个人总收入在 160 万日元以上者，其自付部分上调至 20%。

第五阶段（2016 年至今）。截止到 2016 年底，日本的老龄化率高达 27.3%，护理保险费用支出的膨胀，促使 2017 年再次改革，主要内容如下：

第一，发挥保险人的作用，重视老年人的自理援助，以防老年人护理重度化。不仅要将老人自理援助护理预防的给付费用纳入市、町、村护理保险，还要将都道府县对这些相关政策的目标及计划纳入其中。通过对计划实施状况及目标的完成状况进行跟踪调查和绩效评价来评估最后的实施结果，政府会凭借该项考核标准进行财政奖励，即发放预算范围内的补助金。

第二，创办护理医疗院。主要是对重度护理者进行治疗服务和看护，是一种身体机能训练与日常生活照料的医疗、护理相结合的服务模式。

第三，提升制度公平性。为了确保保险先加入者和后加入者之间的参保公平，确保制度的可持续性，对当期第一类被保险人中高收入者个人自付部分由20% 提升至30%。具体为养老金等总收入为340 万日元者，个人自付部分由20% 提升至30%，总收入为280 万日元的个人，其自付部分为20%，总收入不到280 万日元的个人，其自付部分为10%。该项措施从2018 年8 月份开始实施。

第四，第二类被保险人缴费由按参保人数比例征收改为按总工资比例征收。现行的第二类被保险人，其缴费是按第二类被保险人的人数比例进行缴纳。其保险人所缴纳的护理保险金额相等。这就导致低收入者相较于高收入者负担过重的分配不公平现象的存在。因此，为了促进缴费公平，日本政府对保险缴费采取按总工资比例征收的改革措施，即在结算的总体保险缴纳金额的基础上，各保险参与人按照工资标准额比例征收保费。

（二）老年照护服务政策机制

根据前文对日本老年长期照护政策历史变迁的脉络梳理，不难发现，照护政策是为了调整老年福利制度和老年保健制度之间的不均衡问题，从而进一步明确给付和负担关系的社会保险制度。该项制度注重护理服务利用者的选择权，并对保健、医疗、福利的综合性社会保障制度进行整合。

日本长期照护政策发展的主要构成如表4 - 1 所示。进一步地，本部分通过归纳说明老年照护政策的适用对象、管理体系、资金筹集以及待遇给付，对日本老年长期照护政策进行解构阐述。

表4 - 1　日本老年照护政策的发展过程

| 年份 | 老年照护政策内容 | 老龄化率（%） |
|---|---|---|
| 1961 | 国民皆保险 | 5. 7 |
| 1962 | 访问护理服务事业（home helper service） | |
| 1963 | 制定并实施《老年福利法》 | |
| 1970 | 制定社会福利机构紧急筹备5 年计划 | 7. 1 |
| 1971 | 促进中年、老年人雇佣特别措置法（建立老年人才中心） | |
| 1972 | 开展日间照料服务（day service） | 9. 1 |
| 1973 | 宣布"福利元年"，老年医疗费用无偿化 | |

续表

| 年份 | 老年照护政策内容 | 老龄化率（%） |
|---|---|---|
| 1978 | 开展短期保护事业（short stay），修改《老年福利法》 | |
| 1982 | 制定《老年保健法》（实施缴费制度，个人承担一部分） | |
| 1986 | 修改《老年保健法》（创设老年保健设施） | |
| 1990 | 发布黄金计划（Gold Plan） | 12.0 |
| 1991 | 修改《老年保健法》（调整公共部门负担比例，实施老年访问看护制度） | |
| 1992 | 福利人才却爆发，修改医疗法（设置护理型病床，制定都道府县，市町村老年保健计划） | |
| 1993 | 提出构建都道府县和市町村介护服务体系的计划 | |
| 1994 | 新黄金计划（New Gold Plan） | 14.0 |
| 1995 | 制定《老龄社会对策基本法》 | 15.1 |
| 1997 | 《介护保险法》在国会众议院通过 | 15.7 |
| 1999 | 未来五年保健福利实施方向（21世纪黄金计划） | |
| 2000 | 实施《长期照护保险法》 | 17.2 |
| 2003 | 构建可持续长期照护保险制度 | 19.5 |

资料来源：厚生劳动省老年保健局：［介护保险事业事现状报告书］，2009。

1. 照护保险政策的适用对象

照护保险给付对象被分为第一被保险人和第二被保险人。其中，第一被保险人是居住在市、町、村的65岁以上的老年人；第二被保险人是40岁以上65岁以下参加医疗保险的人，即65岁以上的老年人只要需要进行介护服务的支援状态，即可申请介护服务，而第二类被保险人只有出现早期认知障碍以及心脑血管等老年慢性疾病的状态下，才能申请照护服务[1]。

---

[1] 40岁以上65岁以下的患者在患有以下疾病时可以申请照护保险：癌末患者、风湿性关节炎、肌萎缩侧索硬化症、后纵韧带骨化症、伴随骨折的骨质疏松症、初老期痴呆症、进行性核上麻痹、大脑皮质基底节变形及帕金森氏病、脊髓小脑变性、脊椎管狭窄症、多系统萎缩症、糖尿病性肾脏及视网膜病变、脑血管疾病、闭塞性动脉硬化症、闭塞性肺疾病、伴有膝关节骨关节变形的关节症。

2. 照护保险管理体系

日本照护保险政策主要通过地方运营实施，而中央政府和都道府县以及相关的医疗机构、年金保险机构对照护保险进行支持，并相互合作。

（1）管理主体。保险管理主体是指保险人作为保险经营责任者负责征收保险费、接受介护及支援服务人员的申请，并确定保险给付资格、提供必要保险服务、监管保险服务质量。日本照护保险的管理主体是市町村，符合社会福利地方分权化发展趋势。具体而言，中央政府制定介护认定、保险给付、机构开设、机构运营、介护人员数量等标准；都道府县指导保险机构护理及管理营运等；医疗保险机构征收第二类被保险人的保险费用并转交给市町村；年金保险机构对有年金并超过一定额度的第一被保险人按照规定说明征收保险费用；国民健康保险公司联合会审查和支付保险机构申请的服务费用，调查各个机构提供的服务质量信息，以便进行相应的指导。

（2）专门管理制度。日本在长期照护保险法中设立了介护专门管理（care management）制度，即为居住在家里的老人进行专门管理的机构称之为"居家介护支援事业者"，实施专门介护管理的人被称之为介护管理师（care manager）。

（3）服务质量管理制度。日本于2005年对《长期照护保险法》进行改革，以提高照护服务质量，并在此后的2008年、2012年以及2015年对相关条款进行修改：

第一，照护服务信息公开义务化。照护服务信息包括基本信息和调查信息，其中，基本信息指机构人员数量、服务价格、服务提供时间；调查信息是服务内容、服务人员、记录管理等是否真实的调查项目，都道府县设置信息系统公开平台，每年按规定上报，并确保调查机构和调查项目的真实性。

第二，对服务从业人员进行规制。在2008年《长期照护保险法》的部分修改中，规定都道府县有权对服务从业人员[1]的相关情况进行确认和调查，并且有权劝告、命令从业人员改善服务内容，直到停止和取消其指定从业人员的资格，并进行相应处罚。为了进一步有效管理服务从业人员的从业行为规范，新法律规定每6年对政府指定从业人员的资格进行更新审查，对违反规定的从业人员取消其营业资格。[2]

第三，强化介护支援管理制度。2005年《长期照护保险法》对介护管理

---

[1] 这里是指政府指定的服务机构。
[2] 宋金文．日本护理保险改革及动向分析 [J]．日本学刊，2010（4）：107－120．

师相关条款进行了修改。主要内容为设立社区综合支援中心，强化长期照护专门管理和预防照护专门管理；中心的主要业务是对需要支援的一、二等级老年人开展照护预防专门管理、对特定高龄老人照护专门管理，组织构建社区管理师支持网络，开展对老人、家庭综合资讯支援活动及社区老年人需求调查和介护预防，以防止出现老年虐待的行为。

与此同时，设立管理师主任制度，规定照护管理师进修的义务化。新政策规定，每个照护管理师的业务量为 30 至 50 件，如果接管重症照护对象或者出现照护支援困难事件，须对工作个人增加薪酬，对违反规定的照护管理师也需要加大处罚力度。这些修订内容不仅强化了照护管理师的作用，也有效防止照护管理业务量繁多而影响照护质量问题的产生。

（4）护理预防服务体系。日本长期照护保险中的护理预防服务主要是支援一、二等级的照护服务人员，其主要内容包括护理预防服务以及地区密集型护理预防服务（详见表 4 - 2）。

表 4 - 2　日本长期照护服务护理预防服务政策的主要内容

| | 市町村监督的预防服务内容 | 都道府县监督的服务内容 | |
| --- | --- | --- | --- |
| 护理预防服务 | | 护理预防服务 | |
| | 地区密集型护理预防服务 | 访问型服务 | 日托型服务 |
| | 老年痴呆患者护理预防日托服务；小规模多功能型居家护理预防服务 | 访问康复预防服务；访问预防照顾服务；护理预防访问服务。 | 日托预防护理；日托康复预防 |
| | | | 短期入住型服务；短期入住生活预防护理；短期入住预防疗养护理。 |
| | 护理预防支援 | 入住特定设施生活护理预防服务；出售特定护理预防福利工具 | 出借护理预防福利工具 |

资料来源：日本厚生劳动省网站 http：//www. mhhv. go. jp/houdou/2004/12h1222 - 3html.

3. 资金筹集

日本长期照护保险是现收现付制，保证财政资金的当期平衡。从资金筹集的构成上来看，保险资金主要来自于国家和地方政府投入的资金、缴纳的保险费用、利用照护服务时个人承担的费用部分（详见表 4 - 3）。

表4-3　日本照护保险资金的构成

| 高龄老人比例及收入水平偏低的市町村 | 高龄老人比例及收入水平平均的市町村 | 高龄老人比例高而收入水平低的市町村 |
|---|---|---|
| 第一类被保险人保险费（20%） | 第一类被保险人保险费（17%） | 第一类被保险人保险费（12%） |
| 第二类被保险人保险费（33%） | 第二类被保险人保险费（33%） | 第二类被保险人保险费（33%） |
| 调整交付金（2%） | 调整交付金（5%） | 调整交付金（10%） |
| 国家常规负担（20%） | 国家常规负担（20%） | 国家常规负担（20%） |
| 都道府县（12.5%） | 都道府县（12.5%） | 都道府县（12.5%） |
| 市町村（12.5%） | 市町村（12.5%） | 市町村（12.5%） |

资料来源：日本国立社会保障人口问题研究所编：《日本社会保障制度简介》（中文版），2007年3月，第24页。

关于照护服务利用者的费用承担方面，日本的照护保险是服务利用者承担10%的服务费用，伙食费等日常开销由个人承担。无论是高收入者还是低收入者，个人所承担的服务费用都是10%，该项政策的费用测算考虑的不是服务利用者的经济收入，而是服务本身所需要的支出成本。此外，享有最低生活保障的老年群体则可以豁免服务费用的缴纳，而医疗救助对象、低收入者以及生活贫困者可以减免50%。

4. 待遇给付

合理的给付条件、给付内容以及给付水平能够直接反映政策目标的实现程度。照护保险政策的给付内容包括机构服务和居家服务两大类。如表4-4，在给付对象等级评定方面，政策规定了评定的等级标准和等级评定程序，以及各个等级状态和服务时间。

值得一提的是，在日本的照护保险给付体系中，没有现金给付待遇，只有服务给付。究其原因，日本家庭保护的社会氛围较为浓厚，利用现金支持鼓励和维系家庭照护并非必要，这也体现了日本照护保险应对实际老年护理服务需求的价值取向。

表 4 – 4　日本照护等级和照护认定标准时间

| 照护等级 | 照护认定标准时间 | 等级标准 |
|---|---|---|
| 要支援 1 | 处于支援状况，认定标准时间介于 25 分钟到 32 分钟之间 | 能够完成日常生活基本动作，有限具备工具性日常生活能力，需要一定帮助 |
| 要支援 2 | 处于支援状况，认定标准时间介于 32 分钟到 50 分钟之间 | 工具性日常生活能力比要支援 1 低下，需要帮助 |
| 要照护 1 | 处于要照护状况，认定标准时间介于 32 分钟到 50 分钟之间 | 工具性日常生活能力比要支援 2 低下，需要部分帮助 |
| 要照护 2 | 处于要照护状况，认定标准时间介于 50 分钟到 70 分钟之间 | 比要照护状态 1 严重，日常生活动作需要部分照护 |
| 要照护 3 | 处于要照护状况，认定标准时间介于 70 分钟到 90 分钟之间 | 日常生活动作和工具性日常生活动作均显著低下，需要全面照护 |
| 要照护 4 | 处于要照护状况，认定标准时间介于 90 分钟到 110 分钟之间 | 比要照护状态 3 严重，没有照护日常生活存在困难 |
| 要照护 5 | 处于要照护状况，认定标准时间超过 110 分钟 | 比要照护状态 4 更严重，没有照护不能维持日常生活 |

资料来源：介护认定审查会委员文件 2009 年修订版，http：//www. mhlw. go. jp/stf/seisakunit-suite/bunya/hukushi_ kaigo/kaigo_ koureisha/nintei/kaigo_ text. html.

## （三）老年照护服务政策趋势

### 1. 家庭到国家的责任主体变迁

20 世纪 70 年代，日本步入老龄化社会，老龄人口结构风险引发长期照护服务风险的普遍化。以往政府更加关注的是低收入阶层的既有护理服务政策的实施，然而"社会性住院"[1] 现象引发老年医疗费用不断增加，促使日本逐渐实施由国家、家庭及个人共同承担的老年长期照护保险制度。

首先，1945 年至 1663 年，在老年福利制度逐步建立的过程中，老年长期照护依旧以传统的家庭照护为主，社会及国家几乎没有承担任何照护责任。

其次，在老年福利制度、老年保健制度、老年免费医疗以及筹备长期照护

---

[1]　在许多发达国家和一些发展中国家，由于家庭功能的缺失或者弱化、老年人福利院床位数量不足、福利机构准入与医院住院之间手续的便利性、费用负担与康复效果的差别性等，许多有护理服务需求的老人以入住医院代替入住福利机构，而这种现象随着老年照护服务需求增多而趋于普遍，因此被称作"社会性住院"现象。

服务体系阶段，尽管国家逐步承担起了老年人长期照护的责任，但仍强调家庭在老年人长期照护上的主导作用。

而 2000 年，长期照护保险制度得以建立，该政策强调国家尤其是基层政府需要承担老年长期照护的直接责任。至此，长期照护的供给主体由家庭责任向国家责任转变。

2. 政府到社会的供给主体变迁

老年长期照护政策是在一系列社会环境的影响下产生的。除了老龄化压力之外，家庭结构的变化以及女性参与经济活动比例的提高，家庭照护功能不断弱化，都促使社会承担起照护责任，参与服务供给过程。

在老年福利制度和老年服务制度实施阶段，老年长期照护服务领域尚未引入市场竞争机制，政府是服务的主要供给方。基于缺乏市场供给模式下的制度运行，长期照护服务数量明显不足，并且服务质量和服务效率明显偏低。

在筹备长期照护体系阶段，为了拓宽服务主体供给渠道，日本开始鼓励民间力量参与长期照护供给，但作用依然十分有限。直至 2000 年，长期照护保险制度正式确立，才进一步明确了由政府和社会共同承担照护服务的供给责任。然而，实际上政府部门在该时期除了提供部分机构照护服务之外，直接参与供给的长期照护资源微乎其微，社区居家照护服务几乎完全由社会组织及第三方团体承担，其中医疗法人、社会福利法人以及营利法人是长期照护服务供给的主要来源。以 2013 年日本长期照护政策的社区照护供给为例，医疗法人、社会福利法人和营利法人分别占社区照护供给的 14.6%、36.2% 和 40.9%。[1]

3. 集权主义到地方主义的福利责任变迁

1963 年颁发的《老年福利法》始终强调国家和社会是承担老年福利责任的主体，从而确立中央集权的老年福利体制。而 80 年代中后期，中央集权的老年福利体制的实施使财政负担愈发沉重。随着 1982 年《老年保健法》的颁发，老年保健制度得以确立。特别 20 世纪 80 年代末期推行的"老年保健福利推进十年战略"，开始将中央集权的老年福利体制向以基层行政组织市町村为承办主体的地区性体制转变，形成了"地方主义"的福利理念，更加强调基层行政组织市町村在国民保健福利方面的责任。2000 年建立的长期照护保险

---

〔1〕 K. Imahashi，M. Kawagoe，F. Eto，et al. Clinical Status and Dependency of the Elderly Requiring Long－term Care in Japan〔J〕. *Tohoku J Exp Med.*，2007，212（3）：229－238.

制度继承了"地方主义"这一福利理念，确立了以基层行政组织市町村为承办主体的行政管理体制，强调市町村在老年长期照护中的直接责任。

4. 残补式到普惠式的保障对象变迁

1963 年所推行的《老年福利法》被誉为日本的"老年宪章"，然而该法为老年人提供的长期照护服务实质是一种残补式的保障方式，保障对象仅限于低收入老年居民。因此，为了弥补覆盖群体的不足，政府又先后于 1973 年以及 1982 年先后推行"老年免费医疗"制度以及老年保健制度。尽管该时期的长期照护服务还只是相关社会保障制度的附庸条款，但为后续筹备长期照护体系提供了良好的政策环境。2000 年长期照护保险制度正式建立，政府开始利用社会保险方式解决老年群体的照护需求问题，所有参保人经过需求认定均可获得长期照护。至此，日本长期照护服务政策实现了由残补式到普惠式的转变。

5. 长期照护服务模式的变迁

老年福利制度明确规定了老年长期照护的服务内容，包括老人介护服务和机构照护服务两个部分。然而，老人支援服务的发展十分缓慢，老年群体长期照护服务主要通过介护机构的设施提供，即这一阶段的照护方式以机构照护为主。

此后，尽管经历老年福利制度改革，日本正式进入老年免费医疗阶段以及老年保健制度阶段，照护服务依旧以发展机构照护服务为主，居家照护服务模式仍然发展缓慢。1989 年《老年保健福利推进十年战略》出台，日本秉持"在地老化"的理念，开始大力发展居家照护服务。随着 2000 年长期照护保险制度的建立，日本建立了以家庭照护为主的长期照护服务体系，认为老年人应该在熟悉的环境中接受服务，对机构照护作出诸多限制。2005 年，日本通过创新发展社区照护，逐步变革照护服务模式，从而形成了以居家社区为主的长期照护服务体系。

6. 财政筹资单一制到多元化的路径变迁

日本老年长期照护政策变迁的另一趋势是筹资渠道的路径变迁，资金来源由政府财政负担转向多元化筹资。具体而言，老年福利制度期间，照护服务政策运行的筹资来源完全由财政分级承担。之后 1973 年实施的老年免费医疗政策，其所需资金由健康保险划拨。不同于以上制度的筹资主体路径，老年保健制度的筹资来源包括了政府财政投入以及健康保险的部分划拨，此外，还引入了患者付费策略，以减轻债务压力。直到 2000 年，长期照护保险制度的确立，老年长期照护政策才实现了筹资渠道的多元化转变，由中央政府、地方政府、企业单位、个体参保人等多元主体共同承担筹资责任。[1]

综上所述，通过前文对日本老年长期照护政策的论述，可以归纳出日本长期照护政策体系具备特定范围的保险对象、严格的认定程序、稳定的筹资结构、中央政府的分权模式、多元化的服务机构、完善的服务内容以及权利与义务并存等基本特征。此外，预防与护理紧密结合，通过对身体状况不同的被保险人采取不同的处理方式，体现出日本长期照护服务在面向全体被保险人的过程中更加注重疾病护理的预防工作。预防为主原则的贯彻落实促使被保险人避免或者延缓接受护理服务，从而控制部分护理需求人数的增长和费用负担，一定程度上缓解了照护服务机构以及从业人员的工作压力，也减轻了政府的财政负担。

（四）老年照护服务政策启示

基于近代以来日本老年长期照护服务政策的发展过程，日本的照护服务从起先的单一化服务逐渐演变为复杂、综合、多元化的服务模式，历次政策改革充分体现了日本社会福利体系的建设正逐步转向以社会为依托，将老年福利乃至残疾儿童福利有效结合起来，从而形成经济且高效的综合服务体系。

1. 老年长期照护的政策环境深入分析

社会政策是社会环境的产物，没有对政策环境的深刻认识而盲目引入某种社会政策，必然会导致政策执行的失败。因此，在借鉴国外优秀政策经验之前，必须对国外实施这一政策的制度环境因素的各个指标进行分析，并结合中国实际考察各项指标在本土领域的特征和影响程度。例如，经济因素方面，日本长期照护政策用社会保险形式筹集资金，财政给予一定的支持。可以通过考察本国的人均 GDP 以及 GDP 中的老年福利支出规模，并根据失能老人数量统计护理保险覆盖范围。社会环境因素方面，应科学统计人口老龄化程度和有护理服务需求的老年群体规模，并对基础设施、人力资源、社区软环境等方面的资源供给领域实际情况进行评估，考察现有基础能否支撑该项制度的实施。

此外，从未来趋势看，中国应该如何设计长期照护保险、如何实施、何时实施，都必须根据政策环境进行综合考察。

---

[1] Population Projections for Japan ［Z］. National Institute of Population and Social Security Research，Tokyo，2012.

2. 筹资多元化和可持续筹资机制的建立

目前中国各试点长期护理保险资金主要来源于基本医疗保险基金划拨，意味着长期照护政策的实施必须依靠医疗保险，由此引发了缺乏独立资金体系支撑的筹资隐患。然而，日本的照护保险资金是由政府支援、保险费和服务利用个人承担三个部分组成，资金运营方面，独立征收，专款支付。日本的政策经验说明，独立运行的照护保险制度有利于控制日益增长的老年医疗费用。2000年日本长期护理保险的实施，就是为了控制老年医疗费用，保护失能老年人尊严的同时，提高失能老年人生活质量。

在中国的医疗保险支付构成中，护理费用全部由个人承担，因而加重了家庭和个人的费用负担。尽管目前有的试点城市在医疗保险资金中划转护理保险资金以及支付护理服务费用，然而收效甚微。我们应该考虑护理保险基金能否支撑照护服务体系的运行，是否挤占更多的医疗保险基金资源，否则会导致巨额的医疗财政赤字。因此，资金来源的可持续性是制度平稳运行的根本，应该建立具有可持续性发展的筹资机制。建议通过建立多渠道筹资方式以确保筹资渠道的多元化，同时，要明确各方筹资责任和缴费基数标准，合理划分筹资比例，保证财政、企业、个人负担的持续性。

3. 居家护理服务的扩大

中国开展居家照护服务的时间有限，正处于探索阶段。一方面，老年群体多半倾向于在自己熟悉的环境和社区接受照护服务，另一方面，国内居家服务机构以及居家服务人员相对短缺。因此，扩充居家护理服务中心、扩展居家护理服务内容及受益面尤为必要。由此可见，我们国家在建设以居家护理为中心的护理服务过程中，建立居家访问制度，提供紧急救援的应急防护、完善日间照护及健康指导服务等方面都需要予以落实。

4. 老年预防事业及地方扶持的优惠政策

日本通过护理保险制度的改革设置预防性护理服务。日本《护理保险法》规定，要增强预防服务，把轻度失能老人纳入护理保险之中，延缓"要支援"转化为"要介护"的趋势，并且积极开展以社区服务为中心的地区紧密型服务。发展老年化预防事业从根本上说是为了延长老年群体健康生活状态时间。

中国在老年长期照护服务的建设进程中，也应该将发展重点逐步由疾病治疗转向疾病预防、由护理服务转向护理预防。发展预防事业不仅可以节省医疗和护理费用支出，减轻个人及家庭负担，而且能够有效预防及延缓老年性疾病的发生，提升生活质量。因此，中国在未来建设照护保险制度的同时，也要关注卫生预防事业的公共投入，建立老年性疾病预防体系。

## 二、日本老年照护服务的实践

为应对人口老龄化带来的问题，构建长期照护服务体系，日本政府自1989年起制定了一系列"黄金计划"，尤其是2000年《长期照护保险法》的实施及其不断完善使老年福利制度和老年保健制度的关系得以平衡，使保健、医疗、福利相结合的综合服务成为可能。《长期照护保险法》提出"在共同连带理念的基础上，国民公平地负担长期照护保险事业所需费用"。所谓"共同连带"就是通过社会保险方式实现责任分担，资金互济。上述理念的目的是当受益人在出现自立生活困难时，特别是当介护需求者不能按照自己意愿生活而需要照护时，能够及时接受服务，维护人的基本尊严，实现"有尊严的生活"。"在地老化"是日本老年照护服务政策的基本目标，旨在通过推行各种服务改革及完善财务治理，增进有介护需求群体的居家支持服务及预防性的支援服务，从而实现整合式照护体系的建设。

本部分从内容体系、结构体系、层次体系及支持性政策四个维度对日本长期照护制度进行分析，梳理长期照护保险的服务项目、服务对象、服务方式、需求评估、递送机制等主要内容，并且检视制度运行的问题及挑战，总结经验教训。

### （一）利用者本位的老年照护服务内容

针对老年人护理问题，日本在长期照护保险制度中对其进行了详细的规定。人口老龄化带来了越来越多的日常生活保障需求项目，促使逐渐建立和发展各类社会护理服务政策，为需要救助的失能老人提供服务支持，包括低水平的和辅助性的帮助，为身体好的老年人提供有意义的服务活动和社会参与。日本长期照护制度的内容体系，主要包括老年照护服务的项目构成。本部分通过阐述服务项目的责任机构、项目种类、给付、设施等，归纳分析日本长期照护保险制度的主要内容。

1. 责任机构：措置制度下的"市町村保险人"

社会保险管理是通过特定的组织机构和制度安排，对社会保险的各个计划和项目进行组织管理、监督实施。日本介护保险主要由地方政府负责，按照《长期照护保险法》规定，由地方政府负责运营。长期照护保险责任机构是市町村以及东京 23 区的特别区。责任机构的主要职责是征收保险费、办理申请手续、决定必要的护理服务、监督是否进行了给付等法定要求。国家负责对护理设施的促进及改进护理保险的必要措施。其中，中央政府主要负责制定制度框架和护理程度审定、保险给付及民间组织和设施等的标准，保证市町村的财政正常规范运营。而都道府县主要负责指导制度运营、计划必要财政基金、确保提供护理服务设施及护理人员、保障正常运营。

2. 服务项目：居家照护为主的多样化照护类型

护理保险的给付是服务项目，即为失能老人提供有效的服务，需要配备完善的护理服务机构和专业的护理团队。因而如何为老年人提供社会化的护理服务成为日本政府关注的现实社会问题。日本护理服务项目分为两种护理类型，分别是居家护理与专门机构护理。前者是以老年人的家为中心向服务需求者提供护理服务，而后者是为住在专门机构内的老人提供护理服务。一般而言，住在专门机构的老人通常为需要时刻给予护理服务的老人。具体内容上，居家护理主要包括访问介护、访问入浴介护、访问看护、访问康复训练等 15 个服务种类[1]，而护理的时间安排根据护理需求的等级不同进行调整：

（1）访问介护，即家庭介护援助服务。主要是由家庭介护援助员或者介护福利师上门进行照护服务，包括做饭和打扫卫生等日常生活家务援助；

（2）访问入浴介护，即巡回入浴服务。主要是由看护人员和介护人员把流动入浴车开至服务需求者家中，进行入浴介护；

（3）访问看护。针对家庭介护人员承担不了的医疗型介护服务，由访问看护中心及医院、诊所的看护师及保健师上门提供必要服务，主要是以疗养为目的的看护服务。

（4）访问康复训练。由主治医生提供诊察制定计划，由理学疗法师和作业疗法师提供必要的居家康复训练活动；

（5）通所介护，又称日间设施照料。主要是针对虚弱、瘫痪、痴呆等失能及半失能老人，由介护老人福利设施每天负责接送，被介护者在设施里接受生活指导，或者日常生活训练、进餐、入浴、排泄等介护；

（6）通所康复训练，即日间设施看护。不同于日间设施照料，该设施为服务对象提供维持和恢复身体机能的训练，入浴及用餐等服务；

[1] 住居广士. 日本介护保险 [M]. 北京：中国劳动社会保障出版社，张天民等译，2009.

（7）居家疗养管理指导，即访问诊疗与管理。全科医生、牙科医生、药剂师、营养师等到家中进行诊察，对疗养者进行管理和指导；

（8）短期入所生活介护，又称生活型短期入所。当因家属发生不幸、或家属突然有事不能提供介护的前提下，虚弱、瘫痪等失能或半失能老人能够进行特别养护的服务场所，老人可以在设施内短期居住，得到入浴、排泄、进餐等日常生活照护和技能训练等服务；

（9）短期入所疗养介护，即医疗型短期入所。按照主治医生的指示进入短期介护设施的老人，在看护、医学的管理下接受日常生活的介护服务和技能训练以及接受必要治疗。短期介护设施一般包括老年人保健设施、集中介护疗养型病床、集中疗养型病床、诊疗所疗养型病床、特例许可老人医院、正在进行老人医疗管理的诊疗所等；

（10）痴呆对应型的共同生活介护，又被称为痴呆老人集体之家。针对痴呆症患者，痴呆老人集体之家可供 10 个老人共同居住，由介护者提供日常生活援助以及技能恢复等服务，服务对象主要是针对 65 岁以上的中度痴呆老人（也包括未满 65 岁的早老期痴呆患者）；

（11）特定设施入所者的生活介护。这项服务属于自费型，针对在自费养老院、居家介护低收费养老院、介护公寓等待特定设施的介护需求者，在介护服务计划基础上提供入浴、排泄、进餐等介护服务；

（12）福利用具的租借。福利用具主要包括轮椅及其附属品、特殊床及其附属品、褥疮预防用具、轨道型简易斜面踏板、步行器及步行辅助拐杖、痴呆老人徘徊感知器、移动用升降机等。租借要有介护支援专门人员的介护服务计划，并且根据服务等级进行选择；

（13）福利用具的购买。可以购买的福利用具包括简易移动坐便器、特殊集尿器、入浴辅助器具、简易浴缸以及移动用升降机的垂吊部分，必须先支付所有的服务费用才能提出申请书进行报销；

（14）房屋改善。房屋改善主要包括 5 类，安装扶手、改造台阶落差、防滑及便利移动的地板材料、改换拉门、更换冲水式坐便器；

（15）居家介护支援服务。居家生活的服务需求者，通过支援专门员制定服务计划，包括服务的种类、内容、频度及供方费用等方面，从而享受介护服务。

下表 4 - 5 总结了日本长期介护保险的护理服务时间安排，根据不同的评级进行服务项目选择。总体而言，居家护理服务与机构护理服务都需要提供护理个案服务计划，并且由护理支援专门员制定实施。

表 4 – 5　日本长期介护保险护理服务的时间安排

| 护理等级 | 护理时间安排 |
| --- | --- |
| 要支援 1<br>要支援 2 | 家务援助，提供家庭预防护理，家庭预防康复，预防福利器具出租等护理预防服务。 |
| 要护理 1 | 每天享有访问员的定时上门服务。 |
| 要护理 2 | 每天可以享有某种服务，包括 1 周 3 次的日间服务。 |
| 要护理 3 | 每天享有 3 次访问看护，痴呆患者每日可以得到护理服务，包括 1 周 4 次的日间护理；每天享有 2 次服务，包括深夜或早晨访问护理。 |
| 要护理 4 | 每天享有 2~3 次服务，包括深夜及早晨的访问护理服务，如果需要医疗治疗，可以利用每周 3 次的访问看护服务；痴呆患者可以每天享有服务，包括 1 周 5 次的日间服务。 |
| 要护理 5 | 每天享有 3 次或 4 次服务，包括早晨及深夜访问护理，如果需要医疗服务，可以利用 1 周 3 次的访问看护。 |

资料来源：日本介护工作研究所编，住居广士主编：《日本介护保险》，张天民、刘序坤、吉见弘译，中国劳动社会保障出版社 2009 年版，第 65—101 页。

日本长期照护保险服务项目的扩充和完善，可以追溯到"黄金计划"的启动，该计划确立了对老年人"保健—医疗—服务"福利的基本方针，促进了老年机构的规范化和普适度。为了应对老年护理需求的增加、提供社会化护理服务，1963 年的《老年福利法》、1968 年全国范围内开展的居家卧床老人需求调查等一系列措施，为派遣家政服务员开展老年福利事务，以及为高龄老人提供长期护理服务奠定了基础。为了应对高龄老人的居家福利服务和长寿风险问题，1989 年日本政府颁布了《促进老年人保健与福利的十年战略规划》（gold plan）。

"黄金计划"也称"旧黄金计划"，旨在推进家庭福利事业的 10 年规划项目。为了实现照护服务的可及性，规划指出，截至 2000 年，日本全国将建成 714 个适合老年人居住、生活舒适的高福利市町村，从而实现短期日间护理服务中心和家庭护理帮助中心的普及。其中，要重点开展"无长期卧床老人"运动，建设涵盖所有日本公民的中风信息系统，重点在预防管理和监督服务。具体来看，黄金计划主要项目有三个方面的内容：

第一，计划到 1999 年，培养 10 万名居家护理服务员。为短期照护委托机构提供日间照料服务员 10 万名，设置床位 5 万张，建立居家介护支持中心；

第二，零卧床目标。为患有脑中风后遗症的老年人提供功能恢复训练的专门机构，建立脑中风信息管理中心以便于出院的中风患者接受及时的适宜性服务；开展健康教育活动，让老年人树立卧床能够预防的信心；第三，设施建设 10 年计划。其中，特别护理老年机构增设 24 万张床位，从而满足机构入住者的等待需求；在老年保健机构增设 28 万张床位，使得不需要住院治疗而需要介护服务的老年人得到居家照料；建设能够容纳 10 万老年人的有偿护理机构以满足独居老人（也包括老年夫妇）的生活需求。此外，建设综合性的老年生活福利中心 400 所，提供介护支持、居住安排以及地区交流的服务，并开展长寿社会福利基金、促进老年人幸福生活计划等。

"新黄金计划"的实施与主要项目。黄金计划虽然提出了为老年人服务的十年发展目标，然而预期的服务项目供给只能满足老年人口需求的 50%[1]，居家介护的核心访问护理机构还处于初步发展阶段。因此，以扩大长期照护机构和培养专业服务人员为核心的"新黄金计划"（new gold plan）于 1994 年应运而生，厚生省在全面修改黄金计划的基础上，重点制定了三个方面的主要内容。首先，构建任何人都能接受的介护服务系统；第二，保健、医疗、福利的整合；第三，培养 17 万名居家介护服务人员。

该计划的启动和实施一方面通过保健、医疗的整合，建立了老年家庭访问护理中心，并增设家庭医生制度，另外，扩大服务设施的投入规模，增设 1 万所家政服务站，建立短期服务所、设立日间照料服务机构 1.7 万所。依据"黄金计划"，各个公共部门及团体的服务项目落实情况如下表 4 - 6。

表 4 -6　日本"黄金计划"家庭服务项目落实情况

| 项目类别 | 1994 年数量 | 1996 年数量 | 1998 年数量 | 1999 年新黄金计划目标 |
|---|---|---|---|---|
| 家庭护理服务/人 | 79689 | 118779 | 167908 | 170000 |
| 短期入住疗养护理/人 | 27127 | 38619 | 51917 | 60000 |
| 日间服务中心/所 | 3993 | 7922 | 14156 | 17000 |
| 家庭护理支援中心/所 | 1777 | 3347 | 7964 | 10000 |
| 老人访问看护中心/所 | 718 | 1863 | 4100 | 5000 |

资料来源：根据日本厚生劳动省数据整理而得。

---

[1] 裴晓梅，房莉杰.老年长期照护导论 [M]. 北京：社会科学文献出版社，2010.

　　"黄金计划"和"新黄金计划"均强调服务体系的构建和扩充，而"新黄金计划"更强调巩固已有服务项目的落实。日本的家庭服务和公共服务项目在此基础上得以快速发展，机构数量以及受益人数显著提升（详见表4-7）。

　　"21世纪黄金计划"，即"老年保健福利实施规划"，其主要方向是让更多老年人健康生活并参与社会。历经10年的护理服务项目等设施的建立和完善，为日本正式实施长期护理保险制度提供了系统的护理服务项目体系。例如，为了开展好健康、生活质量提升、介护预防等事业，国家、都道府县、市町村等不同部门依托"保护福利利用者和培育值得信赖的介护服务项目"，进一步提升服务质量（详见表4-7）。

表4-7　日本"黄金计划"家庭服务项目比较

| 主要项目 | 项目内容 | 黄金计划时期 | 新黄金计划时期 | 21世纪黄金计划 |
|---|---|---|---|---|
| 居家服务 | 上门家政服务/人 | 10万介护服务员 | 17万介护服务员 | 35万介护服务员 |
| | 日间照料服务/人次 | 1万 | 1.7万 | 2.6万 |
| | 短期机构护理服务/ | 5万 | 6万 | 9.6万 |
| | 居家护理中心/所 | 1万 | 1万 | —— |
| 机构服务 | 护理机构特别护理/人次 | 24万 | 29万 | 36万 |
| | 老年保健设施/人次 | 28万 | 28万 | 29.7万 |
| 生活服务 | 认知障碍老人生活护理 | —— | —— | 3200 |
| | 自理老人照护机构/人次 | 10万 | 10万 | 10.5万 |
| | 老年生活福利中心/所 | 400 | 400 | 1800 |

　　资料来源：根据日本厚生劳动省数据整理而得。Ministry of Health, Labour and Welfare. 高齢者保健福祉推进十か年戦略［EB/OL］.（1994-12-18）［2018-09-02］. http://www.mhlw.go.jp/wwwl/houdou/1112/h1221-2_17.html.

　　通过"黄金计划"的实施，基本完成了既定目标，各类家庭服务项目和公共服务设施均得到快速发展。日本早在1991年9月《老年保健法》修订中就导入了老人访问护理制度，即由老人上门访问护理站派遣护士等人员为需求者提供看护服务。随着"黄金计划"的启动，介护服务项目逐渐完善，由政府购买，社区、养老机构、医疗机构以及志愿者队伍提供的专业照护服务项目也日益增多。然而居家照护仍然是日本的主要照护方式。

3. "照护管理"的项目扩展：利用者主体与介护支援

在实施介护保险法之前，日本对老年人的介护服务主要是依据老年福利制度和老年保健制度进行。随着《介护保险法》的实施，日本根据介护需要，在以往的机构中增设新的介护机构和服务项目，特别是战后婴儿潮时期出生的人陆续达到 65 周岁，为了满足多样化的服务需求，2005 年，日本借助《介护保险法》的修订，制定了介护机构筹备计划，计划包括老年护理之家（care house）、共同生活之家（group home）以及有偿老人院等。介护保险调整了老年福利制度和老年保健之间的关系，使得介护需求者可以根据自己的需求选择医疗、保健及福利相结合的综合服务。

机构护理服务项目主要分为 3 大类：首先是特别护理老人院，主要面向身体和精神状况极度不佳、很难居家生活的老人；第二种是老人保健机构，主要面向病情比较稳定，无需住院，不过需要某种程度医疗看护的老人；第三种是疗养型病床设施机构，主要面向需要长期疗养的患者，其中病房比较大，设有食堂和浴室等。由于被认定高护理等级的老年人，其机构护理服务需求程度较高，特别是要护理 4 和要护理 5 两个等级的服务需求者，约 50% 的老年人会选择机构护理服务。此外，介护保险的修订还涉及认知障碍老人以及重度失能者居家生活的继续支援服务项目。具体而言，针对市町村居民，创设社区紧密型服务：（1）夜间对应型的访问护理；（2）认知障碍患者对应型移动，从家里到养护中心的护理；（3）小规模多功能型居家护理；（4）认知障碍对应型集体生活之家；（5）社区紧密型特定设施入所者生活护理；（6）社区紧密型老人福利设施入所者生活护理。特别地，对于不能利用设施护理服务的介护需求者，在社区紧密型服务中除了第（1）项和第（6）项服务项目之外，其他项目均可以利用。

从以上照护服务的基本项目及服务利用的主要内容不难看出，介护服务体现了老年群体的权利保障，通过对老年人自立进行支援，使得自立支援与老年人权利保障成为相互融合的目标。介护服务的基本内容要求跨越简单的基本生活照护，介护服务者必须为老年人提供"能够根据自身能力、经营独立的日常生活"所必需的服务，使得老年人能够继续在习惯的地域生活。[1] 为了支

---

[1] 厚生劳动省. 2000 年厚生白皮书［EB/OL］.（2000 - 07 - 19）［2019 - 08 - 20］. https//www. mhlw. go. jp /toukei_ hakusho/hakush/kousei/2000/.

持介护服务理念的贯彻执行，日本建立了较为全面的支持制度，例如自我评价及第三方评价制度、投诉解决制度等。以福利服务第三方评价制度为例，为了保证介护服务的质量，在该制度的评估中，对特别养护老人之家、通所介护〔1〕、访问介护等服务进行质量监管。关于介护的通用评价基准要求明确指明"对尊重利用者的福利服务达成共识""提供福利服务选择的信息"等利用者本身的要求；在介护内容评价项目中明确提及"配合使用者的身心状况，提供自立生活支援"的要求。总之，制度的保障使得介护服务在实践中得以落实。

在介护保险法实施之后，介护服务快速发展的同时，也开始出现新的问题。因此，为了使介护服务与社会、经济、人口等状况相适应，日本政府对介护服务的制度内容每 3 年进行一次改革，从而实现制度的不断优化。其中，保障介护服务利用者的利益、创新服务体系的内容、提升服务的专业性、建设综合支援系统以扶持老年人口自立生活等措施，都体现了服务利用者主体与自立支援的理念。改革内容不仅包括对介护服务项目、方式等内容的创新及变革，也包括对介护报酬标准、费用分担比例、保险支付范围等制度结构的调整。介护服务理念促进了制度革新，而改革则反过来推动了介护服务理念的实现。

（二）普享型的老年照护服务结构

日本介护保险的方案设计在沿袭原有"黄金计划"相关政策的基础上，吸收并借鉴德国和北欧国家长期照护制度模式经验，总体而言，日本的长期照护制度可以称之为"普享与慷慨"型设计。所谓普享，是指以全部老年需求人群和部分年轻人群为制度覆盖范围，并非仅仅针对困难老年人群；而慷慨是指给付比例和给付内容相比其他国家更为优越。任何一项制度的覆盖都是一个从部分到整体的过程，不同群体在不同阶段的服务需求不同，而服务方式作为服务需求的媒介，表现为服务质量与不同群体的需求评估。本部分立足制度的结构维度，从人群覆盖、服务需求评估及服务方式三个方面对日本长期照护保险的制度结构进行分析。

1. 人群覆盖：选择性到普遍性

介护保险出台之前，关于是否享有老年福利，日本政府作出了严格限制。

---

〔1〕 "通所介护"是日文的直译，即介护给付，指照护机构提供的托所护理。

首先，针对低收入老年人，福利申报程序较为繁琐，申请人缺乏自主选择权，导致申请人不仅申请困难而且也难以选择服务机构及服务内容。其次，老年保健项目以参加医疗保险的 70 岁以上的高龄老人为主要对象，其医疗费用由国家和地方公共团体共同负担。由此可见，这个时期的老年保健及老年福利，主要适用对象为低收入老年群体或高龄老人，而其他具有照护需求的老年群体无法享有相应照护服务，政策适用对象缺乏普适性。

介护保险实施之后，老年福利对象进一步扩大，几乎覆盖了所有具有照护需求的老年群体，强制性地将市町村拥有住所的 40 周岁及以上的群体统一纳入到长期照护保险范畴，并以 65 岁为基准将照护需求者分为两类，即第一被保险人和第二被保险人。第一被保险人是指居住在市町村的 65 岁及以上的老年人，第二类被保险人是指 40 岁以上 65 岁以下参加医疗保险的人。对于第一类被保险人，只要需求方处于要介护支援状态，就能申请介护服务；而第二类保险人只有出现早期认知障碍、心脑血管等老年性疾病，需要介护或支援服务的时候才能申请介护服务。除此之外，如果被保险人丧失生活自理能力且不在照护服务范围内，根据《帮助残疾人独立生活法》，介护需求者也能获得一定的残疾人救济金。

自从《介护保险法》实施以来，日本老人服务受益需求者日益普遍。截止到 2000 年，受益需求者达到约 184 万人，而 2010 年增至 506 万人，是 2000年受益覆盖人群的 2.75 倍。

日本长期照护保险是普惠性的保障，基于受益人群共同体的理念，对于因高龄风险引发的机能老化或特殊疾病而需要介护需求服务的人群，通过全体国民支持以提供适宜的医疗保健服务。截止到 2016 年 11 月底，第一类被保险人人数超过了 3200 万，两类人群在投保人数和服务申请条件均有不一样的标准（详见表 4 - 8）。

表 4 - 8　日本长期照护保险两类服务对象的比较

|  | 第一类被保险人 | 第二类被保险人 |
| --- | --- | --- |
| 资格限定 | 65 岁及以上老年人 | 参加健康保险项目的 40 ~ 64 岁的人 |
| 投保人数 | 3202 万，其中 65 ~ 74 岁人数为 1574 万 | 4247 万 |

续表

| | 第一类被保险人 | 第二类被保险人 |
|---|---|---|
| 服务申请条件 | 长期照护需求（如卧床、痴呆等）；居家支援服务需求（如日间活动等） | 仅限于患有特定老化相关疾病（如晚期癌症、类风湿性关节炎）而需要照护或居家支援性照护服务需求的人 |
| 符合服务申请资格的人数和比例 | 569 万（17.8%）其中 65~74 岁：72 万（4.4%）75 岁及以上：497 万（32.1%） | 15 万（0.4%） |
| 保费收缴 | 政府收缴（一般从年金内扣除） | 由保险公司与健康保险一起征收 |

资料来源：National Institute of Population and Social Security Research. Household Projections for Japan［R］. Tokyo：National Institute of Population and Social Security Research，2013.

社会政策实践过程中，哪些个体和群体可以成为社会政策的服务对象和利用者一直是政策关注的焦点。这不仅涉及到利益分配和价值选择的基本原则，还关系到社会政策的运行机制和具体评估方案[1]。日本在实施长期照护制度之前，依据选择主义原则，通过资产调查，将传统老年照护服务对象限定在贫困或低收入老年群体，而后出台的介护保险，规定无论老年人收入状况如何，凡是符合保险给付的基本条件，通过照护等级的认定，就能获得相应的照护服务。如果说社会福利发端于慈善和济贫，聚焦于少数贫困社会成员的主要需要，以经济困难为基础分配原则进行选择性对待，那么长期照护保险的实施则充分体现了社会福利政策分配基础实现了从选择性向普遍性的过渡。

2. 自我决定权为中心的需求评估

日本自 2000 年开始实施的长期照护保险制度明确指出，为失能者提供支持，发现其潜在能力，构建自立环境，从而发挥其自我照顾功能以减少失能限制及医疗需求，而非单纯提供照护服务。长期照护的重点是以服务利用者为中心，提供 1 对 1 的服务方案设计，整合健康、医疗及福利服务多元供给主体，强调服务使用者的主体地位及权利。针对介护服务的需求评估，有相应的受益资格评审，其设立是基于共同体的理念。

一般来说，被保险人的受益资格需要经过全国统一的照护需求评估，才能获得相应的资格和服务给付。被保险人从提出申请到获得核定失能等级的过

---

［1］ 关信平. 社会政策概论［M］. 北京：高等教育出版社，2009.

程，共经历"提出申请"、"调查访问"、"第一次判定"、"主治医师意见书"、"介护认定审查会判定失能等级"以及"通知核定结果"6个步骤。而照护服务过程根据3种评定等级[1]的差异而不同。如表4-9所示，日常生活功能例如吃饭、步行、睡觉、入浴能够独立完成，而生活确实存在困难的被保险人一般评定为"需要支援"1~2级，如果上述生活功能只有通过他人协助而完成，被保险人一般被评定为"需求照护"1-5级，等级的数字越大说明被保险人所需要的照护程度越高。"需要支援"的被保险人可以接受居家照护服务，包括社区整合性服务和照护预防服务；"需要照护"的被保险人可以接受居家照护服务、机构照护服务以及社区整合服务与照护预防服务。

**表4-9　日本长期照护服务需求分级表**

| 照护需求 | 照护程度 | 每天照护时间 |
|---|---|---|
| 需要支援1级 | | 25~32分钟，或洗衣、清洁等家务协助及机能训练，合计10分钟以上。 |
| 需要支援2级 | | 状态与支援需求1相同，但照护对象是期望改善和维持日常生活的被保险人。 |
| 需要照护1级 | 部分照护 | 32~50分钟 |
| 需要照护2级 | 轻度照护 | 50~70分钟 |
| 需要照护3级 | 中度照护 | 70~90分钟 |
| 需要照护4级 | 重度照护 | 90~110分钟 |
| 需要照护5级 | 极重度照护 | 110分钟以上 |

资料来源：介护认定审查会委员文件2009年修订版，http：//www. mhlw. go. jp/stf/seisakunit-suite/bunya/hukushi_ kaigo/kaigo_ koureisha/nintei/kaigo_ text. html.

申请需要照护的被保险人，一般由被保险人本人或者其家属提交申请，也可以指定居家支持事业机构或介护保险机构的照顾管理专员代理申请。被保险人申请需求认定时，须出具需要照护认定申请书、介护保险证或者健康保险证、主治医师意见书文件。认定调查的过程中，认定调查表主要由概况调查、基本调查和特殊事项3个部分组成。概况调查主要提取被调查者目前接受照护服务状况（居家照护或机构照护）、所处环境（家族状况、住宅环境、伤病、

---

[1]　具体而言，三种核定等级包括"需要照护""需要支援""不符合资格"。

既往病症等）的信息；基本调查项目是由"身体机能""起居动作""生活机能""认知机能""精神和行动障碍""社会生活的适应"等6类项目构成。各类组别均有厚生劳动省依据大量需要照护高龄者的数据库，将需要照护认定的调查结果以双重尺度法（Dual Scaling）分析得出，各类群分别指代评估高龄需求者的特定特征指标。具体而言，第1类群为评估高龄者麻痹、挛缩、翻身等基本动作，以及与日常生活起居相关的基本活动能力；第2类群为评估高龄者维持生活必要机能的综合指标，作为评判生活障碍需给予的协助程度；第3类群为评估高龄者认知功能的指标；第4类群为评估失智症患者本身是否是导致行为障碍发生的风险以及所致程度的主要诱因；第5类群为评估高龄者在所属社区维持社会生活的能力，以及需要协助的程度指标。以上各种认定指标项目包括"能力评估调查项目""照护方法评估调查项目""有无麻痹挛缩与BPSD[1]发生"3大主轴，并调查这些情形对申请者的"生活机能（ADL）""起居活动""认知能力""行为""社会生活""医疗"等方面的影响程度。而特殊事项记载是指依据基本调查项目的分类方式记载的具体内容。

关于失能等级的判断，《介护保险法》明确规定介护认定审查委员会的主要规范，但却未明确实际运行的细节规范。因此，市町村自行颁布相应的介护认定审查会条例，明确资格认定审查的规范。对于所有需要照护认定的案件，均应送至介护认定审查会进行实质审查。大部分市町村设置多个审查小组进行分工审查，作为判定业务的主要负责单位，各审查小组的介护判定结果应有过半数以上委员[2]同意，如果判决结果不一致，且双方处于相同票数，则以主任委员或者审查小组组长的意见为基准，审核作业采用匿名方式进行。

失能等级评定的关键在于介护保险的给付使用。被保险人核定为"需要照护"者，可以使用照护给付服务；"需要支持"者可以使用预防给付服务；不符合上述资格评级的申请者，可以通过使用小区支持事业的照护预防服务以满足服务需要。

3. 以服务供给为主的服务方式与权利保障

保险给付离不开服务方式的选择。日本长期照护保险制度的服务方式主要

---

[1]　BPSD 为 Behavioral and Psychological Symptoms of Dementia 的缩写，代表失智症患者的行为及心理状态。

[2]　基本上，各审查小组的委员由主任委员指定，委员人数以 5 人为基础，最低不少于 3 人，审查小组委员选派 1 名委员担任组长，又称合议体长，负责审查小组业务运行。

是以服务供给为主。现有长期照护服务主要分为 4 类：居家照护服务、机构照护服务、社区密集型服务以及照护预防服务。其中，居家照护服务主要由居家照护员（home helper）、护理员等入户提供必要支持服务、看护支援及介护预防服务。同时，被保险人可以到照护机构，例如日间照料中心或者专门照护中心接受饮食、步行等方面的训练和康复活动服务。值得一提的是，不同于居家照护服务，机构照护服务主要针对的是无法在家独立生活的被保险人，入住照护机构接受看护服务或康复服务有助于恢复其原有的生活功能。机构照护还提供医疗协助，这实际上一定程度属于医养结合模式。不同于居家照护服务和机构照护服务，社区整合型服务一般采用社区照顾模式，即需要接受照护服务的失能老人无需入住照护机构，在原本熟悉的生活环境中接受服务。目前日本社区型照护服务形式多样，例如 24 小时居家巡回服务、夜间访视照护、失智症患者日间照料等，均属于社区照护服务的范畴。此外，长期照护保险也提供照护预防服务，例如通过改善老人的营养摄入、强化身体机能素质以及口腔健康等多方面功能，提供体能训练等增强身体机能的服务，延缓老年人机理功能衰退、恢复或维持其日常生活功能。

根据日本厚生劳动省的统计，截至 2015 年 4 月，被评定需要支援和照护需求服务的人数有 608 万人，其中接受居家照护及照护预防服务的需求者有 382 万人，是 2000 年照护需求的近 4 倍，而接受结构照护服务需求的被保险者有 90 万人，是 2000 年照护需求者的 1.73 倍。同时，接受社区整合型服务的照护需求者有 39 万人（详见表 4 – 10）。被保险人使用居家服务或机构照护服务的方式，当不满意照护服务供给的服务质量时，可向照护服务业者直接反映，提出改善要求。否则，可以向居家照护服务事业支持者提起申诉，如果仍未改善，可以通过居家照护支持事业者或小区整合支持中心向市町村申诉，由市町村进行相关调查或提出改善建议。如果上述方式均无法奏效，则可向都道府县或国民健康保险团体联合会提出申诉手续，由其进行相关调查并对照护服务业者提出指导建议，或作出撤销特约资格的处分（详见图 4 – 1）。

表 4 – 10　日本长期照护保险的服务方式使用情况对比

| 服务方式 | 2000 年 4 月（万人） | 2015 年 4 月（万人） | 前后年月对比 |
|---|---|---|---|
| 第一类被保险人人数 | 2165 | 3308 | 1.53 倍 |
| 有照护和支援服务需求的人数 | 218 | 608 | 2.79 倍 |

续表

| 服务方式 | 2000 年 4 月（万人） | 2015 年 4 月（万人） | 前后年月对比 |
|---|---|---|---|
| 居家照护服务使用人数 | 97 | 382 | 3.94 倍 |
| 机构照护服务使用人数 | 52 | 90 | 1.73 倍 |
| 社区整合性服务使用人数 | – | 39 | – |
| 长期照护服务使用人数 | 149 | 511 | 3.43 倍 |

资料来源：厚生劳动省，"介护保险事业状况报告"，http：//www. mhlw. go. jp/toukei/list/ 84 - 1. html.

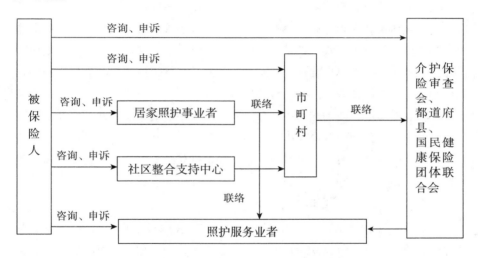

**图 4 - 1　日本服务方式给付的申诉流程**

资料来源：和红. 社会长期照护保险制度研究：范式嵌入、理念转型与福利提供［M］. 经济日报出版社，2016：392.

无论是服务对象的扩面，还是服务需求及模式的变革，均体现了老年照护范围的延伸，以及更加重视社会力量参与老年服务供给。在老年照护方面，通过需求评估，制定老年人专属帮扶计划，尤其重视对易发生自理障碍的高危群体的管理。通过实施针对老年痴呆及失智症患者等特殊群体的治疗措施，逐步加强家庭护理支援中心、老年痴呆中心以及市町村保健中心等地域性咨询机构之间的合作，并且加强立法治理，规范服务申请流程和法制化。为了提高老年照护服务体系的运行效率，日本采用服务外包等形式提高长期护理服务的供给效率。例如，各地区护理支援专业人员协会、志愿者协会等多种民间组织参与服务供给，这些机构通过采取访问的形式提供多样化的护理服务，在构建互助地区中促进社会整合。通过上门沐浴护理、康复训练、日间照料等日常服务形式，不仅可以向独居老人提供居家护理服务，兼顾老年人的身体和精神慰藉，还可以减轻家庭成员的护理压力，减缓代际支持压力，节约家庭护理成本。

### （三）整合式的老年照护服务层次

政府执政的理念是推动护理政策建立和转型的基础，制度内主体间的责任关系体现了制度层次的建设和发展。20 世纪 90 年代，日本经历了第一次大规模的地方分权改革运动，随着财政危机导致的中央政府能力弱化，强化地方政府的责任主体性就尤为必要，亦是出于应对公共需求的多样化以及公众政治能力、政策能力提升等考验，更是公共服务基本特性的表征。随着日本长期照护保险的实施，分散在卫生和社会福利部门的基金管理得以统一。如何实现医疗服务和社会服务的整合，更加高效利用及分配照护资源、改善服务质量，反映了日本福利政策的行政功能在照护保险管理体系中的效率。因此，福利责任下移的过程中，如何在服务递送中引入市场机制，引入选择和竞争以提高服务质量和效率，改善照料服务的可及性，是长期护理保险制度改革中责任主体性的体现。

1. 服务递送机制：公共到公私混合

长期照护保险制度中，福利服务提供理念是在服务递送中引入市场机制，这种理念使得由市町村独立运行的介护服务系统逐渐转型到在指定的护理服务者帮助下为符合资格的老年介护需求者和介护提供组织之间建立自由、直接的合同关系。

市场化机制意味着向私营和志愿组织开放社区基础服务，新政改革强化了市町村的控制权和自由裁判权。在介护保险实施之前，地方政府的"措置"制度框架为日本老年人提供照护需求及福利服务。服务运营过程中，地方政府主要是通过委托社会福利法人组织直接提供福利服务，禁止社会福利法人之外的机构向服务需求者提供收费性福利设施。然而，社会福利法人组织与服务需求老人仅限为服务与被服务关系，老年人缺乏对社会福利法人组织及服务内容的选择权利。介护保险法实施之后，服务供给主体由地方政府转移到了市场，服务契约化、市场化成为主流。此外，政府还允许并鼓励营利法人、非营利组织法人、生活协同组织联合会及医疗法人等多种事业主体参与居家照护服务。

这种契约型福利服务供给的照护模式，旨在通过政府行政规范手段对照护服务项目的内容和价格进行规范，促进各类社会事业主体通过市场竞争降低服务价格，保证服务需求者能够根据价格因素选择不同责任主体的服务模式。值得注意的是，逆向选择问题和道德风险是市场化机制过程不容忽视的问题。新政策实施以来，随着公共治理事权向下的转移，市町村对长期照护服务的数量、质量和类型拥有更大的控制权，例如强化了社区支持中心和社区导向服务的自由裁量权，禁止私人机构为服务需求者申请护理需求资格，禁止护理院对入住人员执行护理需求评估，这些规则一定程度上限制了私人提供者的诱导需求。

　　介护保险服务递送的市场化特征主要表现在供需双方契约关系与服务供给主体多元化。首先，随着国民经济的增长，国民福利意识不断增强，福利需求多元化，原先应对战后孤儿、残疾人、贫困问题而形成的福利救助制度难以适应形势的变化，战后婴儿潮的出现又加剧对老年福利的需求。至此，日本1997 年开始改革社会福利基础结构，2000 年 5 月社会福利事业法的修订代表了福利服务递送系统改革的典型举措。改革废除了原有的福利供给方式，在社会福利服务中引入市场化原理，在旧的福利救助制度为基础的老年福利制度中，行政部门承担福利服务供给的主要责任，相当于政府购买老年介护服务。然而介护保险中，服务机构经营者直接与服务利用者签订合同，被保险人通过签订合同选择服务经营机构。另一方面，服务供给主体多元化的特点还体现在营利性组织机构的迅猛发展。日本介护保险的民间营利企业介入照护服务，尤其是居家照护服务的输送，民间组织参与比例大幅增长。随着将市场化机制引入介护保险，政府和介护需求者不断追求服务数量和质量的提升。截止到2000 年，日本介护服务的市场规模达到 4 万亿日元，预计到 2025 年达到 10 万亿日元。尽管这种增长规模与人口老化直接相关，然而更大程度上是介护保险制度的市场化运行激励了以营利为目的的企业法人的发展。

　　另外，关于服务需求者如何申请服务递送服务，则涉及个人照护需求的评估。具体而言，无论是机构照护还是居家照护的服务方式，被保险人均需要经过一定的程序鉴定，只有当被鉴定为需要支援性服务或需要照护者才能使用照护服务。被保险人需要向居住地所在的长期照护保险行政窗口提出申请，再由市町村派遣专门人员进行居家访问调查。同时，被保险人的主治医师需要出具具体意见书，照护评审会根据访问调查结果及主治医生意见做二次认定。以上流程从申请到出具认定结果所需时间约 1 个月，照护认定的有效期原则上为 6

个月，部分市町村为 3 ~ 5 个月。如果在照护认定有效期内，服务使用者的综合状况未能改善，可以提出更新照护认定，更新后的照护认定有效期为 1 ~ 2 年，有效期后照护需求者如果未能及时更新，则照护认定失效。

国家向公民提供福利，离不开某种输送机制传递福利服务。日本基于市场方式和竞争理念引入公共和私人部门共同提供照护服务，由原先公共行政组织主导的照护服务转变为契约式自主提供服务，形成了公共部门和私人部门共同提供照护服务的格局。[1] 尽管多元主体的参与及竞争机制的导入在某种程度上实现了公共服务的有效供给，然而并不能说明日本照护服务体系走的是纯市场化道路。实际上，日本通过利用"准市场"机制向国民输送照护服务，准市场代表照护服务要通过多元主体的竞争提供，然而又不是完全按照市场规律运行。不可否认的是，"准市场"机制的引入使得日本政府从具体服务提供的角色中剥离出来，转型为服务政策的制定者、政策实施的监管者和保险资金的管理者。

2. 质量控制：责任规制到社会动员

从介护保险整个运行过程来看，首先界定要照护和要支援状态。由于服务利用者和服务提供者之间的信息不对称，特别是市场化的照护服务递送方式，不可避免发生道德风险。介护管理专员作为市场中介人，有可能选择性地挑选服务对象，例如介护管理专员可能优先选择介护服务单价较高的服务需求对象，而排挤家务援助等服务给付相对较少的服务项目，甚至拒绝提供服务契约。因此，对于低收入老年照护需求者，如果不能支付个人负担费用，则存在被福利服务市场挤出的潜在风险，这些现象是福利服务市场化的必然结果。为了防范服务利用者的权益受损，日本在 2005 年对《介护保险法》进行修改，通过革新一系列管理办法提高介护服务质量。2008 年、2012 年及 2015 年又分别对相关条款进行修改，使得介护服务信息公开义务化。

介护保险通过服务需求者的自由选择与服务供给者之间的竞争提升服务质量，规定服务供给者对机构服务内容和运营状况需在相应网站进行信息公开。服务信息包括机构人员数量、服务提供时长、服务价格；调查信息包括服务内容、服务人员、记录管理等。都道府县通过设置信息公开披露平台，要求服务机构定时向都道府县上报反馈，并指定调查机构核实调查项目的真实性和有

---

〔1〕 宋金文. 日本为何出台护理保险制度 [J]. 中国社会保障, 2001 (03)：50 - 52.

效性。

服务从业人员的行为规制。为了防止服务从业者违规违法行为，以及由于不当竞争行为致使服务利用者权益受损，政府强化服务从业者的监管管理。2008 年《介护保险法》部分修改规定中，都道府县有权对服务从业者的相关情况进行确认及调查，有权劝告、命令从业者改善服务内容，否则停止和取消其指定从业者的资格，并依法处罚。[1] 为了有效监督服务从业者的行为规范，新法案规定对政府指定的从业者资格认定每隔 6 年进行更新审查评定，对违反规定或不合格的从业者，取消营业资格。

介护支援管理制度的调整。介护管理师的相关条款在《介护保险法》的修改中也进行了规范和调整。首先，设立社区综合支援中心，专门管理预防照护服务。中心的主要职能是对要支援 1 级、2 级的老年服务需求者开展介护预防专门管理，对特定高龄老人介护预防进行管理，构建介护社区管理师支持网络，开展对老人及其家庭的综合支持和支援活动。同时，通过社区老年人需求调查和介护预防等项目，倡导老年权利和预防老人虐待等现象的发生。因此，社区综合支援中心的建立强化了介护管理师的社区支持作用。另一方面，为了增进介护管理师的技能培养，修改法案规定了介护管理师进修的义务化，并设立介护管理师主任制度。为了防范介护管理师因业务量激增而影响服务质量的风险，法案对个人的业务数量进行了严格限定。

据预测，到 2025 年，日本老年人口占总人口的比重将超过 1/3，而 75 岁以上的老人将增加到人口总量的 1/5。[2] 在充分考虑人口预测及人口结构的基础上，日本政府提出"向全体日本老年人提供医疗和社会服务"的政策愿景，即"2025 愿景"，旨在建立一个地方的、综合的照料供给体系。为了支持"2025 愿景"，后续服务政策的实施采取广泛的"动员策略"，鼓励身体机能较好的老年群体为身体机能较差的老年群体提供同伴支持，建立了一系列新的服务传递平台和框架。这些平台实质上是为需要帮助的失能老人提供一定低水平及辅助性帮助，同时身体机能较好的老年人也能积极参与社会生产性活动，参与社会服务。

---

[1] 宋金文. 日本护理保险改革及动向分析 [J]. 日本学刊，2010（04）)：107 – 120.

[2] Mayumi Hayashi. Japan's Long – term Care Policy for Older People：The Emergence of Innovative "Mobilization" Initiatives Following the 2005 Reforms [J]. *Journal of Aging Studies*，2015（33）：11 – 21.

（1）邻里守望计划。潜在风险老年人是介护预防服务管理的目标群体。为了解决这类群体人数增加引发的社会隔离问题和其他需要，20世纪80年代开始，第三部门组织和社区团体推广邻里计划，计划扩展为涵盖市町村政府领导、护理政策革新驱动的服务提供形式。社会福利公司作为一个管理机构，动员邻里协会，邀请年长的当地人作为固定的志愿服务提供者，这些志愿者通过走访在项目中注册的老年人，记录走访情况，并将数据输入不断更新的邻里监测数据库中。另一方面，还有一种模式是组织动员所有年龄的有偿劳动力模式。一些市町村通过建立有偿劳动力模式以克服纯粹志愿服务模式的缺陷[1]。通过对计划中登记在册的老年人提供服务，能够实现与既定福利需求相适宜的有效服务传递，确保服务质量。对于大都市的被服务者，市町村的环境部门利用垃圾和废弃物处理的工作力量对登记在案的老年人进行每2周1次的检查，每个垃圾车的团队需要逐次检查每个街道指定的老年人是否倒垃圾，否则将跟进调查，以确定老年人的具体情况。这种服务模式将受益人从被动和脆弱的角色转变为"积极的福利消费者"，为受益者实现服务质量需求提供一个平等的"契约"关系，受益者和服务提供者之间关系更加共融。

（2）日常生活支援计划。除了机构支援服务以及社区支持性服务，日常生活保障需求类项目的质量直接关乎老年人的基本生活需要。日常生活计划支持内容主要分为两个部分，一是个人护理，主要是日常生活活动的支援，例如洗浴、更衣、如厕、喂养；二是家内支持，主要是工具性日常生活活动的帮助功能，包括做饭、清洁、洗衣、购物、垃圾收集及其他辅助性活动。这些服务措施弥补了原先长期照护保险和其他现有日常护理支持服务的不足。"银色人力资源中心"（Silver Resource Center）的建立，实现了更大范围的推广。该中心是于20世纪70年代中期在市町村建立的自愿性组织所形成的网络，并接受都道府县财政补贴，于1986年正式建立。截止到2012年，日本3000个中心共有76万个60岁以上的注册老人，成为潜在的社会动员群体。中心向成员提供工作机会，通过提供专业知识训练、构建社区网络，从而提升社区活力，培养社区共生和凝聚力。由此可见，服务质量的保证依赖于"社会联系""集

---

［1］ 尽管自愿性的"社会福利企业"与"邻里协会"的基层网络等本地资源作为承包计划服务提供者，其模式具有广泛传播、经济可行的特点，通过"指派"老年志愿者进行服务和照料的提供。然而，被探望的老年人认为接受邻居志愿者的免费访问和帮助是"尴尬"的，这与由来已久的地方组织所支持的获益者被"社会污名化"的传统观念有关。

群"和"团队合作"。

然而，财务困境一直是计划实施的焦点问题。尽管能够接受政府拨款，但第三部门通常缺乏持续性的财务支持，为了解决服务运行过程中的成本困境，大规模修改服务内容和计划、引入用户收费做法。此外，从服务提供者角度来看，个体存在经济利益对社会利益的挤出效应，服务提供者可能会因为更高薪资待遇而有选择性地提供服务；从服务用户角度来看，政府间接性补贴援助的多寡直接影响到服务利用者费用分担程度，从而抑制计划服务的开展。

（3）志愿支持服务奖励计划。为了尽可能减少志愿服务人员内部的照护需求，降低护理成本和保险缴费，2007年，市町村发起了对社会福利服务企业志愿支持者的奖励计划。身体健康的老人作为志愿服务提供者，为身体健康欠佳的老人提供同伴支持，作为回报，服务利用者根据志愿服务的小时数给予"点数"反馈，这些点数可以用来支付志愿者每月的护理费用。然而不同于日常生活支援计划，奖励计划的目的是认可志愿者的努力而非经济上的补偿。奖励计划的实施，极大加强了社区情感支持和护理政策的凝聚力，实现了更为广泛的群体覆盖。更重要的是，计划的设计是对现有护理服务模式的补充而非取代。计划的成功实施反映了简单的方案设计和对志愿者的适度奖励有利于降低服务供给的成本，提升效率。尽管短期内对志愿者的额外奖励可能增加制度外的运行成本，长期来看，该计划对护理服务系统的结构优化、增强居民的服务支持都有一定的推动作用，有利于促进集约型服务体系的发展。

3. 施政效果评估：持续的成本控制与受益扩面

总体而言，日本长期照护保险制度的方案设计与覆盖范围相当慷慨，受益者可以自由选择个人所需要的服务类型以及相应的服务提供者。日本介护保险坚持稳定的服务给付资格原则，将服务及服务供给选择权赋予受益者而非地方政府机构，可以有效规避服务给付评估标准模糊、地方行政能力缺失而导致的服务给付主观性偏差等问题，进而提升服务质量监管。

日本介护保险服务覆盖范围和服务内容的多样化进一步提升了老年人的福利水平。截止到2015年，日本接受家庭和社区服务的人数相比2000增长了203%[1]。介护保险服务的规模扩展显著改善了社区正式照护和支付型照护服务的可及性，为老年人日常生活带来重大变化。

---

〔1〕　Ministry of Health, Labor and Welfare. Report on various current states around LTCI. http：//www. mhlw. go. jp/stf/shingi/2r985200000123iu－att/2r985200000123se. pdf（date：2015/05/15）.

丰富的服务项目满足了多层次的老年护理需求，增加护理服务选择的范围，提高资源利用率。服务利用者不仅可以居家接受护理服务，还可以选择去专业机构接受服务。根据服务需求者身体护理等级的不同可灵活选择适合自己的专业机构，例如病情稳定且治疗调养时间较短的服务需求者，可以选择护理老人保健设施服务，而对于患有慢性病且需要接受较长时间的护理服务需求者，可以选择护理疗养型服务设施。2012 年，日本政府又提出构建新型护理服务体系，即地方全面型护理服务体系发展战略。丰富的服务类型是日本政府大力投入老年介护服务事业的成果体现。此外，还专门设立了护理预防服务体系。这对维持和改善护理程度较轻微的服务利用者的身体状况、防止疾病或生活自理能力进一步恶化提供了服务支持，一定程度上节约了护理服务运行成本。

受益者权利与义务并存。这种结构模式在规范约束被保险人缴纳保费的同时，不仅保障了介护保险基金供给的稳定性，而且为服务供给及运行效率提供支撑作用。日本长期照护保险制度规定，凡是 40 岁及以上的国民，无论是属于第 1 号被保险人还是第 2 号被保险人，即便个人身体健康不需要接受介护服务，也必须按照规定的比例定期缴纳护理保险费，履行相应的义务。即参保对象必须定期缴纳保险费才能获得将来接受护理服务的申请资格以及认定享受相应等级介护服务的权利。这种模式体现了权利与义务的相互制约，相辅相成。

"最优混合"的服务供给体系。介护保险作为社会保障制度体系的一部分，遵循公平原则，遵从所有老人都能获得护理服务的"普惠"理念。普惠意味着护理是一种基本权利[1]。制度设计之初的目标群体是介护等级较高的高龄老人，评估标准偏重身体状况的评估，并未将老年人的生活综合状况作为评估重点，即无法为有居家介护需求的独居或鳏寡老人提供护理服务支持。如何界定必须接受护理服务的需求者成为公共政策的公共性问题，因此，介护保险如何界定和评估必须接受护理的对象尤为必要。《介护保险法》规定老人是否必须接受护理的状态须由第三方机构评估和认定，并且进一步明确为实现这一护理需求的公共责任。通过社会参与以及立法规范，原本完全属于家庭照护私人领域的介护需求部分转变为公共领域的分担问题，使得介护需求具备社会

---

〔1〕 作为权利的护理，即 care，学界认为有四大基本维度："照顾的权利""被照顾的权利""不被强制提供照顾的权利""不被强制接受照顾的权利"。

性的特点。不同于欧洲国家、市场、家庭的"福利三角"结构模式，日本在福利多元的公私二元关系基础上，通过引入第三部门的支持模式，在维护介护服务公共性的同时，增强社会参与，促使社会服务机构快速发展，从而应对多元化的护理需求，实现有效社会治理的目标。

预防与介护服务的紧密衔接。介护保险对身体状况不同的被保险人采取不同的服务模式，体现了护理服务对疾病和护理预防的重视。具备生活自理能力或者机能略有下降的被保险人，通过预防为主的方式，让被保险人延缓接受或暂不接受护理服务，从而达到控制护理需求服务者人数增长的目的。这些举措一定程度上缓解了护理服务机构资源紧缺的局面以及护理服务者的业务增量压力，并且减轻了政府介护服务供给的财政负担。

整合服务资源与健全养老机构体系。介护机构通过提供医疗、看护、护理综合性服务满足了介护需求者的服务需要，有效缓解了老龄化带来的社会问题。养老机构的完善和发展，是日本介护保险成功推行的结果之一。2012 年，日本各地区开始建立全面型服务体系，例如创建 24 小时定期巡查、随时接待访问看护服务、饮食及看护的生活支援服务、城市低费用老人之家、改建民宅及公有设施、建立地方政府与社会福利法人及当地团体组织的合作性服务等特色化的综合性介护服务，其服务形态的多元化和多维化，使得日本介护保险服务体系资源配置从原来的单一化逐步向多元、综合、整体性模式发展。

日本通过一系列预防性措施，例如开展地区紧密型服务来减少失能风险，从而控制介护费用的增长和服务利用的成本投入。因此，构建综合性的失能风险预防体系，合理设置不同的照护内容、照护方式、防控资源浪费尤为重要。

以日本川越市痴呆症服务实施效果为例，川越市作为日本埼玉县的一部分，具有小江户川之名。2012 年川越市的人口规模近 35 万，其中 65 岁以上的老年人口占总人口的 23% 左右，而 75 岁以上老人占总人口比重为 9.1%。为了应对痴呆老年人的介护需求问题，2008 年开始，当地政府积极举办痴呆症支援对策讲座，并于 2011 年试行痴呆老人家庭护理的培训支援活动，通过与地方全面型支援中心合作的模式，探讨痴呆老年患者的护理服务应对问题。具体实践中，与痴呆老年患者直接沟通，了解当事人的服务需求，开展痴呆症家庭护理的追踪服务，从而增进当地居民对痴呆症及介护需求的共识。一系列的措施不仅满足了痴呆症老年需求者的护理需求，也为家庭护理人员提供了精神慰藉和倾诉压力的契机；通过交流与沟通接触，让介护服务提供者了解患者身体状况及服务需求。此外，对策讲座模式通过邀请退休老人及在职介护管理人员的参与，一定程度上提升了退休老年群体的社会参与和社会贡献度，增加了护理事业潜在服务志愿者。

然而，不可忽视的一个问题是，尽管介护服务可以提高服务需求者的独立性和生活质量，却并不能完全解放家庭照料者，由于成本负担及资源的有限，政府无法在短期内提供更多的照护机构设施，使得等待护理机构时间较长，不得不依靠家人帮助、日间照料、及其他社区服务，这些无疑都加剧了家庭照护者的负担。因此，长期护理保险并不能完全解决老年照护服务需求者及其家庭的脆弱性和依赖性问题。

### （四）责权均衡的老年照护服务支持性政策

长期护理保险制度的稳定运行，离不开持续的财务投入和人力资本的支持。日本"普享与慷慨"原则下的服务体系必然是昂贵的。一方面，老龄化及预期寿命的延长加剧介护需求量的增长，使得社会福利与服务费用支出比例持续扩大，这已然成为公共支出的沉重负担。稳定的保费筹集与成本控制是政府发挥干预手段的关键因素，完善的偿付机制无疑为介护服务体系的有效运行提供了物质支撑基础。从信息失灵角度来看，未经干预的完全私人服务市场是低效率的，可能导致引发社会不平等。作为统一的制度安排，介护保险服务需要明确划分中央与地方的责任，并相对均衡，才能有效调动各个主体的能动性，形成良好的公共管理服务模式。

#### 1. 筹资构成：单一来源到多渠道的固定供给

日本长期照护保险在兼顾公平的基础上考量个体差异，不仅服务提供采用个性化方案，保险费用的筹资偿付也具有一定的独特性。日本介护保险的"财务结构"涉及国家提供照护的筹资方式、财务来源的组合比例与整体服务资源提供的规模。与其他社会政策对比，长期照护服务的财务结构问题在福利国家中具有高度异质性，日本介护保险主要采用社会保险筹资模式，通过立法设立专项介护保险，独立于医疗保险，其筹资模式具有收入再分配、财政负担少、资金来源稳定的特征。

日本实施介护保险之前，老年福利服务费用都是由政府的公共财政直接提供。然而人口老龄化加剧了服务供给需求的负担，日本社会保障支出在 GDP 中的比重不断增长，1975 年至 1997 年，老年人相关的社会保障支出占社会福利支出比例从原先的 33% 上升至 65% 。单一的费用承担模式给日本带来了巨大的财政压力。长期照护保险制度实施以后，照护服务所需费用（利用者承担的 10% 照护费用以外）从原来单一的公共财政支出逐步转化为国家、地方政府和民众共同出资。

国家和地方政府投入的资金比例有明确划分。长期照护保险的资金构成主要来自各级政府税收（中央、都道府县、市町村等）以及被保险人缴纳的保费。照护保险费用中的二分之一来源于国家和地方政府的财政支出，其中，各级政府占筹资比重的 50%（中央 25%，都道府县 12.5%，市町村 12.5%），个人保费承担 50% 。其中，中央政府承担的 25% 中，5% 作为调整交付金。在此基础上，依据服务类型的不同（居家照护或机构照护），国家、都道府县和市町村按照不同比例予以分担。国家根据第 1 类被保险人的收入分布情况分配给市町村，目的是为了调整市町村之间财政和介护服务费用成本的差异。具体而言，依据不同地区服务利用需求者的年龄及收入差异的分布，高龄老人比例较高且收入水平低的市町村，政府转移支付的调整金比例相对较高，反之愈低（详见表 4-11）。

表 4-11 日本介护保险中与年龄及收入分层相关的筹资构成

| 高龄老人比例低且收入水平的市町村 | 高龄老人比例高且收入水平平均的市町村 | 高龄老人比例高且收入水平低的市町村 |
|---|---|---|
| 调整交付金（2%） | 调整交付金（5%） | 调整交付金（10%） |
| 国家常规负担（20%） | 国家常规负担（20%） | 国家常规负担（20%） |
| 都道府县（12.5%） | 都道府县（12.5%） | 都道府县（12.5%） |
| 市町村（12.5%） | 市町村（12.5%） | 市町村（12.5%） |

资料来源：日本国立社会保障人口问题研究所编：《日本社会保障制度简介》（中文版），2007 年 3 月，第 24 页。

具体到筹资个人，被保险人原则上需要承担全部护理费用的 10% 作为自费支出。由于介护服务需求者所承担的费用远不足以覆盖其介护成本，其缺口的 50% 由财政负担，以调剂弥补不足的部分。其中，17% 由第 1 类被保险人负担，剩下的 33% 由第 2 类被保险人负担。第 1 类被保险人按五个等级缴纳与自己收入水平相对应的保险费，低收入者可以酌情减免。第二类被保险人也是根据收入水平缴纳介护保险费，并与其医疗保险费一同缴纳。另外，根据不同区域的老年人口比重不同，被保险人所缴纳的费用标准为基准额乘以 0.5-1.5

的弹性系数,从而平衡不同区域间的老年照护负担差异。

个人保险费缴纳构成基于缴纳保险费用方式和比例的差异而不同。第1类被保险人由市町村根据要介护、要支援人数、介护服务需求者的数量和未来变化趋势进行介护保险服务计划的制定,并据此测算基准保险费用。市町村通过考量介护服务的预计需求量设定保险费用,计算介护保险预期支出的财政安全基金、特别给付资金、保健福利事业资金以及管理费用等成本。同时,市町村还要考虑国家常规支付金、国家补助金、都道府县承担的费用、国家调整交付金及市町村介护基金转存额等收入费用,通过综合衡量成本和收入的差额,测算拟定收缴保险费用的标准。具体到个人征收方式,市町村按照老年人收入水平统一征收保费,并且每3年调整1次保险费率。对于有年金收入的老人[1],按其收入比例从养老金收入部分直接扣除保险费用,由养老保险机构直接划转市町村介护保险账户。此外,没有年金收入的老人,被保险人配偶或家属有连带缴费义务的责任。

第2类被保险人主要针对40岁以上65岁以下的群体,这类人基本参加了职工医疗保险和社区医疗保险。对于参加职工医疗保险的个体,介护保险费用由雇主和个人平均分摊,与健康保险费用一同征收;而诸如自营业者等参加社区健康保险的个体,根据其收入和家庭被保险人的人数计算保险费用,与健康保险费一同缴纳。此部分的保险费率也是逐年调整。第2类被保险人的保险费用由国家统一征收,然后根据市町村介护保险实际运行的筹资需要进行分配,具有财政再分配的特征,市町村介护保险费用支出越多,介护保险费用则越高。

鉴于上述的筹资构成分析,不难发现一项社会政策的实施需要不同类型的资金筹集模式,否则社会政策内容设定再完善,如果资金支持匮乏也难以实现既定目标。日本长期照护保险制度实施之前,政府以救助形式向低收入老人提供介护支持,用于照护服务的资金供给渠道单一且受限于政府财政条件,还受到政府责任主体的偏好、主观意愿等因素影响,资金供给长期处于不确定性状态。照护保险制度实施以来,法定的资金支持规定了介护服务资金比例的定向划拨,实现了筹资方式从单一、随机化向多渠道、固定模式的转变。公共财政是照护服务主要的筹资来源渠道,在确保政府责任的基础上,企业缴费、个人负担成为筹资构成的必要部分。

---

[1] 在日本,大约80%的老人都有年金收入。

2. 费用偿付：介护服务利用者的分配效应

为了增进服务利用者的节约意识，提高资金使用效率，在日本介护保险中，服务利用者需承担10%的费用，其中，机构入住人员的伙食费等日常生活费用由服务利用者个人负担。无论是机构服务利用者还是居家服务利用者，无论是低收入老人还是高收入老人，个人承担的费用标准均为10%。前文已经说明，个人分担费用占保险筹资构成的50%。具体内容上，被保险人所需缴纳的保险费用因各个市町村人口总量、照护机构数量、保险服务申请人数的不同而异。收入高的被保险者，保费负担高于中低收入者，保费的征收采取不同的分担标准，即特别征收与普通征收。其中，年金收入每年高于18万日币的第1类被保险人，从年金内特别征收保费（直接扣除），低于18万日币的被保险者，需填写保费缴纳书，通过储蓄账户缴费（普通征收）。

上文所述的费用分担模式并非以服务利用者的经济收入作为费用测算基础，而是以服务本身所需要的成本消耗作为度量依据。同时，为了化解老年人的护理危机，规定最低生活保障对象实行免缴个人负担费用。具体而言，如果个人确实经济困难无法负担缴费，可以申请家计调查获得减免，对于医疗救济对象、低收入者或者生活贫困人员，政府减免个人既定负担费用的50%。

不难发现，长期护理保险具有再分配效应的性质。从收入分配效应的角度来看，收入增加的个体，财富积累的净现值是下降的，社会资源通过介护保险费用偿付与待遇给予对不同收入服务利用者进行横向调节，表现为从高收入人群流向低收入人群。强制性护理保险资金偿付规定使得高收入者必须按照既定缴费比率缴纳比其他人更多的社会保险费，与低收入者获得同样的服务支持。这种模式体现了基于"社会公正"理念的再分配过程，保障了公众权益与社会稳定。

然而，介护保险的逆再分配效应也更加突出。尽管不同收入层次的服务利用者获得相同的给付机会，然而收入低、职业地位低下的弱势群体能够真正享受给付待遇的并不多。究其原因，多元化的服务供给需要从市场购买，这使得有市场介护服务需求的低收入老人无法企及。为了减少介护需求者对长期照护机构的依赖，鼓励"在地"照顾，入住长期照护机构的服务利用者，其伙食费、生活费等费用需由使用者自行承担。住宿和餐饮费是一笔不小的开支，往往只有相对高收入的老年服务利用者才使用机构服务，承担相应的自付成本，享受保险给付待遇。这也是日本介护服务给付通过率远高于给付使用率的原因。

近年来护理需求量攀升促使护理成本及资金给付要求不断提高。从 2015 年 8 月开始，收入水平达到一定标准的服务利用者个人需要支付 20% 的服务费用。截至 2016 年底，日常长期照护保险每年的资金给付达到 10.4 兆日币，与 2000 年的 3.6 兆日币相比，翻了近 2 倍。然而，保费缴费标准仅从 2000 年至 2002 年度 2911 日币/月调整为 2015 年至 2017 年度的 5514 日币/月。据测算，到 2025 年，日本介护保险所需的照护费用总额将高达 21 兆日币，特别是失能、失智等老人的比例不断增长[1]，劳动力人口的减少和老年人口给付能力的下降，都使得日本长期照护保险制度面临更大的财政负担。

3. 人力配置：权责明晰与横向协调

作为全国的制度安排，介护保险需要明确划分从中央到地方政府以及各个组织团体的责任，只有管理体制设置明确，责任分担相对均衡，才能有效调动社会力量参与介护服务。从日本制度实践经验来看，为了向被保险人提供整体性护理服务，介护保险由"厚生劳动省"下设的"老健局"、都道府县的"保健福祉局"及市町村的"保健福祉所"负责组织管理。具体而言，中央层面的"厚生劳动省"负责制定国家卫生、社会保障劳动就业政策、领导全国 47 个都道府县实施卫生保健计划，设有大臣室、大臣官房、统计情报部、医政局、健康局、职业安定局、儿童家庭局、社会·援护局、医药食品等职能部门。老健局主要设有总务课、介护保险指导室、介护保险计划课、高龄支持课、认知·虐待防止及对策推进室等。地方层面，都道府县设置"保健福祉局"，将卫生保健与福祉的功能整合起来。介护保险的服务利用者为市町村，都道府县的主要功能为协助被保险人有效推动介护保险业务，其辅助功能主要体现在市町村业务、指导事业单位及机构的业务、披露照护服务信息、照护管理专员登记管理这几个方面。第三，市町村作为保险人，不仅负责征收保险费用、执行护理需求认定、审查和支付保险给付，而且需要指导与监督小区密合型服务从业者及护理预防支持从业者。保险给付上，由市町村委托"国民健康保险团体"[2] 负责审查与支持，包括核发或更新被保险人的认证、征收保

---

〔1〕 据预估，到 2025 年有 470 万失智老人，占 65 岁以上人口的 12.8%。

〔2〕 "国民医疗保险团体联合会"是各市町村联合举办的公营组织，负责国民医疗保险的实施及运作。作为委员会性质的组织，其议事决策层由市町村市长、町长、村长组成，下设"事务局"作为办事机构。

费、执行需要介护认定业务、拟定市町村介护保险业务计划、负担保险给付、居家服务计划及保险福祉业务等。随着中央政府及都道府县职能的弱化，2011年6月，日本通过《强化介护保险服务的介护保险法修正案》，对介护保险进行合理规划指导。新法加强了中央政府和都道府县的责任。为了鼓励被保险人在自己熟悉的环境中独立生活，新法引入了介护预防政策，努力推进与介护保险给付相关的医疗保健服务和福利服务相关政策，把独立的日常生活支援同介护服务和医疗保健有机联系起来。围绕预防痴呆、诊断与治疗、痴呆身心健康等项目开展调查研究，选择相应符合条件的服务供给者。为了进一步规范服务提供人员的管理流程，新法还增加了"都道府县应该公布护理机构的介护服务信息，必要时对介护服务机构经营者进行调查"的规定。

上述人员管理体制的权责配置，形成了以最基层的市町村为保险人、中央和各都道府县对市町村进行政策引导、技术指导、资金补贴的组织体系，即地方主义方式的管理体制。横向组织分工结构划分为两种模式，一是由保险人承担所有护理管理工作，即"一条鞭模式"，这种模式下的保险人充当服务评估人员的角色，可以保护被保险人及其他关系人的权利利益。然而实践过程中，保险人的职能泛化及人力供给不足，可能产生因兼顾财务管理而忽略评估管理的质量和真实性。这种模式更加符合介护保险实施之前的日本管理模式。二是设置私人形态的独立评估单位，全部委托或部分委托评估。改革后的日本采取的就是这种模式，通过将部分工作委托给指定的居家护理支持事业人员、介护保险机构或其他符合厚生劳动省法规的从业者及管理者，为服务利用者提供有效介护服务。这个方案的优势在于专职组织的人员供给较为充足，不受限于保险人总额编制的限额规定，且评估员可以从专业立场为被保险人评估服务需求。

另一方面，为了保证服务人才质量及输送管理结构的稳定，日本政府就护理人员雇用管理体制进行改革，包括介护支援专门管理制度及介护服务质量管理制度。通过引入能够改进劳动环境的护理福利机制，例如奖励政策或减免政策，对有效执行雇佣管理制度的机构及团体进行激励。此外，为了发展护理人才队伍，专门实施针对雇佣管理责任人的专项培训计划。介护保险制度规定指出，"护理专业人员每5年需办理1次从业资格更新认定手续，并按照规定进修和培训，如果资格到期之前未能进行手续更新申请或者参加进修，将被取消护理人员的从业资格"。在各地政府的大力支持下，培训研究计划逐步完善，保障了服务质量。就业市场的信息选择及待遇给付方面，日本都道府县各地区均设立福利人才中心，为社会及时提供招聘单位与求职者双方需求信息。不仅如此，为了进一步提升信息公开化，防止市场信息不对称的风险，政府还积极利用全国招聘杂志广设"福利人才"专栏，详细介绍职业、咨询渠道、求职技巧、求职检索等内容，即便在没有设立"福利人才"专栏的招聘杂志中，也提供了福利领域的职业信息咨讯。这些举措都为福利事业的就业普及、增加社会参与扩大了宣传。待遇保障方面，为了缓解近几年护理服务行业离职率趋升和专业人才流失的问题，2012 年度护理报酬修订中，日本政府将护理薪酬待遇进一步提高了 1.2%，同时，《护理人员待遇改善补充》方案的实施，为护理服务人员待遇保障提供了制度支持。

从既有的支持性政策效果来看，日本长期照护政策的演进本质上是一个不断调和老年福利政策与健康保险政策相关问题的过程，即原有政策无法满足老龄群体日益增长的照护服务需求，与此同时，医疗费用支出的上涨，对健康保险的服务管理和成本优化提出挑战。这些问题可以归因于照护制度模式的取向。理论层面，针对财务风险可能提供的保障形式，可以归纳为转移模式、社会保险模式、储蓄模式三种主要类别。日本倾向选择社会保险形式的制度模式，通过采取由个人、企业和政府共同负担的方式，顺应市场经济理念，也强调资源分配的公平性。在社会服务及福利供给中，政府扮演制度运行的监督者、管理者及财务辅助角色，被保险人、政府及社会组织共同参与并分担监管及财务责任。由此可见，日本介护服务支持性政策体系是政府、社会和个人共同承担照护服务责任的运行模式，其老年长期护理保险制度旨在构建国家、社会、个人责任并重，国家保障、社会共济、个人自助的社会服务与福利体系。

### 三、强调"整合式—可持续性"的模式

（一）社会保险型筹资方式保证老年照护服务资金稳定

福利多元主义认为，照护政策应当在不同部门之间创造出一个协同组合，以使各部门优势互补，将国家责任、家庭照护潜力、不同类型服务提供者整合在一起，实现以服务需求者为导向的、有效率的长期照护体系框架。[1] 社会保险是能够为由社会风险导致的照护依赖提供团结互助的政策工具，而多样化

---

[1] A. Evers, T. Olk. *Welfare Pluralism: From Welfare State to Welfare Society* [M]. Opladen: WestdeutscherVerlag, 1996.

服务类型的供给与选择能够保障有足够多的服务供给主体可以自由选择。因此，长期照护服务体系中，福利多元组合鼓励的是一种整合各个福利主体的系统论观点，每个责任主体通过自身特定功能为个体提供有效福利，如果所有主体各自功能能得以实现，则整个结构就能呈现稳固的合作状态。基于一个更加宽泛的比较视野，社会福利模式特征可以归纳为以下三个元素：国家的低支出，福利功能主要由国家承担，社会政策具有社会经济产出效应。这些特征同样适用于"东亚福利模式"，即"日本式福利国家"。这个模式依赖于一种混合体，即一方面通过公共财政支出和管理约束保证强有力的社会再生产，例如医疗保健、福利支出；另一方面是通过私人供给的模式，以家庭和社区为主体照料劳动生产率偏低的社会成员。[1] 回顾日本介护保险实施历程，覆盖范围与给付设计相当慷慨，致使长期护理的公共支出持续高于德国和美国其他国家。日本介护服务的慷慨性是因为许多低介护需求老年人在"黄金计划"时期已经享有相当多的福利给付，而新的长期照护制度只能刚性上涨，进一步提升老年福利水平。

社会保险模式的照护服务对经济社会具有正外部性。社会政策是社会环境的产物，如果盲目引进某种社会政策必然导致政策失灵和执行失败。日本虽然用社会保险形式来筹集资金，但同时获得不同程度的国家财政支持，在护理保险资金来源多元化的基础上，保证独立征收、专款专付。其"风险共担，资金互济"的功能为老年人及其家庭提供了分担化解高额支付压力的有效途径。特别是处于"三明治"夹心层的年轻劳动者，照护风险的分散化，即社会保险、制度化的服务体系为促进家庭代际的良性互动提供了解决办法。护理保险的实施不仅保护了失能老人的尊严，防止"社会性住院"现象发生，同时提升了老年人的生活质量。

（二）给付公平与强化老年预防事业

护理管理流程作为长期护理保险的重要项目，其设计关乎护理对象评定及服务需求的分配。因此，应该根据保险给付的"公平"与"效率"原则进行管理流程设置。只有根据不同需求等级提供相应服务，把不同层次的服务需求

---

[1] R. Goodman. Image of the Japanese Welfare State [C]. In H. Befu and S. Gulchard Anguis (eds). Globalizing Japan：Ethnography of the Japanese Presence in Asia, Europe and America. London：Routledge, 2001.

者纳入制度范围内，才能保证制度的普遍性。其中。"效率性"原则要求保险人应该规划合理的资格认定审查程序，尽可能在最短时期内核定服务申请者的护理等级，使得被保险人尽早接受服务提供，改善生活质量；其二，保险给付应当给最需要的被保险人，防止出现不符合资格认定的服务利用者挤占资源，发生保险给付的"道德风险"。在日本，尽管原则上应在 30 日之内通知服务申请者核定结果，然而实际上申请平均耗费时间往往超过 30 日，甚至部分地区高达 50 天。业务效率的低下不仅损害被保险人的应得权利，也增加了行业管理负担，阻碍管理体系的健康运行。

根据"公平性"原则，必须确保评估人员的中立性和独立性。日本将部分工作委托给指定的居家护理支持事业机构，以及介护保险或其他符合厚生劳动省法令规定的从业者和护理管理专员，优势在于专职组的设置可以提供充足的评估员，从专业立场为护理服务者提供服务信息和参考。然而不容忽视的是，评估员与护理服务提供者之间可能存在利益输送，即产生"球员裁判"的弊端，这也是市场准入机制的隐患。

老年预防保健发展产生的效益除了能够满足老年人家庭及个人的福利需求，还对经济社会具有正外部性。一方面，护理服务业市场的孕育和发展、社会保险的基金筹资渠道多元化必然会刺激介护服务供给商的增长。随之而来的是与介护服务相关的养老服务机构的蓬勃发展。同时，介护保险规定了等级鉴定、服务遴选、护理员培训等系列组织，这些组织和机构组成完整的介护服务配套体系，相互约束、相互促进，有助于提升护理品质，促进养老服务质量的完善。另一方面，激活了医疗业务不景气的二级医院，促使其发展护理设施，实现资源整合。通过实行转诊合作，将经济效益不高且有意愿的二级医院转办为养老护理院，有能力的三级医院开办附属养老护理院，这不仅为部分就诊需求不大、依赖日常医疗护理的慢性病等老年需求者提供有效护理设施，也可以救活濒临倒闭的医院，避免医疗专业机构资源的浪费。

（三）老年受益者及其家庭的脆弱性和依赖性比较显著

介护保险并没有解决老年受益者及其家庭的脆弱性和依赖性问题。与北欧福利制度较为相同的地方在于，日本介护保险主要依靠正式服务。受日本家庭文化价值观的影响，传统日本家庭的老年照料主要由长子妻子负责，照料者兼具负担一切照护事务的责任，尽管如今家庭核心化、规模小型化，这种模式仍然视为家庭照料的常态方式。随着女权文明的发展，儿媳照料的剥削观念盛行，导致日本介护保险旨在通过提供正式服务替代部分家庭责任来减轻家庭照料者的照料负担。2004 年家庭正式照护支出较介护保险实施之前的成本缩减了 5%，其照护成本的降低在各个收入层级群体均有体现。[1] 正式照护服务的利用对照料者身体负担的影响已被证实，一定程度上减轻了照护者的心理负担，但对照护者自身健康状况的影响尚不确定。尽管介护保险对不同收入的群体经济效益显著，长期照护政策只能提高有服务需求老人的独立性和生活质量，并无法解决受益者及其家庭的脆弱性和依赖性问题。另一方面，由于护理需求等级评定的等待期过长，家庭照料者只能寻求家庭帮助、社区服务及其他日间照料，而当高龄老人面临日常生活困难时，选择申请残障手册中的援助服务往往比通过护理保险获取的服务更为优质。不可否认的是，长期照护政策一定程度上促进了正式服务形式的扩展，覆盖的普及和多样化，为不同需要层次的老年照料提供了新的路径。但如何发挥制度的福利效应，还有赖于科学的制度设计和功能实施的有效管理。

---

〔1〕 Y. Iwamoto，M. Kohara，M. Satio. On the Consumption Insurance Effects of Long – term Care Insurance in Japan：Evidence from Micro – level Household Data [J]. *Journal of the Japanese & International Economies*，2010，24（1）：99 – 115.

# 第五章　美国的老年照护服务模式

## 一、美国老年照护服务政策演进

### （一）机构照护服务为主的时代

美国长期照护可以追溯到 17 世纪晚期 - 济贫院时期（poor house）。美国的济贫院是殖民地和后殖民地时期政府经营的机构，为社会上的贫困者，包括老人、无家可归者、孤儿、病人和残疾人提供衣、食、住等基本的生活照护。此时济贫院的条件很恶劣，所有被照护者不分病种同住一室。美国的济贫项目是在英国济贫法的基础上，从伊丽莎白时期的公共慈善制度中发展而来的[1]。在美国，由各州、市、县经营的济贫院通常位于农场，因此被称为济贫农场。济贫院项目主要由地方政府提供资金，但其资源有限，只能获得有限公共基金和善款。为了回应日益增长的虐待和肮脏生活条件的改善要求，一些州在 19 世纪中期成立了国家慈善委员会，由其监督和报告当地济贫院的运作情况。经过委员会的努力，济贫院的生活条件得到了一些改善，并将精神病患者与正常人、依赖他人的老年人与身体健全的人分开。在社会改革家多萝西娅·林德·迪克斯（Dorothea Lynde Dix，1802 - 1887）的不懈努力下，马萨诸塞州政府率先将精神病患者隔离在不同的设施中写进了法律。

1935 年，具有里程碑意义的《社会保障法案》颁布。此时美国正处于大萧条时期，许多老人目睹了他们毕生的积蓄凭空消失了。因此，联邦政府特别关注老年人的需求。与此同时，由于济贫院（poor house）的悲惨环境而引发了一场改革运动，老年人们更希望政府能提供以社区为基础的养老服务而不是机构养老服务。需要特别注意的是在《社会保障法案》里，老年津贴项目

---

[1] C. E. Rosenberg. *The Care of Strangers*: *The Rise of America's Hospital System* [M]. New York: Johns Hopkings University Press, 1995.

（Older Age Assistance Program）扮演着十分重要的角色。相较于直接提供社区养老服务，此项目的实施使得各州政府能够得到联邦政府的资金且可以直接给予到需要帮助的老年人，但法律明确禁止向居住在公共机构（如：济贫院）的人支付这些费用。由于该项法案仅为私立救济院及护理院发放救济金，其严重的副作用就是致使私立营利性机构快速成长，也因此促进了私营养老院的诞生[1]。

1946 年的《医院调查和建设法案》，俗称《希尔 - 伯顿法案》，提出联邦政府为各州建造新病床提供资金。该法案导致了一个意外结果，许多被替换的旧医院都改造成了养老院。此时，大量的养老院如雨后春笋般出现，随着大量老年人的入住，老年津贴项目的支出也逐渐增高。一直到 1950 年，《社会保障修正案》出台，其规定医疗费用要直接支付给养老院而不是个人。私营养老院必须和各州政府签订合同并获得服务补贴。各个州也陆续规定私营养老院需要获得资质才能获得老年津贴项目的资金（Older Adult Assistance）。由于修正案并没有对资质要求作出具体规定，从这个时刻开始，每个州对于私营养老院都有自己的标准[2]。

1965 年，依据《社会保障修正案》美国联邦政府开办了医疗保险计划（Medicare）和由美国各州政府开办的医疗救助计划（Medicaid）。这两个计划的建立给美国医疗保健领域带来了最具影响力的转变。医疗保险计划（Medicare）和医疗救助计划（Medicaid）是美国两大主要的公共保险项目。医疗保险计划（Medicare）主要针对急症护理并且不包含长期照护服务，其服务对象为 65 岁以上的老年人和部分特殊人群（如：残疾人、患有严重肾脏疾病的人）。医疗救助（Medicaid）主要针对低于联邦最低收入标准的低收入家庭，其服务内容为向这一部分群体提供专业医疗护理费用补偿以及因失能或意外伤病导致的长期照护费用补偿。随着这两个计划的诞生，长期照护服务成为了美国医疗保健系统的一部分，同时联邦和州政府成为了长期照护服务的最大支出方，长期照护机构服务也开始扎根于此。由于有了联邦政府和州政府资金的补助，各行业（特别是金融行业和房地产行业）资金大量涌入养老服务行业，

〔1〕　N. Eustis, et al. *Long - Term Care for Older Persons：A Policy Perspective* ［M］. Monterey, CA：Brooks/Cole Publishing，1984.

〔2〕　R. E. Phillips. *Crises in the Regulation of Long - Term Care* ［D］. Doctoral Dissertation：Western Michigan University，1996

形成并扩大了以连锁为主要发展方式的养老行业[1]。此外，医疗保险计划（Medicare）和医疗救助计划（Medicaid）的政策也更加偏向于将资金支付给易于管理的养老院而不是社区养老，要求覆盖养老机构中的长期照护费用，但不针对家庭，这也造成了对养老机构的偏爱。在这种立法情况下，联邦和州政府变成了长期照护服务的最大支付方，与此同时，受到政策的影响，养老院的利用率也越来越高，随着而来的政府支出也急剧增加。

当大量资金涌入私营养老行业的同时，问题也随之而来。由于缺乏有效的管理和详细的服务标准，许多养老院的服务质量令人堪忧，老年人对养老院的服务满意度也较低。一些养老院甚至出现了老年欺诈和老年虐待等这样骇人听闻的现象。1967年，为了回应公众对养老院欺诈和虐待等恶劣行为的强烈抗议，《社会保障修正案》提出各州政府需加强对养老院管理人员执照的管理。当这个修正案提出的时候，有一个十分有趣的地方值得注意，美国的医务人员和医院的资质都是由专业人士或者由专业机构授予。而养老院的资质和养老院的管理者的资质却是需要根据1950年的《社会保障修正案》的规定才能获得。对养老院管理人员资质的要求也不是出于行业的要求，而是由于公众对于养老院的欺诈和虐待的强烈抗议而产生的[2]。

最终在1968年，美国国会通过了《莫斯修正案》。该法案授权卫生、教育和福利部门（HEW）对Medicare和Medicaid的规定标准化，对不符合标准的养老院停止提供资金，这也为完善后期养老院的管理打下了坚实的基础。但该法案的最终版一直到1974年才正式颁布并在各州开始执行，符合该法案标准也成为养老院的最低标准。但该法案标准专注于医疗人员配备水平，医疗人员的从业资格，养老院的消防安全等硬性标准，后期也有不少批评的声音。许多人认为养老院在注重提供医疗服务能力的同时更应该注重医疗服务的质量[3]。同年，《美国老人法案》（Older Americans Act）颁布，并确定由卫生、教育和福利部门（HEW）主管老龄化问题。

[1] C. Hawes, et al. The RAI and the Politics of Long – Term Care: The Convergence of Science and Politics in U. S. Nursing Home Policy [R]. Report published by the Milbank Memorial Fund, 2007.

[2] N. Eustis, et al. *Long – Term Care for Older Persons: A Policy Perspective* [M]. Monterey, CA: Brooks/Cole Publishing, 1984.

[3] DHEW (Department of Health, Education, and Welfare). Long Term Care Facility Improvement Study: Introductory Report [R]. Washington, DC: Department of Health, Education, and Welfare, 1975.

（二）社区照护服务为主的时代

1974 年，《社会保障修正案》授权联邦政府将资金提供给各州政府扶持社会服务项目。这些项目包括：家庭主妇服务、保护服务、交通服务、日托服务、就业培训、营养和健康支持服务等[1]。同年，也开始实施专业护理机构的规定。对于人员配备水平、人员资质、消防安全和服务递送等标准都成为获得医疗保险（Medicare）和医疗救助（Medicaid）的补贴的基本条件。

1975 年，《社会保障修正案》第 20 条，也进一步强调了联邦资金应用于各州的社会服务项目。该条例目标是通过提供社区家庭服务和其他形式的低强度护理来减少不必要的机构养老。《社会保障修正案》的第 20 条设立了社会服务综合奖助金，其实质上是减少了联邦资金对各州社会服务的拨款，该修改案还将覆盖年龄范围扩大到全体人员而不仅仅是老年人，这也使得长期照护的资金来源受到了一定的影响。

1978 年，《美国老年人法案》修改案要求所有的州必须制定和实施养老院 Ombudsman 项目，并且优先考虑社区服务。

1980 年，《精神卫生系统法案》（Mental Health Systems Act）通过使用联邦政府资金继续为社区精神健康项目的发展提供支持，并强调减少机构养老服务中的此类项目。

美国卫生与公共服务部（Department of Health and Human Service）对身体脆弱的老年人的社区居家养老服务进行了质量和成本效益的评估，并一直持续到 1986 年。

1981 年，社区居家养老服务豁免项目〔Section 1915（c）〕作为《社会保障法》的修正案出台了。此项目允许各州提供社区居家养老服务，并扩大了人们享受长期照护服务的范围，而在此之前长期照护服务只能在照护机构中提供。各州也积极地扩大社区居家养老服务的规模，逐步减少机构养老服务的使用和费用。现在所有的州都向老年人、劳动年龄的残疾人和发育性残疾人提供社区居家养老服务豁免项目，其中还有一些州为艾滋病患者和有严重精神障碍

---

〔1〕　J. Lee. Aging Policy and Policy in U. S. Center for Human Resource Research，Ohio State University（PowerPoint slides，June 2004），2004.

者等特殊人群提供此项服务[1]。

1982 年,根据《税收公平与财政责任法案》(Tax Equity and Fiscal Responsibility Act),凯蒂·贝克特(Katie Beckett)医疗救助州计划(Medicaid state plan)允许各州为居住在社区的残疾儿童提供保险。而在此之前,这些儿童只有被送进护理机构才有资格获得医疗救助。

1987 年,OBRA – 87 的《养老院改革法案》规定了由医疗保险(Medicare)和医疗救助(Medicaid)认证养老院的质量标准,以应对养老院服务质量问题。从照护质量的角度来看,OBRA – 87 也是标志性的改革法案。这个条款规定工作人员:使用标准评估工具,及时完成书面照护计划,减少约束具有镇静药物的使用,增加职员,保护病人的权利,做好主力护理员的培训[2]。自从 OBRA – 87 标准实施以来,物理和化学禁止使用急剧下降,其他的积极的护理措施包括提高工作人员的水平,更准确的医疗记录,全面的护理计划,增加不连续性培训项目的使用,减少导尿的使用,以及增加居民活动项目的参与都发生了改变。此外,OBRA – 87 还规定了患者的全面评估过程,这导致了标准化的患者评估工具(Resident Assessment Instrument)的发展。这个评估工具旨在帮助养老院及时识别和管理慢性疾病、急性疾病的发作、药物不良反应或其他导致临床问题的因素[3]。但 OBRA – 87 的最终规则在法律通过后 8 年才公布。随着条款的强力执行,养老院的数量在下降,并且其照护质量也有所改善。同年,重新授权的《美国老年人法案》条例增加了六项不同的服务拨款授权,包括为体弱长者提供家居服务、LTC 专员、防止老年虐待、忽视和剥削。

同年,罗伯特·伍德·约翰逊基金会(RWJF)开始支持四个州(加利福尼亚,康涅狄格,印第安纳和纽约)实施长期照护公共/私人合作计划(Long Term Care Partnership Program)。该计划鼓励有长期照护服务需求的人们购买长期照护合作计划,以抵消他们对由医疗救助计划资助的护理需求。随着时间

[1] N. A. Miller, et al. Strengthening Home and Community – based Care through Medicaid Waivers [J]. *Journal of Aging and Social Policy*, 2006, 18 (1): 1 – 16.

[2] K. Stevenson. History of Long – Term Care. Retrieved April 2020 from http://www. elderweb. com/home/main, 2007.

[3] C. Hawes. Ensuring Quality in Long – term Care Settings. In D. Blumenthal et al. (eds.). Long – term Care and Medicare Policy: Can We Improve the Continuity of Care? [Z]. Washington, DC: National Academy of Social Insurance, 2003.

的推移，越来越多的州政府开始实施该计划，后面对于长期照护合作计划也有
详细的解释[1]。

1988年，医疗保险灾难法案——通过取消对大多数医院服务覆盖的时间
限制和建立了针对配偶因养老院费用而贫困的保护措施，扩大了养老机构
（SNF）的福利。但仍然不为长期监护的养老院支付护理费用。它还要求医疗
救助计划为收入低于100%固定资产和有限资产（合格的医疗保险受益人，
QMBs）的医疗保险受益人支付保险费和费用分摊。但医疗保险灾难法案在
1989年就被废除了，幸运的是针对配偶因养老机构费用和合格的医疗保险受
益人条款仍然保存。与此同时，国会成立了美国两党综合医疗保健委员会，建
议对医疗保健和长期医疗保健采取立法行动。该委员会改名为Pepper委员会
（The Pepper Commission），以纪念其创始人和第一主席克劳德·佩珀。

1990年，OBRA-90要求国家医疗救助计划为收入在100-120%的联邦
医疗保险受益人支付保险费。医疗保险的范围扩大到社区精神卫生中心的部分
住院服务。同年，Pepper委员会（The Pepper Commission）发布有关长期照护
服务和支持的融资选择报告，并针对LTC提出一系列建议，其中包括一项倡
议，该倡议建议建立政府或社会保险制度，以保证严重残疾者在家中获得合适
的照护，或经过短暂的护理后能回归原家庭，并为所有机构养老服务使用者
（无论他们停留多长时间）建立起保护贫困的最低保护标准。该法案还建议，
对有3种以上日常生活活动（ADL）障碍的老年医疗保险（Medicare）老年
人，在家庭护理服务的前3个月支付20%的费用。但这些建议从未付诸实施。

同年，美国颁布了《美国残疾人法》。该法案强调了使残疾人融入社区和
消除排斥和隔离的重要性。

1993年，克林顿的医疗保健计划推出包括扩大社区居家养老服务，改善
医疗救助制度（Medicaid）对养老机构的覆盖面，建立最低标准，提高长期照
护服务的质量，并通过税收激励鼓励购买长期照护保险等措施。但这个计划很
快遭到健康保险公司和商业组织组成的强大利益团体反对，同时医生和医院在
各个州的立法会议上也起到了同样的作用，导致计划从未实施。

1995年，医疗救助进行了更为激进的改革，养老院改革法案几乎被废除，
但通过消费者维权人士的干预，证明了改革条款的积极影响，废除法案得以

---

[ 1 ]　Alliance for Health Reform. Long-Term Care Partnerships：An Update ［Z］. Washington，DC：
　　　Alliance for Health Reform，2007.

避免。

1999 年，最高法院的奥姆斯特德裁决根据《美国残疾人法》促进了社区居家养老服务对残疾人的覆盖。

2001 年，医疗保险和医疗救助服务中心（CMS）、老龄选择系统管理中心对州和非营利机构拨款，以开发综合长期照护服务（LTSS）系统。

2005 年，《削减赤字法》向各州提供联邦资金，扩大社区的医疗服务；批准医疗救助资金遵循钱随人走（Money Follows Person，MFP）再平衡示范项目；允许各州为社区居家养老服务增加一项可选的医疗救助州计划福利；允许各州自行提供个人护理服务。该法案还将养老院医疗救助申请的资产转移回访期从 36 个月延长至 60 个月。其中扩大社区医疗服务是该法案的一部分，美国国会同意为各州在 5 年内拨款 18 亿美元，用于为目前在养老院接受医疗救助服务（Medicaid）的个人提供 12 个月的社区长期照护服务[1]。这项立法是国家长期照护服务政策的一个转折点，因为该法案将机构和社区服务之间的转换列为国家级的优先事项[2]。在这个项目中，当一个人从养老院转到社区时，以前支付给养老院的钱就会转到为这个人提供服务的社区。

此时，社区居家养老服务被认为是比机构养老更具有成本效益的选择，研究证据表明，扩大社区居家养老服务会降低长期照护的整体支出[3]。社区居家养老服务的使用能减少养老院服务的费用，同时也为许多以前没有获得社区居家养老服务的人打开了通道。另一方面，研究表明，社区居家养老服务显著提高了服务对象的生活质量。人们更喜欢限制较少的非机构设置，而不是在机构中接受长期照护服务。

长期照护合作计划（Long Term Care Partnership Program）最早于 20 世纪 80 年代末在 4 个州出现，后来得以迅速发展。通常老年人申请医疗救助（Medicaid）的长期照护资助需要经过家庭财产调查，个人财产应当在 2000 美元以内，其中包括主要住所、车辆和一些其他个人财产。但是根据长期照护合

〔1〕 J. Kasper，M. O'Malley. Nursing Home Transition Programs：Perspectives of State Medicaid Officials〔Z〕. Kaiser Commission on Medicaid and the Uninsured，2006.

〔2〕 V. Mor，et al. Prospects of Transferring Nursing Home Residents to the Community〔J〕. *Health Affairs*，2007，26（6）：1762 – 1771.

〔3〕 D. C. Grabowski. The Cost – effectiveness of Noninstitutional Long – term Care Services：Review and Synthesis of the most Recent Evidence〔J〕. *Medical Care Research and Review*，2007，63（1）：3 – 28.

作项目，这些过程就没有那么严格和复杂了。如果个人购买了政府获准的长期照护保单，家计式财产审查的限额可以放宽至长期照护保单的现金价值。2007年，已经有23个州加入了这个计划。但是，早期的证据显示，该项合作参与计划并没有显著减少医疗救助（Medicaid）的财政支出。政府审查办公室发现购买长期照护保险人群中大部分都是有长期照护服务的需求群体，他们原本就是要购买此项保险的，所以并不受长期照护合作计划的影响。此外，因为法律允许该计划的参与人拥有更多的财产，他们更容易获取医疗救助（Medicaid）的资助，这也导致了政府财政支出的快速增加。

2006年，《美国老年人法案》修正案签署成为法律，其中包括消费者长期护理规划的信息、基于证据的预防计划和针对有入驻机构风险的老年人的自主社区服务的原则。

（三）老年照护服务政策改革的时代

2010年，《平价医疗法案》（Affordable Care Act）的颁布是美国医保制度历史上的重大变革，这将使美国向"全民医保"的目标迈进一大步。奥巴马新医改法案的最初设想是为全民建立一个非营利性的公共保险机构，但随即遭遇了强烈的阻挠和反对，最终被迫放弃这一设想，而采取的一个妥协的方案，即法律强制雇主、个人购买商业医疗保险。奥巴马政府新医改法案的主要目的是实现美国医疗体系的"广覆盖、低成本、高效率"，改革途径是通过适当的政府干预实现全民覆盖，改善医疗体系的公平性，同时改革医疗保险市场结构，控制医疗费用的快速上涨。

奥巴马新医改法案中的一些主要条款，对于消费者购买长期照护保险构成了利好，为各州提供了新的选择。该法案激励各州改善长期照护服务的基础设施和扩大社区居家养老服务。这其中包括平衡激励计划、社区首选国家计划选项和MFP扩展等。此外，从2014年1月1日开始的5年期间，各州必须应用配偶贫困标准来确定配偶是否具有申请社区居家养老服务的资格。在此之前，这些标准仅适用于养老院居民的配偶。

2011年，美国第一批"婴儿潮"出生的人达到65岁。长期照护服务需求旺盛，但费用高昂且上涨速度快，中产阶级老年人长期照护压力与日俱增。由于其医疗保障体系的保障有限，医疗保险只为病人出院后在专业照护机构接受不超过100天的医疗性照护服务提供保障，非医疗性的长期照护费用并不再医疗保险的支付范围内。医疗救助只能支付穷人在疗养院接受长期照护服务的费用，并且不允许申请人自由选择护理机构。商业保险和医疗救助可以为美国富裕的老年人和十分贫困的老年人提供长期照护保障，但缺乏相应的制度为广大的中产阶级老年人提供长期照护保障。最后，购买老年商业长期照护保险的比率很低。由于商业长期照护保险保费高，核保严格，美国老年人较少购买商业长期照护保险，但高收入水平的老年人购买商业长期照护保险的比率明显高于低收入老年人。

鉴于公共长期照护服务有限的保障范围以及巨大的财政压力，商业长期照护服务存在高费用、高门槛、准入低的情况，在平价医疗法案的基础上，奥巴马政府签署了一项长期照护保险计划——《社区生活援助服务和支持计划》（Community Living Assistance Services and Supports，CLASS）。这是一项自愿性的长期照护保险计划，明确了联邦政府可以直接将长期照护保险售卖给公众，其目的是提供由个人保费捐款资助的国家自愿长期服务和支持（LTSS）保险计划。该计划参保对象为18岁以上且积极工作的劳动者。该计划没有核保，不会以参保人身体健康状况不好为由拒绝承保，其保险资金来源完全依靠被保险人的保费。保费需按月缴纳，全国统一，与参保人收入无关。该保费由政府主管，私人保险公司负责运营。

但该计划准入门槛低，参保人的逆向选择问题导致保险费率不断上升，致使计划难以持续稳定地进行。在推出19个月后，奥巴马政府就无奈放弃了该计划。

逆向风险高是该计划的缺点之一。该计划不具有强制性，允许参保人自由选择参保时间，其规定的最低缴费期限只有5年。这个规定给该计划带来了一个巨大的漏洞，对于参保人来讲，只要选对购买时间，基本可以稳赚不赔。而且该计划的保险金有没有最高限额限制，如果参保人的生命剩余时间较长，那么他领取的保险金将会远远超过其所缴保费。另一方面，该计划的保险金与缴费多少无关，而且只要参保人符合条件就可以一直领取。这些显而易见的好处会更加刺激劳动者购买此保险计划，从而造成逆向风险。此外，该计划忽略了一个重要的事实，即多数美国居民都是在有明显长期照护服务需求时才购买保险，很少有人在年轻时购买长期照护保险。这样的设计很难让CLASS计划能够长久发展。

保费偏低，缺乏财政支持是该计划的另一个缺点。美国精算师协会的专家认为，如果 CLASS 计划的保险金要达到平均每日 75 美元，并且要保证未来75年内都要有充足的偿付能力，那么预定的每月 123 美元的保险金只能满足所需资金 77%。医疗保险及医疗救助服务中心的首席精算师认为，CLASS 计划的月平均保费应调整到 240 美元。一些专家甚至认为保费需要提高到 354 美元才能保证偿付能力。三种预测下的月平均保费都高于现行预定保费。此外，政府不为 CLASS 计划提供相应的财政补贴，这使得仅依靠参保人缴纳的保费和用保费购买政府债券获得的利息收入来维持 CLASS 计划的偿付能力将变得非常困难。从另外一个角度来看，该计划的保险金设置也不合理。该保险金远远低于长期照护服务的成本，预期参保率很低，大大限制了保险风险的分散作用。

2012 年，《美国纳税人救助法案》废除了《社区生活援助服务和支持法》，并成立了有时限的两党长期照护委员会。这个委员会向国会提交报告，审查长期照护政策和项目问题。该报告就长期照护服务的提供和劳动力提出了建议。但该报告没有达成筹资建议的相关协议，取而代之的是提出了筹资办法。

2014 年，医疗保险和医疗救助服务中心（CMS）最终确定了新规定，规定医疗机构必须符合的条件，才能被视为提供医疗救助服务的"社区居家服务"。

2015 年，CMS 修订了养老院的五星级质量评级体系，反映了机构养老服务标准的提高。

（四）老年照护服务政策评价

总体而言，美国长期照护相关法律较为健全。美国老年人长期照护法律体系的建立与完善可以分为三个阶段：

第一，老年人长期照护法律体系的初创阶段。1950 年，杜鲁门总统在美国联邦社会保障部的支持下，召开了第一届老年人工作会议；1952 年，依据社会保障法，拨付第一批联邦基金用以实施老年人的社会服务计划；1956 年，在美国联邦健康、教育与福利部设立专管老年事务的职位以共同承担职责；同年，艾森豪威尔总统设立联邦老年事务委员会；1965 年 7 月 14 日颁布实施美国老年人法案。依据该法在联邦健康、教育和福利部内建立了美国老龄管理局，并要求联邦各州都建立相关机构。至此，美国的老年人长期照护法律体系已经初具规模。

第二，老年人长期照护法律体系的发展完善阶段。1967 年，老年人法案补充了老年行政管理局在老龄化领域研究个人需求的条款；反歧视老年人法案颁布实施；老年行政管理局由从健康、教育与福利部直属转隶至新成立的社会与康复服务部之中。1969 年，老年人法案修正案规定为示范计划提供财政拨款。1972 年，在法案中又增加第七章"国家老年人营养计划"。1973 年，根据老年人法案综合服务修正案建立了老年行政区域代理机构。1974 年，社会保障法修正案第二十章授权许可各州实施社会服务计划。在这一时期，不仅从机构设置上对老年人长期照护的政府机构进行调整，而且与老年人长期照护的其他配套工作也通过立法逐步展开。

第三，老年人长期照护法律体系的新发展。在这一阶段，美国国会通过几次对老年人法案的修正案详细规定了老年人长期护理中各种机构的具体职能。1978 年老年人法案增加新的第六章，规定认可印第安部落组织为老龄工作机构。老年人法案修正案规定每个州必须建立长期照护监察员计划。1981 年，第三届老年人会议重新批准通过的老年人法案中将实行监察员制度的范围扩大至董事会和护理之家。1984 年，重新核准的老年人法案阐明和重申了州和地区老龄工作机构在协调以社区为基础的服务和管理国家优先服务的基金方面的责任和义务。1987 年，护理院改革法案规定护理设施所在地在老年人需要保护和辩护服务时，由监察员直接进行调查。同时，在这一时期对老年人长期照护的财政支持也通过各种专项法案或修正案不断增加。1987 年，多项预算协调法案对护理院进行改革，涉及护理助理的培训、检查和资质许可。

但严格意义上，美国并没有建立专门的长期照护服务保障制度。提供长期照护服务的项目主要来自于社会医疗保障系统中的医疗保险（Medicare）、联邦政府对各州医疗救助计划（Medicaid）以及商业保险市场中的私营长期照护保险。美国社会医疗保障制度的最初目的是为大多数老年人、低收入家庭的儿童和具有享受医保待遇资格的家庭提供基本医疗保障，作为社会医疗保障子系统的医疗保险（Medicare）和医疗救助（Medicaid），提供长期照护保障项目无疑也是符合社会医疗保障制度的定位。

目前，美国长期照护服务的资金来源主要由政府投入和投保人的缴费构成。具体表现为：对于公共长期照护计划而言，医疗救助（Medicaid）的资金完全由政府提供（其中联邦政府承担 55%、州政府承担 45%），医疗保险（Medicare）根据投保人投保的类型不同资金的来源各不相同，类型 A（住院保险）的保费由国家薪金税和联邦政府提供，被保险人不需要缴纳保费，类型

B（补充医疗保险）的保费由投保人按月缴纳，政府给予一定的税收补贴。对于商业长期照护保险而言，照护保险的资金主要来源于参保人缴纳的保费，但原则上每日最高支付额度不超过150美元。美国长期照护的服务形式主要是以社区居家照护为主，比如美国全方位的养老服务计划（PACE）。目前在美国的31个州有233个PACE中心正在运行，反映了该模式在文化、种族多样性方面具有很强的适用性。PACE机构资金的筹集方式是一种整合了医疗保险（Medicare）和医疗救助（Medicaid）的新型融资模式。PACE模式通过在社区内提供一站式的服务将短期医疗和长期照护结合起来，即使是高龄失能老人仍然可以长时间在他们熟悉的环境中生活。

### 二、美国老年照护服务的实践

长期照护体系作为一个全方位综合照护体系，涉及到多方面要素的协调配合。本部分将从服务内容、服务结构、服务层次、支持性政策和影响因素等5个方面来梳理美国长期照护服务。其中，服务内容是指长期照护服务中的具体服务项目，服务结构是指长期照护服务中服务对象、及其需求评估、服务方式等方面，服务层次是指服务的递送机制、服务质量控制和服务效果。支持性政策则包含筹资方式、服务费用分担和人力资源情况。服务内容是基本、服务结构是核心，服务层次是关键。

长期照护服务内容包括个人基本日常事务（activities of daily living，ADL）和其他日常事务（instrumental activities of daily living，IADL）。个人基本日常事务主要是洗澡、穿衣、如厕、转移、吃饭等，其他日常事务主要是家务、财务管理、药物管理、购物等。长期照护服务是支持性的而非治疗性的，帮助人们改善或保持最佳的身体状态和生活质量，使失能人群能够最大程度地独立生活。

美国作为自由主义福利国家的代表，更加注重市场化，其长期照护保险制度完全实行市场化的商业保险模式，鼓励商业化机构养老，由长期照护服务需求者向保险公司购买服务。长期照护的资金主要来源于政府的投入和投保人的缴费。资金筹集方式主要通过Medicare、Medicaid、商业长期照料计划和私人现金支付来实现。在公共照护计划中，长期照护服务的对象主要是65岁以上的老年人及残障人士。Medicare的保费主要根据投保类型分为政府承担和个人缴纳政府补贴两种。Medicaid的资金则由联邦政府和州政府共同承担。

美国商业保险与护理机构形成长期合作，在降低照护费用负担的基础上对社会保险不足的地方进行补充，政府也会对其给予引导和监管，从而共同推动长期护理保险的发展。

### （一）多样化的老年照护服务内容

美国长期照护服务主要可以分为两大类：正式照护和非正式照护。正式照护服务是由长期照护服务机构提供的有偿服务，根据失能和疾病严重程度，正式长期照护又分为机构长期照护服务（长期或短期入住）和社区与居家长期照护。非正式长期照护主要由家庭成员或朋友无偿提供，并且家庭成员是长期照护的主要提供者。社区长期照护适用于失能程度较轻的老年人，机构和居家长期照护适合于失能较严重的老年人。

美国提供正式长期照护服务的机构是规范且有偿的，需要付费的长期照护提供类型主要有：养老院（nursing home）、成人日间照料服务中心（adult day service center）、住宿照护社区（residential care community）、居家照护机构（home health agency）和临终关怀机构（hospice）。养老院和住宿照护社区主要提供机构照护服务，成人日间照料服务中心和居家照护机构主要提供居家照护服务。为了规范服务机构的服务行为和服务质量，这些机构基本上受到了联邦或州政府的监管。成人日间照料中心和住宅护理社区由州政府监管，家庭保健机构和养老机构都是由 Medicaid 或 Medicare 认证的，临终关怀机构则是由 Medicare 认证的。在这些服务机构中，约 7% 是成人日间照料服务中心，18.6% 是家庭保健机构，6.6% 是临终关怀机构，占比最多的服务机构是养老院（23.8%）和住宿照护社区（44.1%）。[1]

长期照护服务具体的服务项目有社工服务、心理健康和咨询、治疗（物理治疗、职业治疗、和语言治疗）、护理、药物、临终关怀等。基本上所有的服务机构都提供社工服务。所有的临终关怀都有社工服务，大部分的机构（88.5%）和居家照护机构（82.5%）也提供社工服务。大约一半的成人日间照料服务中心（52.1%）和住宿照护社区（51.1%）提供社工服务。临终关怀机构（97%）、养老院（87.6%）和住宿照护社区（55%）都会提供心理健康和咨询，仅有三分之一的成人日间照料服务中心提供这项服务。几乎所有的

---

〔1〕 National Center for Health Statistics. Long – term Care Providers and Services Users in the United States，2015 – 2016〔R〕. 2019.

养老院（99.5%）、收容所（98.2%）和居家照护机构（96.3%）都提供治疗服务，超过七成的住宿照护社区（71.4%）和几乎一半左右的成人日间照料服务中心（46.7%）也提供治疗服务。所有居家照护机构、临终关怀机构和养老院（100.0%）都提供专业的护理服务，大多数成人日间照料服务中心（64.5%）和住宿照护社区（66.1%）也提供此项服务。几乎所有的养老院（97.2%）和超过五分之四的住宿照护社区（83.6%）提供药物和药剂师服务，而提供这些服务的成人日间照料服务中心（30.0%）和居家照护机构（4.9%）则较少。约80.7%的养老院提供临终关怀服务，而67.7%的住宿照护社区、20.8%的成人日间照料服务中心和5.7%的居家照护机构提供临终关怀服务。所有养老院和82.8%的住宿照顾社区提供膳食和营养服务，而成人日间照料服务中心提供这些服务的比例为67.8%。

（二）个人需求为主导的老年照护服务结构

1. 以个人为主导的资金来源模式

在以市场为导向的长期照护保险运行模式下，商业保险公司占据主要地位，商业照护保险的资金主要依靠投保人的个人缴费。在美国的公共计划中，长期照护主要是为部分65岁及以上的老年人和失能者提供长期照护资助，而购买商业保险的失能与认知障碍者在经过评估后也能得到偿付。

由于美国老年人的长期照护服务资金来源有一部分来自于政府，且不同的政府项目针对的人群和服务项目也不同，所以通常根据资金来源来区分服务对象和服务内容。

（1）老年照护保险（Medicare）。Medicare的保费根据投保类型分为政府承担和个人缴纳政府补贴两种。Medicare主要针对65岁及以上的老年人，不足65岁的残障人群（但该人群需要领取社会保障残疾保险），和患有ALS或者肾病末期的人群。Medicare支付长期照护服务的项目有限，具体项目的情况如下：

住院。病人需有住院三天以上的证明，并在30天内转入Medicare认证的医疗机构；对于专业护理（skilled care），需医生为病人开出证明。

治疗疾病所需的服务。当医生为治疗疾病开出必要的医疗处方时，Medicare会支付下列服务：（1）由Medicare认证机构提供的物理治疗、职业治疗和言语治疗。（2）医疗社会服务，帮助解决因疾病而引起的社会、心理、文化和医疗问题。如解释如何使用卫生保健和其他资源，并帮助病人了解疾病。

（3）医疗用品和医疗穿戴设备，如轮椅、氧气和拐杖等。对于医疗穿戴设备，Medicare 支付批准金额的 80%，个人支付 20%。对于特殊人群（如中风、帕金森、ALS 等），Medicare 的支付时间会相对延长，以避免因停止治疗而导致身体状况进一步恶化。只要这些服务在医学上是必要的，而且医生每 60 天重新安排一次，那么病人接受这些服务的时间是没有限制的。

临终关怀（hospice care）。如果病人患有绝症，不再寻求治愈，而且寿命预计不会超过六个月，Medicare 将为其提供临终关怀。对于临终关怀，Medicare 将支付控制疾病症状和减轻疼痛的药物，Medicare 认证的临终关怀机构提供医疗和支持服务，有限的暂息护理，以及不在 Medicare 支付范围内的其他服务，如悲伤咨询等。可以选择在家中、养老院或临终关怀机构接受服务。Medicare 也支付一些短期住院和护理人员暂息的住院护理费用。

由此可见，Medicare 对长期照护服务的条件很严格且覆盖范围十分有限，主要集中在急症治疗和短期的急性护理服务（post - acute care），其服务内容时间都有限制。若选择在养老院（nursing home）接受术后护理，Medicare 的报销最长时间是 100 天，比平均术后所需护理时间短 22 天。如果在家，那仅仅只是短时间的支持。对于非专业护理（non - skilled assistance with ADL），Medicare 不予支付。

（2）老年照护救助服务（Medicaid）。Medicaid 是联邦和州政府的联合项目，是长期照护服务的最大支付方，旨在帮助低收入或低资产人群支付部分或者全部医疗费用。其针对人群需符合州政府低收入或低资产要求。有一部分人是符合 Medicare 和 Medicaid 的双重标准的，但 Medicaid 的仍然支付了大部分费用。符合两个标准的人群基本上是患有残疾的老年人和年轻人。

在联邦法律和法规的指导下，联邦政府提出了最低要求标准，各州制定和管理的 Medicaid 项目具有很大的灵活性。每个州的标准也不一样，州政府对于如何运行项目有很大的决定权。州政府可以改变服务的覆盖范围、资格要求和报销范围，但制定的 Medicaid 长期照护项目都需要在 CMS 备案。联邦政府对州政府制定的 Medicaid 长期照护服务项目提供了大量的资金支持，会根据各州的收入情况来确定医疗救助百分比（FMAP），然后在对各州进行拨款。根据标准的匹配率，各州对符合条件的受益人支付护理和社会服务费用，并获得联邦政府的补贴。2018 年，最少的医疗救助百分比为 50%，最高的是密西西比州的 75.65%。相较于各州的支出，联邦政府的支出更多，实际匹配率更高，这是由于不成比例的共同支付、供应商税收、支付上限等一系列隐性支出造成的。按照等级人数计算，Medicaid 是长期照护服务最大的支付方。在 2016年，Medicaid 的总支出达到 5759 亿美元（包括联邦政府和州政府的支出），占据美国医疗支出总额的 17%，占据 GDP 的 3.1%。每个州的长期照护服务都包含强制性服务和选择性服务，可以反应其如何应对联邦政府对医疗救助项目的要求。强制性的服务是指联邦政府要求的服务，选择性服务则是州政府根据其州的基本情况来选择性地提供其他类型的长期照护服务。

（3）资格审查。联邦法律强制要求包含特定群体：低收入家庭、符合资格的怀孕妇女和小孩、老年人（65 岁及以上）、盲人和永久残疾（由社会保障局规定）。一般来说，除了通过《平价医疗法案》扩展和示范项目提供的资格审查外，65 岁以下的非残疾人不符合 Medicaid 的资格，除非他们需要照顾一个需要抚养的孩子。有些人因为残疾而有资格申请 Medicaid，其中可能包括患有多种疾病、癫痫、失明、艾滋病、脊髓和创伤性脑损伤、精神疾病等。Medicaid 遵循社会残障保险/补充保障收入（SSI）规则，此规则将残疾定义为无法工作而不是功能或认知障碍。

Medicaid 的资格评判主要是依靠收入和资产。在大部分州，人们只要满足了 SSI 的要求就自动满足了 Medicaid 的要求。SSI 的收入等级是联邦贫困标准的四分之三。一般来讲，老年人、盲人和残疾人的个人资产不能超过 2000 美元，夫妻不得超过 3000 美元，这个规定自 1989 年以来从未改变过。各州可以选择用其它方式来决定哪些群体能够获得 Medicaid。2015 年，10 个州选择用比 SSI 更严格的标准来限制入选资格。但使用这个标准的前提是州政府必须允许老年人和残疾人将支出降低到州的规定水平。21 个州选择贫困标准来评定入选资格，该标准能够覆盖超过 SSI 限额的老年人和残疾人。32 个州将残疾老年人和青年纳入其医疗需要人群中，涵盖了收入不符合标准资格但有高额医疗支出的个人。对于需要机构护理的人，44 个州使用特殊收入规则，规定为收入不超过 SSI 水平 300% 的个人也提供 Medicaid 的服务。该标准适用于机构护理和 Medicaid 社区居家养老豁免资格。17 个州对社区居家养老服务〔Section1915（i）〕作出了修正计划，允许接受没有养老院级别护理的个人获得社区居家养老服务。

2016 年，在平价医疗法案的基础下，各州选择扩大 Medicaid 的范围，对处于和低于 133% 联邦贫困线的个人也提供 Medicaid 服务。这个标准为那些不符合 SSI 资格的低收入残疾人提供了保险，包括那些轻度残疾的人、仍在工作的残疾人，及收入或资产超过正常 Medicaid 资格水平的人。但需要注意的是，这部分人群并不享受 Medicaid 的长期照护服务。

对于需要 Medicaid 来支付其护理费用的人群，他们需先从收入中支出护理费用，并且接受资产审查，以判断其是否有资格。若在其过去 5 年的资产审查中出现了不良资产转移，将会收到罚金并取消评审资格。其中有部分残疾人仍然希望获得就业机会并且在社区生活，但 Medicaid 和私立长期照顾保险费用并没有针对这部分人的服务，许多州政府允许这些有工作的残疾人拥有相对较高的收入，并且可以每个月购买 Medicaid 的服务。

（4）医疗保险（Health insurance）。对于年满 18 周岁且具有购买意愿和购买能力的公民均可购买商业长期照护保险。商业保险公司会根据被保人年龄、职业、健康状况、承保方式、保险金给付额、服务等待期等确定不同的缴费保额，被保险人的年龄越低，缴费率越低，但大部分的医疗保险所覆盖的范围有限，和 Medicare 基本相同。如果医疗保险包含长期照护服务项目，其内容也仅限于短期的、急需的专业医疗护理。和 Medicare 一样，专业医疗护理都限制了时间（小于 100 天），对于家庭护理的覆盖仅限于专业的医疗护理。商业保险可以帮助支付 Medicare 中附加的部分费用。例如，每天提供 137.5 美元，用于支付 Medicare 认证的养老院从 21 天到 100 天的费用。

由于商业长期护理保险费用高昂，对于收入有限的个人和家庭而言，支付私人长期护理保险是一项沉重的负担。这种情况对于只能依靠退休收入的老人更为严重。此外，商业保险支付项目有时间和数量上的限制。尽管政府通过税收激励政策和与保险公司合作来鼓励人们购买商业长期护理险，但经过 30 多年的发展，其市场份额仍然有限。其他商业保险项目主要包括：长期照护保险、逆向房贷（reverse mortgages）、人寿保险（life insurance options）、养老金（Annuities）等。

（5）现金（out - of - pocket spending）。大概超过四分之一的长期照护费用需要患者自己支付，其中大约一半的养老院患者用自己的积蓄支付费用，这也直接反映了美国长期照护的融资结构。由于缺少完善的长期照护保险体系，无论是政府还是商业保险机构都将因疾病而带来的风险留给个人。政府只负责 65 岁以上老年人、低收入和低资产等特殊人群。

2. 个性化需求评估

长期照护的需求通常是基于个人的功能状况来定义的，主要是判断其是否需要基本日常事务和其他日常事务方面的服务，而不受其原因、年龄、接受服务地点、人工服务还是机器服务、服务是有偿的还是无偿的等因素限制。需要长期照护服务的人群包括：有智力和发育、身体残疾、行为健康问题、脊髓或创伤性脑损伤、致残的慢性病等问题的人群。这些人的年龄、性别、社会经济地位、居住情况、获得护理信息的途径，以及他们的健康或残疾状况都会决定他们使用长期照护服务的类型、数量和时间。

2018 年，有 1400 万的成年人需要长期照护服务，大约 790 万（56%）是 65 岁以上的老年人，610 万（44%）是 18 岁到 64 岁之间。绝大多数有长期照护服务需求的人群都居住在社区。2018 年，约 90% 的人群选择在社区接受服务，另外 10% 在养老机构接受服务。接受服务的频率和强度因人而异，并且每个人对长期照护服务的需求也随着时间而变化。例如，长期瘫痪的人需要 24 小时的长期照护服务，而不是这种情况的人可能一周只需要几个小时的帮助。

由此可见，需要长期照护的人群覆盖了整个年龄段。无论是青年人还是老年人都可能会需要长期照护服务，但随着年龄的增长，其需求往往也会增加。到 2050 年，美国 65 岁以上的人口预计增长到 8790 万，占总人口的五分之一。85 岁及以上的人口预计增长两倍，约 1890 万，占美国总人口的 5%。身体残疾和认知障碍的老年人数大概 1570 万。这些高龄老龄人口日常生活中很少有人能够得到帮助，并且该群体残疾率相对较高，对长期照护需求也更高。2018 年，85 岁以上的老年人中约有 42% 接受过长期照护服务，18 岁至 49 岁的人群中约有 2% 需要长期照护服务，50 岁到 64 岁的人群中约有 5% 的人群接受过长期照护服务。

3. 服务方式：从机构逐步过渡到以社区居家为主

美国长期照护服务的方式主要有居家、社区和机构照护三种，居家照护是指老年照护的主要场所回到家庭之中，支持不仅来源于家庭，还有一定的外部支持可以依赖。机构照护是老年人长期照护服务中最常见的类型。照护服务的内容与方式取决于老年人的需求，美国建有多个层面的长期照护服务平台，以适应老年人需求的多样性。

2013 年，约 400 万的家庭照顾者为需要帮助的成年人提供了约 370 以小时的日常生活照料服务。他们的无偿贡献经济价值大约为 4700 亿美元。家庭照顾者提供了全方位的支持，甚至还提供了复杂的医疗照护。约 60% 的家庭照顾者在忙于工作的同时也兼顾照护责任。若没有家庭提供帮助，许多需要长期照护服务的人群将会缺失最重要的长期照护支持。长期照护需求者也会通过有偿服务来满足其需要。这种类型的服务也是十分必要的，它适合那些无法提供家庭支持或者家庭支持不能完全满足其需要的人群。在过去的 20 年里，社区居家养老服务呈现出一种上升的趋势。其中很大的一部分原因是因为人们更加倾向于在社区或者家中接受长期照护服务。另外一些原因是对州政府履行最高院 Olmstead 裁决中的义务和残疾人法案的回应，其指出残疾人有权根据其需要在最合适的环境中获得服务。

（1）机构养老服务。机构养老服务在美国的长期照护历史中占据着重要的位置，经过多年的发展，其市场相对成熟。目前机构养老服务的类型主要包括养老院（nursing home）、住宿照护社区（residential care community）。养老院分为两级，其中托底一级几乎完全由 Medicaid 资助。住宿照护社区主要包括辅助生活住宅（assisted living setting）、寄宿和照护之家（board and care home）和持续照护退休社区（continuing care retirement community）。

持续照护退休社区是一种大型非营利性老年人独立生活的高级社区。以社区为基础，为老年人提供医疗护理与养老服务。不同于我国老年人到家庭所在社区进行医疗保健的社区养老模式，它是一种提供全方位服务、包括住房、居民服务和健康照顾的机构。住宅类型包括普通住房、别墅等，入住老人拥有租住权，不能通过购买获得房屋产权。社区包含生活自立单元、生活协助单元、特殊护理单元三种功能区，实现了健康照顾、生活协助、康复服务甚至临终关怀的一站式服务。入住持续照护退休社区的老年人，其生活基本能够自理且身体健康。申请入住生活自理单元时，机构会要求出示申请者能够自理的健康证明。通常，首次入住的老年人都是搬进生活自理单元。当老年人自理能力下降，社区作出相关评估后，需要至少一种日常生活活动帮助的老年人会搬去生活协助单元，该生活单元提供照护，评估后需要全天护理及相关医疗护理的老年人就搬去特殊护理单元生活。

养老院是为长期卧床患者、晚期姑息治疗患者、慢性病患者、生活不能自理的老年人以及其他长期照护服务的患者提供医疗护理、康复促进、临终关怀等服务的医疗机构。其服务是最综合的，重点在于医疗保健，适用于每天需要不间断监管和医疗服务的老人。养老院的房间通常为独立单间或者共享房间，由于入住老人对医疗护理的高度需求并且患有严重疾病、生活无法自理，所以只有介护区。部分养老院有针对老年痴呆患者的特殊护理区。

养老院内居住的老年人大部分年龄在 85 岁以上，极少部分在 65 岁以下。80 岁以上的老年人通常需要三种以上日常生活活动帮助，能够行走的老年人中大部分也需要他人监管，一半以上的老年人还有失禁，超过三分之一的人有听力或视力障碍。养老院中至少一半的老年人受痴呆症影响，存在记忆问题或在做出日常决策时存在困难，部分短时间入住的老年人是为了接受出院后的康复治疗或临终服务。

辅助生活住宅重点是为半失能、失能老人提供便利。运营者可以是营利性公司、非营利组织或政府。辅助生活住宅中居住的老年人仅需要日常护理，其中 40% 的居民至少需要三种日常生活活动帮助，如吃饭、如厕、洗澡等服务。房间能容纳轮椅通行，各州的住宅设计都符合本地相关老年人法规。

寄宿和照护之家在美国没有一个标准的名称，各地区略有不同，如成人家庭住宅、集体住宅等，总体来讲，它是开设在普通住宅区内，对少数老年人提供长期照护服务的小型养老机构，其服务水平低于养老院，与辅助生活住宅提供的服务相同，仅提供 ADL 协助服务。两者不同之处在于照护规模的大小，寄宿和照护之家的入住人数在 20 人及以下。

辅助生活住宅、寄宿和照护之家的对象都至少需要一种日常生活活动帮助。入住前，有相关专家对入住者所需护理水平进行评估，并匹配与其生活能力相适应的辅助设施。也有部分因疾病、受伤或手术恢复而暂时居住的老年人，他们通常在康复后离开。

在 2016 年，大约 29 万人参加了成人日料中心，81 万人居住在住宿照护社区。养老院中大概有 134 万人，其中大约 60 万（43%）在养老院享受服务的时间小于 100 天，79.4 万（57%）在养老院的时间超过了 100 天。

（2）社区居家养老服务。由于历史的原因，Medicaid 的针对机构养老的服务项目较多，每个州都要求覆盖机构养老服务，对于社区居家养老服务则是选择性的。因此，每个州的 Medicaid 社区居家养老服务千差万别。各州还可以提供可选的服务有个人护理计划、社区优先计划〔Section 1915（k）〕和个人自助服务〔Section 1915（j）〕等。各州通过 Medicaid 提供的长期照护服务必须是以福利为导向。从支出来看，最低的州 Medicaid 对社区居家养老服务的支出占比 21%，最高的州达到 78%。除此之外，使用机构养老服务和社区居家养老服务的人群也不一样。80% 的年轻残疾人倾向于使用社区居家养老服务，而 50% 的老年人倾向于使用机构养老服务。尽管各州对 Medicaid 的服务项目、资格评审具有很强的自主性，但不允许由等候名单。

在过去的 20 年里，Medicaid 的社区居家长期照护服务项目取得了相当大的进展。2013 年，社区居家养老服务支出占 Medicaid 长期照护服务项目总支出的 46%，而在 2002 年，此支出只有 32%。Medicaid 主要支持三类社区居家养老服务。第一，家庭健康服务，这是一个联邦政府强制性的服务；第二，个人护理服务，州政府的选择性服务；第三，社区居家养老服务豁免计划，这个计划允许各州可以在某些联邦要求之外，帮助机构养老的人员向社区居家养老服务过渡。这些年 Medicaid 对社区居家养老服务的支出增长很大一部分是通过豁免计划来完成的，特别是 Section 1915（c）。

各州通过 Section 1915（c）和科研示范项目（Section 1115）提供社区居家养老服务。Section 1915（c）通常被认为 Medicaid 社区居家养老服务，该计划允许州政府突破 Medicaid 的收入和资源限制，为需要机构照护的人群提供社区居家养老服务。2014 年，Medicaid 的社区居家服务豁免计划占据 Medicaid 社区居家养老服务总开支的 51.5%。Section 1915（c）在 Medicaid 长期照护服务中份额和费用占比都是最大的。在 Section 1915（c）的前提下，州政府能够将之前不包含在内的医疗和非医疗服务也纳入服务范围。州政府还将目标人群设定为符合机构护理标准的人，并且限制经 CMS 批准接受服务的人群数量。在部分州，需要长期照护服务的人群超过了豁免计划的最大数量。因此，并不是所有有资格的人都能获得社区居家养老豁免服务。当名额达到上限或资金短缺时，州政府不得不建立等候名单。等候名单的数量随着时间的推移也越来越多，从 2005 年的 26 万人到 2015 年的 64 万人。各州为了缩减开支，可能实施限制性的财务和功能资格标准、名额上限、服务项目限制或等候名单。

亚利桑那州、罗德岛州和佛蒙特州没有 Section 1915（c）条豁免计划，而是通过 Section 1115 提供社区居家养老服务。Section 1115 允许各州向美国卫生和公众服务部申请示范项目，这些项目旨在节省开支和提高服务效果。在 2016 年，11 个州在 Section 1115 的基础下，开展了管理模式的长期照护服务。这样，各州对于 Medicaid 的社区居家长期照护服务有了更强的自主性，其资金来源也有较多选择。各州在平价医疗法案的框架下可以有多种社区居家养老服务计划可实施。其中"钱随人走"计划（Money Follows Person，MFP）加强了机构养老与社区居家养老的衔接，减少了从机构养老转到社区居家养老服务的障碍。"平衡激励"计划（Balancing Incentive Program，BIP）激励了各州扩大社区居家养老服务项目的可选择性，促进了社区居家养老的基础设施升级。部分州为了抢先完成管理财政任务，在实施这些计划的过程中，还得到了联邦政府资金的支持。目前，各州政府都在以各种形式来实施上述计划。

（三）市场为主导的老年照护服务层次

1. 服务的递送

从历史上看，大多数州 Medicaid 项目的服务递送和支付模式都是按照服务收费（fee－for－service，FFS）的方式为用户提供服务和支付费用的。FFS 支付模式是按照服务的数量来收取费用，与用户的健康效果和服务质量没有关系。随着医疗改革持续进行，FFS 的缺点也越来越多。因此，各州 Medicaid 项目一直在扩大管理式护理和其他服务递送和支付模式来代替按服务收费的模式。2015 年，CMS 公布了一项关于旨在推行现代化 Medicaid 管理式护理的条例。各州创新服务递送和支付模式的试点项目在这种情况下应运而生。由于各州以各种不同的方式将支付方式和服务提供模式进行了整合，Medicaid 的长期照护服务递送模式在各州之间存在很大的差异。

目前，越来越多的州选择通过管理式护理模式来提供长期照护服务。管理式护理模式不仅能够改善护理服务，增加社区居家服务的可及性，还能节省开支和改善健康结果。[1] 从 2011 年到 2016 年，选择管理式护理模式的州的数量从 12 个增长到 22 个。2016 年，有 11 个州实行了以科研示范项目（Section 1115）为基础的管理式护理模式，覆盖大约有 90 万人，其中大多数是老年人、残疾人和少量的智力发育障碍患者（Intellectual and Developmental Disabilities，IDD）。这些豁免计划要求健康计划提供全面的福利，包括：机构养老服务、社区居家养老服务、急性和初级保健服务等。这些豁免计划也鼓励增加社区融合、社区居家服务的可及性、自我服务导向等。

此外，CMS 和各州正在测试金融协调倡议（Financial Alignment Initiative）的模式，该倡议旨在统一 Medicare 和 Medicaid 的服务递送系统，并改善和协

---

〔1〕 MUSUMECI. Medicaid and Long－Term Services and Supports：A Primer 〔R〕. The Kaiser Family Foundation，2015.

调 13 个州中符合 Medicare 和 Medicaid 双重资格人群的长期照护服务。目前，有 11 个州正在进行资本模型试点，该模式由 CMS 和各州签订合同，为符合 Medicare 和 Medicaid 双重资格的参保人员提供综合性服务。健康计划接受混合支付，并负责协调参保者的全部护理需求，包括初级护理、急症护理、行为保健服务和长期护理服务。这些试点的早期结果看起来前景不错，但是随着计划的持续进行，有必要进一步了解其在更大范围内的作用。

基于风险的资本管理式护理模式提供 Medicaid 的长期照护服务的州数量预计会增加，同时也有部分州仍在推行管理收费服务模式（managed fee – for – services model）。管理型护理模式至今还未经过测试，但为协调护理服务和扩大社区居家养老服务可及性提供了可能。鉴于长期照护服务使用人群的脆弱性和确保受服务群体能够独立在社区中生活，对管理式长期照护系统的监督也是十分重要的。

这个举措的目的是协调改善护理服务的质量，减少不必要的住院，提高用户的满意度。尽管管理式护理模式有不少优点，但这种模式仍面临一些风险。为了节约成本，管理式的医疗机构可能会减少服务，以较低的费率支付给机构，以及不及时批准服务。最近的一项研究也证明了这一点，住宅护理机构反映一些管理式护理机构降低了支付比例，这使得养老机构不愿意为具有 Medi-caid 资格人群提供服务。[1]

2. 质量监督：机构监督为主

美国的长期照护服务质量监督机制主要以养老院的质量监督为主，对家庭护理机构的监督较少。当前所使用的长期照护质量框架可以追溯到 1986 年医学研究所（Institute of Medicine）的报告—《提高养老院护理质量》，该报告描述了质量问题并建议加大对长期照护质量监管改革。这也直接导致了 1987 年综合预算调节法（OBRA'87）的建立，并重新定义了美国长期照护服务质量。该联邦法案加强了对养老院质量标准的检查和实施，合并了 Medicare 和 Medicaid 的标准，并要求对用户进行全面的评估，对养老院的护理人员设定了最低要求，定期对养老院的服务结果进行检查。尽管 OBRA'87 提出了很多优先级之分的标准，但最重要的变化是以用户为中心，以结果为导向的标准。OBRA'87 赋予长期照护与医疗照护同等的质量监管要求，并将用户与家属的

〔1〕 M. Lepore, M. Knowles, K. A. Porter, et al. Medicaid Beneficiaries' Access to Residential Care Settings [J]. *Journal of Housing For the Elderly*, 2017, 31 (4): 351 –366.

反馈也纳入质量监管中。同时，该法律规定了养老院可以获得 Medicare 和 Medicaid 补贴的条件。

联邦政府负责监管养老院（nursing home）、居家照护机构（home health agency）和临终服务（hospice），州政府主要负责对住宅护理（residential care）、个人护理（personal care）和其他社区居家养老服务（HCBS）进行管理。州卫生和社会服务机构负责对长期照护服务进行质量检查（CMS 用联邦的标准来检查）。养老机构的定期检查相对比较频繁（大约每 9 到 15 个月一次），居家照护服务和临终关怀服务大概每三年会接受一次检查，对投诉内容的检查也包含在定期检查内。住宅护理、个人护理和社区居家养老服务的定期检查由州政府所决定，但通常会比养老院的检查频次要低。

此外，根据评估数据，有一些针对养老院、临终服务机构和居家照护机构的联邦质量监管措施，但没有关于住宅护理、个人护理和社区居家养老服务的相关数据。例如，许多联邦养老院的质量监管措施都是利用 CMS 的最小数据集合（minimum data set，MDS）这个工具来判断整体医疗保健水平，了解护理服务需求和识别长期照护服务问题。该数据集包含每个季度的用户需求评估数据。CMS 也会定期向公众、养老院、居家照护机构和临终服务公开质量调查数据，但社区居家养老服务的数据较少，且各州差异较大。CMS 的养老院网站上还会公布个别养老院的详细检查数据和违规处罚结果。每年根据各州提供的调查数据和投诉数据，养老院会结合 CMS 的五星评价系统生成一个综合全面的评分，养老院的人员配比和质量相关措施都是来源于 MDS 数据。2017 年，CMS 开始公布 Medicare 认证的临终关怀机构的质量分数，但星级评分结果和联邦调查的质量问题报告还没有公开报告。

美国老年人法案（OAA）规定长期照护服务 ombudsman 项目致力于帮助解决养老院和住宅照护机构的问题。2016 年该项目的修改案明确指出，应覆盖所有的长期照护服务用户。

尽管长期照护的法案取得了不小的进展，养老院和住宅护理的质量问题仍然频繁出现在报纸和研究报告中。人员配备水平、虐待和忽视、未满足用户需求、质量问题等反复出现。因此，有效监管护理服务水平和绩效对于各州和联邦政府提升长期照护服务质量十分重要。然而，长期照护服务质量的监督并没有临床服务质量监督那么严格。除此之外，每个州的长期照护服务的绩效监督各不相同，有必要制定一套统一的长期照护质量标准，以科学评价服务中的结构要素（如：护理人员配备情况）、服务递送过程（如：受益人对服务评价的及时性）或服务结果（如：服务后状况改善）。随着长期照护服务需求人群的增长以及人群类型的日益多样性，精简评估程序、改进报告反馈机制和审查高效性都需持续完善，这对改善长期照护服务质量至关重要。

（1）养老机构质量。养老院的营业资格由各个州政府认定，但是为了获得 Medicare 和 Medicaid 的资金和认证，各个养老院也会遵守其质量标准。2010 年，《美国健康法》——患者保护和平价医疗法案（Patient protection and affordable care act，PPACA）——增加了养老机构结构和其所有权的公开透明度。具体而言，各个机构除了报告其管理和治理情况以外，也会对其运转情况和所有权情况进行公示。参与条件须按照联邦法律的规定和要求，但监督遵守这些标准的任务则落在各州政府上。在 ORBA'87 的基础上，每个州都需要建立一个监管机构。虽然各州对于认定营业资格负有主要责任，但在认定过程中，所有的机构都必须遵守联邦的要求和检查规程。

经过 Medicare 和 Medicaid 认证的养老机构在监管中必须遵守联邦政府和各州平价医疗法案所制定的质量标准。平价医疗法案是自 1987 年养老院改革方案以来的第一个关于机构护理质量的全面法案，其内容包括养老院透明度和改善方案，老年人司法法案，病人安全和防虐待法案。此法案要求 CMS 和养老机构必须采取相关措施，以提高养老机构的透明度、责任感、执行力和防止虐待。例如，CMS 必须建立一个全国性的照护人员数据库和报告系统，并且对各个机构人员配备情况进行摸底调查和设立投诉系统。各个养老机构须公开其营业性质、管理方式、资金状况、服务项目情况、CMS 质量达标情况等。各州和 CMS 将根据联邦法案要求对长期照护质量标准持续进行统一规划，各个养老机构也将持续提高其服务水平。

（2）社区居家养老服务质量。随着各州政府持续对社区居家养老服务进行资金投入，社区养老中的长期照护服务质量监督也在进一步完善。完善和统一 Medicaid 的社区居家养老服务质量标准对于 CMS、州政府和各方都是至关重要的。Section1915（c）豁免计划，作为 Medicaid 社区居家养老中最大的项目，CMS 在 2014 年对其质量标准报告进行了修改。

（3）管理式长期照护模式服务质量。各州对于基于风险、成本管理的服务模式很感兴趣，因此有必要对服务的可及性和服务结果进行监督。2013 年，CMS 对于此种模式的质量监控提出了指导方针。实施新模式项目的各州与

Medicaid 现有的质量监督措施形成了一个整体，评估和改善受益人的护理质量和生活质量。

（4）各州长期照护项目质量情况。许多州都是以社区和家庭为基础提供长期照护服务。每个州都会充分利用联邦、州政府的资金来开展长期照护项目，其根本目的在于尽可能帮助老年人独立生活。各州主要通过各州和当地建立的老年网络管理这些服务。每个州的立法机构关于长期照护服务的决定都影响着老年人、残疾人及其家庭的日常生活和福祉。随着长期照护服务需求的增长，各州议员面对紧张的预算需要做出艰难的扶择，在提高长期照护服务质量的同时也要降低成本。

此外，为了加快改善长期照护服务，2017 年，由 The commonwealth fund 和 The SCAN foundation 赞助，基于各州提供的数据，来衡量长期照护发展质量。提出用 4 个维度来衡量高质量的长期照护服务，分别是：负担能力和可及性、自主选择性、对非正式照顾成员的支持性、养老机构的过渡效率。[1]

负担能力和可及性这个维度主要通过三个指标来衡量。对于中等收入和高收入人群长期照护服务的可负担程度，为低收入群体建立有效的安全网，需求者能否方便获取其所需的支持。佛蒙特州通过其护理选择计划（Choices for Care program）提供长期照护服务，该计划由残疾、老年和独立生活部管理，属于 Medicaid 1115 的豁免项目。该项目可以为符合 Medicaid 标准的老年人和患有身体残疾的年轻人提供长期照护服务。鉴于机构养老的成本太高，佛蒙特州将机构和社区居家长期照护服务比例调整成一比一，现在已经超过了该比例。该州减少了需要机构养老的登记人数，2017 年，大约有 46% 的人住在养老院。该州的残疾、老年和独立生活部门还选择将储蓄进行再投资，为没有资格享受养老院护理和中等需求的长期照护人群增加服务的可及性。

自主选择性这个维度主要是衡量各州对于长期照护需求者对照护方式的选择空间有多少。威斯康星州为了给需求者提供更多的选择，该州设立了几个创新项目来扩大长期照护需求者的选择。主要有家庭护理项目（family care）和 IRIS 项目，这些项目都是为符合 Medicaid 豁免项目的人群提供社区居家养老服务。家庭护理项目主要是通过管理式护理来提供长期照护服务，是一种按月的付费方式。这不仅能较好控制成本，还能在一定程度上提高服务质量。管理

〔1〕 S. Scotti. Long – Term Services and Supports：Case Studies from Four States ［R］. The National Conference of State Legislatures，2018.

式的护理服务组织将与威斯康星州的老龄化和残疾资源中心合作，以确保有一个团队来协调参保人所需的长期照护服务。符合资格的参保人可以在家庭护理项目和 IRIS 的项目中自主选择所需的服务及服务时间。

对于非正式照顾成员的支持主要是减轻家庭成员的经济、身体和情感负担。明尼苏达州针对有全职工作或者兼职的非正式照顾者，为其雇主提供资源来支持员工的护理需求，如灵活的工作场所和制定如何满足员工护理需求计划。明尼苏达州 2013 年通过了第 840 号法案，扩大了员工的病假适用范围，包括可用于照顾成年子女、配偶、兄弟姐妹等家人和亲属。2015 年，明尼苏达州通过了参议院第 107 号法案，旨在更好地支持家庭护理人员。[1] 这两个方案的陆续推出，对非正式照顾者给予了很大的帮助。

养老机构的过渡效率主要是以支持需求者的社区生活为基础，减少长期在养老院的停留和不必要的住院。由于需要长期照护的人群往往都是年长的老年人或伴有残疾、慢性疾病和功能障碍的人群，他们可能需要在各种不同的护理机构中过渡以获得所需的医疗保健和服务。不同护理机构的过渡涉及到不同的长期照护项目、服务提供者等，高效率的协调将会降低成本和提高护理质量。减少不必要的无效过渡将有助于提高个人及家庭的生活质量。当个人准备好回家过渡时，促进平稳过渡也可以让其更快地适应。2017 年，纽约州将几项房屋支持性的政策纳入到 Medicaid 的项目当中。该州投资了州级和地方项目，为支持长期照护服务、租金和基础设施提供了补贴。该州还为长期照护需求者提供了信息资源，包括健康服务、社会服务、保险和福利信息。目前，纽约大概有 53 个本地项目在为长期照护需求者提供一站式服务，以尽量减少在机构之间的过渡。

（四）老年照护服务支持性政策

1. 费用分担：Medicaid 为主要支付主体

与儿童和 18 - 64 岁的成年人相比，老年人和残疾人的比例较小，但这两部分人群占了绝大部分 Medicaid 的支出。2015 年，Medicaid 的总支出约 5530 亿美元。其中老龄人口占据了 8% 的 Medicaid 登记资格人群，但有 16% Medicaid 的支出用于该群体。同样，残疾人登记人群中每个人的花费都超过平均水

---

〔1〕 The Office of the Revisor of Statutes. 181. 9413 Sick Leave Benefits, Care of Relatives City. 2015（https：//www. revisor. mn. gov/statutes/？ id = 181. 9413.

平，2015 年残疾人花费为 19478 美元，老年人的花费为 14323 美元。相比之下，其他有资格的群体（如：儿童）每个人花费均少于 6500 美元。

此外，符合 Medicaid 资格的人数很多，但真正使用长期照护服务的人数并不多。2013 年，长期照护服务用户占总人数 5.9%，长期照护在 Medicaid 的支出中占了 41.8%，这些费用中包含机构和非机构的支出。支出数据表明，这些长期照护服务费非常高昂。老年人和残疾人依靠 Medicaid 来支付其护理费用意味着他们已经耗尽了全部个人积蓄。从 1996 年到 2008 年，50 岁及以上的成年人中有近 10% 的人把钱花在了符合 Medicaid 的项目上，其中一半以上的用户使用了个人护理服务或养老院服务，或二者兼有。[1]

2015 年，用于长期照护服务的支出总额为 1580 亿美元。由于 Medicaid 扩大了资格群体，新福利的提供，长期照护服务占 Medicaid 的支出比例正在逐步下降。从 1995 年到 2015 年，长期照护服务占 Medicaid 总支出的比例从 38% 降到 32%，其峰值在 1996 年和 1997 年，达到了 40%。

尽管长期照护服务费用在 Medicaid 总支出中所占的比例较小，但仍在持续增加。其中社区居家养老服务在长期照护服务中的支出增长尤其明显。社区居家养老服务支出在 2010 和 2015 财政年度之间增长了近 36%（从 666 亿美元增长到 806 亿美元）。相比之下，机构的开支增长在过去十年中有所放缓。在 2010 和 2015 财政年度之间，机构长期照护服务基本保持不变，约为 710 亿美元。[2]

2. 人力资源：多学科小组协作

目前，长期照护服务劳动力十分短缺。15 岁至 64 岁的女性中有超过一半比例都在工作，家庭规模持续减小，而且家庭成员和老年人分开居住的情况也较多。这些因素直接对非正式照护构成了威胁，并且也增加了对正式照护服务的需求。长期照护体系在许多州都面临着劳动力短缺的问题。美国劳工统计局预测，到 2026 年，居家照护者的需求将增长 41%，而且该预测还未能反映出 2026 年后 85 岁及以上的老龄人口的急剧增长。直接照护者大部分都是女性，

〔1〕 J. M. WIENER, W. L. ANDERSON, G. KHATUTSKY, et al. Medicaid Spend Down：Implica-tionsfor Long – term Services and Supports and Aging Policy ［J］. *Long Beach*，*CA：The Scan Foundation*. http：//www. thescanfoundation. org/sites/thescanfoundation. org/files/tsf＿ ltcfinanc-ing＿ medicaid – spend – down – implications＿ wiener – tumlinson＿ 3 – 20 – 13＿ 0. pdf，2013.

〔2〕 S. EIKEN, K. SREDL, B. BURWELL, et al. Medicaid Expenditures for Long – term Services and Supports（LTSS）in FY 2015 ［J］. *Cambridge*，*MA：Truven Health Analytics*，2017.

但在同一时期，20 岁—64 岁的女性劳动力参与率的增长预计相对较慢。此外，直接照护者大部分都是移民，这部分人群容易受到移民政策的潜在影响。需要长期照护的人口增长和可用劳动力增长之间的巨大不平衡会直接威胁到长期照护服务的获得，并且还会急剧增加护理成本。

目前，美国的长期照护主要是由正式老年服务组织提供，其中多学科小组是其社区照护服务的一大特点。正式照护团队主要包括：注册护士（registered nurse），执业护士（licensed practical nurse）或执业职业护士（licensed vocational nurse），护工（aide）、社工（social worker）和活动人员（activity staff）。2016 年，共有 146 万名护理人员和 35000 名社会工作者提供了服务。大约 63% 在养老院，20% 在住宿照护社区，9.7% 在居家照护机构，5.7% 在临终关怀机构和 1.3% 在成人日间照料中心。由于社会工作者和护理人员的工作特点，两组人群分布在不同的机构。在成人日间照料中心（56.8%）、养老机构（63.9%）和住宅照护社区（83.3%），绝大多数工作人员都是护工。然而，在居家照护机构（53%）和临终关怀机构（48%），绝大多数都是注册护士。在成人日间照料中心（11.3%）和临终关怀机构（11.4%）的社会工作者较多[1]。

3. 长期照护政策支持

1990 年，《美国残疾人法案》通过，规定禁止歧视残疾人群，该法案也是重新平衡长期照护公共资金结构的一个重要里程碑。其中第二章明确指出，州和地方政府不能拒绝向残疾人提供公共服务，也不能拒绝其参加非残疾人士的项目或者活动。

1999 年 6 月，在 Olmstead 的案件中，最高法院通过了《美国残疾人法案》关于残疾人融入社会的规定，进一步要求各州将服务一体化，促进了社区居家养老服务更加广泛覆盖残疾人，以满足残疾人需求。法院建议各州可以通过制定全面、有效的工作计划来减少机构化养老服务，增加社区居家养老服务，减少等候名单的时间。2009 年，在 Olmstead 案件的十周年，奥巴马政府发起了社区活动年计划。当时，司法部开展了一场积极的运动，以法律形式确保精神障碍患者和其他残疾人能够获得社区居家养老服务。在残疾人法案和 Olmstead 决定通过之前，各州 Medicaid 的机构主要通过三个方式（家庭健康、个人护理和 Section 1915（c）社区居家豁免计划）来提供长期照护服务。

---

〔1〕 Nationala Center for Health Statistics. Long - term Care Providers and Services Users in the United States：2015 - 2016〔R〕, 2019.

此外，支持长期照护发展的还有 1965 年美国老年人法案，该法案创建了国家级老龄网络，包括美国老龄管理局、州老龄机构和地方老龄机构，确保医疗保健和长期照护服务平等的发展机会。

自从 Olmstead 的决定以来，联邦政府批准了一系列的授权和示范项目资金，这激发了各州的创新活力。在 2001 和 2009 的财政年度，CMS 向 352 个选择改变社区生活的项目拨款 2.84 亿美金，支持各州通过监管、行政、项目和基础设施融资等改革提供长期照护服务。

2005 年，《赤字消减法案》授权钱随人走项目（Money Follows Person，MFP）为示范项目。该项目为各州符合从机构过渡到社区居家养老的人提供联邦医疗援助（Federal Medical Assistance Percentage，FMAP）配套资金。42 个州都参与了该项目，并且根据平价医疗法案，该项目延长至 2016 年。另外，《赤字消减法案》修改了《社会保障法案》中的 Section 1915 计划，在该计划多加了一个分段（i），授权州政府一项可选服务，可以在 Medicaid 的计划下提供社区居家养老服务。此外，《赤字消减法案》还建立了长期照护合作伙伴计划，该计划使得消费者可以购买长期照护保险，并且在各州特殊规则下仍有资格申请 Medicaid。

2010 年，社区生活援助服务及支持计划（Community Living Assistance Services and Support program，CLASS）推出。该计划旨在为工作的成年人提供保险，以抵消未来需要长期照护服务的成本。该计划是一个全国性的自愿保险计划，参保对象为 18 岁以上且积极工作的劳动者。CLASS 计划没有核保，不会以参保人身体健康状态不好而拒绝承保。保费按月缴纳，全国统一，与参保人收入无关，医疗及公共卫生服务部规定的保费标准为每个月 123 美金。但考虑到偿付能力和现金收益是否充足等因素，该法案在 2013 年被《美国人纳税人救济法案》废除了。在废除了 CLASS 法案后，国会成立有时效性的联邦两党长期照护委员会。在 2013 年 9 月，该委员会提供了一份报告，其概述了服务递送、劳动力和融资建议。如：建立综合护理团队，数据共享、培训家庭照护者、公共和私人融资平衡发展。该委员会还建议建立一个全国咨询委员会，负责统筹管理和开展长期照护工作。随后，在 2014 年，CMS 颁布了新的医疗机构规定，并随后修订了养老机构的五星质量评价标准。

## 三、个人与市场相结合的模式

过去的 20 多年里，美国的长期照护取得了重大的发展。尽管长期照护的很多方面已经得到了改善，但依然没有达到应有的水平。考虑到未来人口老龄化的挑战，长期照护还需要进一步完善。目前长期照护服务的覆盖人群、非正式人员支持、正式照顾的劳动力、资金来源等都是影响和制约长期照护发展的重要因素。

尽管长期照护服务已经覆盖了一定的人群，但仍然存在不匹配问题。联邦和州政府在长期照护服务领域的大部分支出都分配给了符合 Medicaid 要求的低收入重残老人。然而，居住在社区的老年人中，只有 10% 获得了 Medicaid 并接受了社区居家服务。另一方面，养老院中的老人大约三分之二接受了 Medicaid 的帮助。对于那些没有资格申请 Medicaid 的人群，仅有 7% – 8% 有长期照护保险。大部分老年人都是用自己的积蓄来支付社区的支持性服务。当个人资产耗尽的时候，他们必须依靠政府的资助体系。为中等收入人群或轻度残疾人群提供必要的帮助是当前长期照护体系中所缺少的一环。

据不完全统计，非正式照顾者自愿为老年朋友和家庭成员提供了四分之三的长期照护服务。2019 年，家庭照护人员提供的长期照护护理价值大约为 4700 亿美元。[1] 然而，现代家庭的结构使得照顾老人成为了一项具有挑战性的活动。家庭结构越来越小，且家庭成员并不一定居住在一起。家庭照顾者不仅需要协助其日常生活，有时还需要为他们提供复杂的医疗护理服务。大约有一半左右的非正式照顾者需要为老年人提供多种慢性病和认知疾病方面的护理。除此之外，许多非正式照顾者在照料老年人的同时还要兼顾自己的工作和家庭。非正式照顾者是许多老年人能够生活在社区的关键因素，但针对非正式照顾者的支持却是极其有限的。

正式照顾的劳动力不足问题一直困扰着长期照护服务行业的发展。如人员流动率高、招聘和留用率低等。

资金也是一个长期困扰的问题，长期照护的资金来源碎片化导致其效率低下。目前，Medicaid 和 Medicare 是长期照护的主要资金来源，大约占据总支出的三分之二。然而，Medicare 的支出仅包含养老机构中的急性护理，其针对长期照护服务的范围极其有限，Medicare 并不是真正意义上的长期照护支出方，这就导致 Medicaid 成为长期照护服务的主要资金来源。然而长期照护所依赖的资金来源 Medicaid 主要针对的是低收入人群，作为社会安全网来救助低收

---

〔1〕 PHI. Understanding the Direct Care Workforce. 2018（https：//phinational. org/policy – research/ key – facts – faq/.

入人群。无论是机构还是社区居家长期照护服务，其费用都十分昂贵。机构长期照护服务一年的费用预计会超过 89000 美元，社区居家服务一年的费用预计会超过 48000 美元，成人日间照料服务中心的费用预计超过 18000 美元。[1]然而于 65 岁及以上的家庭年收入中值约为 44000 美元，这些费用对大部分人来讲都是难以负担的。这也间接导致了部分中产阶级在退休以后，都需要依靠 Medicaid 所提供的长期照护服务了。随着老龄化越来越严重，联邦和各州政府也面临着更大的预算压力。

尽管美国的长期照护服务仍然存在一些问题，但美国作为自由主义福利国家的代表，更加注重市场化，其长期照护保险制度完全实行市场化的商业保险模式，鼓励发展商业化机构养老是值得学习和借鉴的。

---

〔1〕 GENWORTH. Cost of Care Survey 2018，2018，https：//www. genworth. com/aging – and – you/finances/cost – of – care/cost – of – care – trends – and – insights. html.

# 第六章　外国老年照护服务的新趋势

西方福利国家的基本特征是，不仅具有完善的社会保险制度与社会救助制度保证社会成员的基本生活，而且还具有全面的社会福利制度与社会服务体系实现社会成员的发展与幸福。社会服务构成福利国家的重要内容，是实现社会保险、社会救助乃至社会福利制度的目标的重要途径。基于上述基本学理，养老保障制度不但包含养老金制度、老年救助制度以及老年福利制度，更需要系统全面的老年照护服务体系，老年照护服务是实现养老金、老年救助以及老年福利制度目标的重要手段，只有将养老金制度与老年照护服务体系结合起来，才能实现真正意义上的养老保障。

20 世纪 90 年代以来，随着西方人口老龄化的进一步发展，加上经济发展速度降低，社会福利制度面临巨大压力，福利国家改革的深度进行，养老保险制度以及老年照护服务体系改革成为西方国家重要的改革内容。需要指出的是，因养老保险制度大都是建立在缴费基础上的权利与义务相关联，尽管西方国家采取了诸如延迟退休年龄、降低养老金待遇标准等重要改革措施，这种改革因养老金制度本身的权利与义务关系而改革空间相对较小。相比较而言，老年照护服务体系中权利与义务关系不像养老金制度那样严格而规范，所以，老年照护服务体系的变化实际上是福利国家改革中比较复杂、更加富有现实可行性的内容。20 世纪 90 年代以来，西方国家老年照护服务在福利国家改革中变化，与此同时，西方福利国家也是在老年照护服务的发展变化中推进改革，而西方老年照护服务的重要变化表现在老年照护服务的去机构化并走向家庭化，老年服务的非正规化及其支持体系建设，以及瑞典等国家推进的老年照护服务的地方化等。

## 一、老年照护服务的家庭化

### （一）老年照护服务的去机构化

1. 英国老年照护服务的去机构化

英国在 20 世纪末推行老年社区照护服务后，倡导"去机构化"。而这种去机构化又是和老年照护服务的社区化、家庭化与私营化紧密结合在一起逐步发展过来的。1990 年《社区照护服务法》颁布之后，英国社区照顾的内涵又有了新的变化。为了避免高度的家庭化使得更多的照护服务被中产阶级所获，英国提倡服务购买者与提供者相分离。[1] 此时的政策重点在于大力支持独立的非营利机构和私人部门介入社区照护服务，减少公共部门的福利供给，通过这些独立部门的加入改进照护服务并增加老年人的选择。由于私人部门的引入，社区照护服务开始发生根本性的变化。英国开始对需要居住照料和长期照护服务的老年人进行家计调查，根据其家庭情况酌情收费，侧重对低收入以及其他困难群体的援助。服务主要由独立的非营利机构和私人部门提供，政府和家庭共同负担费用。目前，英国社区照护服务相当部分的照护服务是由家庭成员以及志愿者机构等非正式护理人员以无薪方式提供的。而且这些护理人员以女性为主，尤其是家庭成员中的女性配偶或者是成年的儿媳与女儿。但随着人口老龄化的加剧，越来越多的高龄老年人对照护服务的需求不断增加，而提供这种照护服务的人数将远远不能满足护理需求。据欧洲经济合作组织的数据预测，英国潜在的家庭成员等非正式护理人员数量将在 2050 年大量减少。[2] 而同时英国国民对于长期照护服务和社区照护服务的需求却将达到高峰，尤其是对于非正式照护服务的需求数量从 2006 年的 220 万人预计将增长至 2050 年的 300 万人。[3] 从欧洲经济合作组织国家的平均水平来看，2010－2050 年，当一国 65－79 岁的低龄人口占总人口的比例从 10% 增长为 15% 时，该国劳动适龄人口的比例就会从 67% 下降到 58%，超过 80 岁的高龄老人比例从 4% 将上

〔1〕 The National Health Service and Community Care Act 1990. http：//www. legislation. gov. uk/uk-si/1991/388/introduction/made，1991，No. 388.

〔2〕 OECD. Sizing up the challenge ahead：Future demographic trends and long－term care costs. Source OECD Finance & Investment / Insurance & Pension，2011，6.

〔3〕 M. Karlsson，et al. Future Costs for Long－term Care Cost Projections for Long－term Care for Older People in the United Kingdom [J]. *Health Policy*，2006，75（2）：187－213.

升至 12%。[1] 于是，社区的老人们就更加难以依赖家庭成员等非正式照护服务人员来得到照护服务。此外，年轻一代提供照顾意愿的降低会使得护理需求的缺口进一步扩大。

在英国，社区照顾充分利用家庭成员、亲戚朋友、邻里以及其他社会服务组织等非正式的力量来提供多元化的照护服务，[2] 希望避免完全机构化这种缺乏情感关怀的养老照顾方式，试图通过"去机构化"来实现有利于老年人身心健康的"正常化"老有所养的生活。需要注意的是，这里所说的"去机构化"并不是完全否定养老机构的作用，而是强调要弱化养老机构的服务，更多地引入社区和其他非营利或者是营利组织来共同提供照护服务，实现养老服务提供的多元化。2010 年，英国发布的白皮书《健康生活，健康国民：英国的公共卫生战略》为英国未来的公共健康设定了一个长远的前景，其目的是创造健康的服务，并通过以地方政府和社区为主体，为居民提供更加个性化、预防性的服务，提高人们的健康和福利，解决不平等问题。这些目标的完成需要社会各方共同承担责任，健康、社会照料服务和社会支持的提供需要个体、社区、志愿部门、英国国民健康保险部门以及地方政府的共同协作，更广泛的支持服务还包括住宅照顾等。[3]

英国健康护理协会在 2005 年至 2010 年之间报告了需要强化家庭照顾的人数增加了 24%，[4] 而其中多达 80% 的需被照顾居民患有痴呆症。[5] 此外，由于女性就业率上升和无子化，非正式照顾者的数量会越来越少，尤其是女性非正式照顾者。当紧缩经费融资和卫生服务压力加大时，正式的社区照顾问题变得更加紧迫。英国社区照顾的提供是一个混合经济，其中独立部门特别是私营部门占主导地位。独立部门 1993 年只提供了 5% 的家庭照料服务，但到

〔1〕 OECD. Sizing Up the Challenge Ahead：Future Demographic Trends and Long - term Care Costs. Source OECD Finance & Investment / Insurance & Pension，2011，6.

〔2〕 何雨，王振卯. 社区照顾：城市养老模式的第三条道路 〔J〕. 南京社会科学，2009（1）：96 - 100.

〔3〕 L. Buckner，et al. The Impact of Demographic Change on the Infrastructure for Housing，Health and Social Care in the North of England 〔J〕. *Applied Spatial Analysis & Policy*，2013，6（2）：123 - 142.

〔4〕 UK Home Care Association（UKHCA）. Care is not a Commodity，Commissioning Survey 〔Z〕. 2012.

〔5〕 C. Quince. *Low Expectations*：*Attitudes on Choice*，*Care and Community for People with Dementia in Care Homes* 〔M〕. Alzheimer's Society，2013.

2011 年，这一比例已经上升到81%。[1] 92%在监管机构护理质量委员会注册的护理院在 2009 年之前都属于独立部门。[2]

2. 美国老年照护服务的去机构化

美国退休人员协会 2005 年的调查显示，有 85%的老年人表示他们更愿意住在自己熟悉舒适的环境中，服务提供商面临让家庭和周围环境尽可能舒适的挑战，非正式照护服务开始成为老年人的首选方式。但是非正式照护服务的程度高度依赖于个人拥有的社会支持网络，因此非正式系统只适用于那些可以依靠近亲和朋友支持的人。对于那些没有足够的非正式支持网络的人来说，正式的系统是他们所依赖的。并且，随着时间的变化，他们的需求也不断发生变化，老年人特别关注于寻找可负担得起的、高质量的、并且是完全可获得的综合服务。一般来说，老年人的生活需要各种各样的社会支持服务，但随着女性在劳动力市场的地位提升和无子观念的普遍化，诸如朋友、家庭成员的照料等这些可以满足老人需求的非正式照护服务逐渐减少，越来越多的老人会依赖专业照护服务和私人服务。[3] 为了给老年人提供更加多样化的服务，应该让足够数量的专业人员接受培训，照料家中的长者、满足老年人的各种需求。但是，应该看到，相对于家庭照料来说，护理员的专业照护服务或者是私人医疗照护服务都是较为昂贵的，大部分的医疗救助资金都只用于为低收入者支付养老和医疗服务费用。越来越多的中产阶级难以负担沉重的医疗、长期照护服务费用。通常我们认为如果一项政策能够起到促进家庭关系稳定和团结时，其家庭化程度就是较高的。尽管正式照顾的发展减轻了家庭成员的照料责任，但是高额的费用又在一定程度上给家庭成员造成了另外的经济负担，降低了整个家庭的福利水平，亲属关系也会在日渐减少的接触中有所弱化，从而降低了养老服务政策的家庭化程度。同时，我们也应看到，全方位照顾计划的核心理念仍然是以个人主义为主的市场竞争，尽管它的实施能在一定程度上缓解家庭内部矛盾，但是却也减少了家庭成员之间的情感交流和相互依赖，因而其家庭化程度是相对较弱的。

[1] UK Home Care Association (UKHCA). An Overview of the UK Domiciliary Care Sector [Z], 2012.

[2] C. Eborall, et al. The State of the Adult Social Care Workforce in England, 2010: The Fourth Report of Skills for Care's Research and Analysis Units [J], 2010.

[3] K. L. Guo, R. J. Castillo. The U. S. Long – term Care System: Development and Expansion of Naturally Occurring Retirement Communities as an Innovative Model for Aging in Place [J]. *Ageing International*, 2011, 37 (2): 210 – 227.

(二) 老年照护服务的家庭化

1. 德国老年照护服务的家庭化

德国还通过一系列辅助性政策强化家庭成员对于老年照护服务的热情，调动家庭内部成员成为老年照护服务的人力资源。对于劳动力市场中的个体而言，面对临时性的家庭照护服务需求，每人每年享有大约四周的照护服务假期。与此同时，社会法典第 11 篇第 44 条规定，家庭照护服务者理应享有同等的年金、工伤与失业等社会保险，遵循长期护理保险"居家照护服务优先"的原则，因为居家照护服务而没有正式工作或是减少原有工作时数的家庭照护服务者，由长期照护服务保险机构为其提供相应的社会保险。[1] 此外，家庭长期照料者还有权享有失业保险，自愿参保者在照护服务工作的 24 个月内，如果已经缴纳了至少 12 个月的失业保险费，并在护理工作之前已经存在失业保险关系或者享受失业津贴，就可以向联邦保险局申领失业保险。当然，如果个体在家庭照护服务实施期间仍想续保失业保险，保费须由个人承担，但对于停薪留职的处于照护服务假期间的家庭照料者，护理保险机构每月为其支付7.06 欧元[2]。作为与长期照护服务保险绑定的社会健康保险，当照护服务者处于照护服务病假状态时，依据其配偶的健康保险缴费状态缴纳最低保费或者完全不缴，长期照护服务保险则根据申请对其进行保费的偿还。一般而言，护理保险公司为家庭照护服务者提供每月 130.2 欧元的补充健康保险保费以及每月 16.38 欧元的长期护理保险保费。[3] 通过为家庭照护服务者构建一整套优惠的社会保险体系，政府在整体就业率下降而女性劳动力占比上升的背景下，试图有效地将进入劳动力市场的女性重新吸引回到家庭场域之中，以重塑传统家庭文化中的照护服务互助网络，增强家庭内部的团结力。

为了保证家庭成员照护服务的质量和可持续性，提高老年照护服务供给效率，在 2008 年长期护理保险改革行动中，德国政府专项成立照护服务小站

〔1〕 林谷燕. 居家照顾者社会保险保障之探讨：以德国长期照护保险法相关规定为例〔C〕. 挑战 2025 超高龄社会：社会福利实务与学术研讨会论文集，2012.

〔2〕 T. Lampert, et al. Socioeconomic Status and Health：Results of the German Health Interview and Examination Survey for Adults〔J〕. *Bundesgesundheitsblatt Gesundheitsforschung Gesundheitsschutz*, 2013, 56（5-6）：814-821.

〔3〕 江清馦等. 德国、荷兰长期照护保险内容与相关法律研究〔R〕. 中国台湾行政院经济建设委员会，2009.

(Care Station)，为家庭照护服务者提供咨询和培训服务，使得家庭成员提供照护服务的能力得到专业化锻炼与提升。从 2011 年开始，德国对家庭照护服务进行监管和年度审核。[1] 运用市场化的逻辑，家庭照护服务的有偿化通过家庭成员间照护服务与经济收入之间的置换将家庭成员紧密联系起来，刺激了独立于正式护理市场之外的非正式护理行为的发生与发展。

2. 法国老年照护服务的家庭化

20 世纪 90 年代早期，法国面临严峻的老年照护服务难题。为此，法国政府于 1997 年设立了为 60 岁以上的老年人提供基于经济状况调查的救助式福利制度 PSD（the Specific Dependency Benefit）项目，接着又于 2002 年推行一项新的个人自主津贴项目即 APA（A New Personalized Autonomy Allowance）对 PSD 加以补充。老年人可依据自己退休前的收入获得一定比例的照护服务津贴。由于 APA 项目有效降低了老年照护服务补贴待遇享受的准入条件，而且受益人不再需要接受经济状况的调查（即使收入超过经济状况调查中所规定上限的申请人占比非常少），使得有资格享受这一补助政策的人数明显增加。这一点从实施效果上来看类似于德国长期护理保险"因需求定给付"的模式所带来的福利政策广覆盖。与此同时，与 PSD 一脉相承，APA 项目的受益可用于支付给除配偶外、提供照护服务的无工作家庭成员。这一措施取得了较好的效果，向受照护服务的老年人提供现金福利的想法使得老年个体能够在决定所需的照护服务类型上具有充分的自主决策权，通过将受照护服务的老年人转变为私人雇主的方式来提供低技能、低工资的私人照护服务工作。而很多时候，这种雇佣关系都发生在家庭成员内部。[2] 有研究显示，法国居家养老的老年人在与丹麦、英国、芬兰、法国、荷兰、德国、瑞典等七个国家的横向比较中，接受家庭照护服务的时间最长。[3]

3. 瑞典老年照护服务的家庭化

20 世纪 90 年代，瑞典政府认为，必须促进各种传统上由公共基金资助的老年福利和服务的竞争性，并希望通过引入竞争机制提高各种老年社会照护服

〔1〕　D. Oesch. Welfare Regimes and Change in the Employment Structure：Britain，Denmark and Germany since 1990 ［J］. *Journal of European Social Policy*，2014，25（1）：94 – 110.

〔2〕　J. Rallu，et al. *Household Trends Care for the Elderly and Social Security in France*［M］. Nidi／cbgs Publication，1993.

〔3〕　T. Rostgaard. Caring for Children and Older People in Europe—A Comparison of European Policies and Practice［J］. *Policy Studies*，2002，23（1）：51 – 68.

务资源的利用效果。公共与私人老年照护服务机构之间的合理竞争，被认为是实现社会照护服务方面提高个人选择自由度的重要手段。1992 年，瑞典非社会主义政党政府颁布法令，要求有效合理利用各种老年照护服务资源，提高老年照护服务的实际效果，强调为老年人提供更多的个人选择机会。这在一定程度上消除了老年照护服务私营化方面的障碍，有利于地方政府与其他机构签订协议，承担起老人照护服务与关怀方面的责任。

当年，瑞典已经建立起 270 个私人老年照护服务机构，占瑞典全国老年护理机构的 1/3。根据当时的一份有关老年服务的研究报告，瑞典 71 个地方政府和 6 个郡政府已经就老年照顾与私人社会福利机构签订了协议。这些私营老年照护服务机构实行商业化经营，提供有偿照护服务。其主要优点是可以减轻政府在老年照护服务方面的负担，并增加个人在选择社会照护服务方面的自由性。但由于瑞典照护服务私营化的发展存在很大的阻力，私营老年照护服务机构一时难以获得明显的经济收益，老年照护服务私营化发展缓慢。[1]

由于各种私营老年照护服务机构提供的服务，原来只能居住在各种公共老年机构的老人可以居家接受各种私营化照护服务，居住在各种公共老年机构的人数随之明显下降。1980 – 1987 年，瑞典接受公共老年帮助的 65 岁以上老年人数占养老金领取者的比例从 26% 下降到 20%，居住在公共老年机构的 65 岁以上老年人数占养老金领取者的比例从 41% 下降到 28%。1985 – 1991 年，居住在公共老年机构的老人人数从 51733 人减少到 39099 人，减少了 30%。[2]

进入新世纪，瑞典开始强化对家庭化照护服务支持政策。1999 – 2001 年政府拨款约 4 千万美元以支持非正式照护服务的发展[3]。截至 1994 年，在 75 岁以上老年人居家养老中，非正式服务提供的照护服务约占 60%，2000 年这一比例增长到了 70%。[4] 进入 21 世纪，瑞典仍将非正式照护服务作为养老服务重要一环进行发展。2006 年，保守派当权后给予非正式照护服务提供者获得政府支持的法定权利，将非正式照护服务提高到了新的高度；2009 年新的《社会服务法案》颁布，确定了慢性病患者、老年人或功能性残疾人的非

〔1〕 Tommy Bengtsson. *Population*, *Economy and Welfare State*〔M〕. Berlin, 1994.

〔2〕 Tommy Bengtsson. *Population*, *Economy and Welfare State*〔M〕. Berlin, 1994.

〔3〕 L. Johansson, et al. Informal Caregiving for Elders in Sweden: An Analysis of Current Policy Developments〔J〕. *Journal of Aging & Social Policy*, 2011, 23 (4): 335 – 353.

〔4〕 G. Sundström. The Shifting Balance of Long – term Care in Sweden〔J〕. *Gerontologist*, 2002, 42 (3): 350 – 355.

正式照护服务支持政策。[1]

　　综上所述，去机构化并走向家庭化是 20 世纪末以来西方老年照护服务发展的重要趋势，但老年照护服务的家庭化仍面临许多困难，而且西方国家的老年照护服务在去机构化的同时并非都选择了家庭化。西方国家老年照护服务去机构化的主要原因十分复杂，既有机构照护服务的成本较高，普通老年人难以承受，或者难以控制老年照护财政支付等，还有并非所有老年人以及老年人在全部老年阶段都需要机构照护服务，机构照顾只是在特定老年以及特定的老年阶段才需要的照护服务。此外，机构照护服务往往切断被照顾者与之前所熟悉的社区及其亲属的联系，不利于被照护者的老年生活等。因此，基于不同原因的老年照护服务去机构化的政策选择是不同的，旨在解决照护服务财政压力的去机构化，往往选择照护服务的私营化与市场化；旨在满足不同老年人对机构照顾不同需求的去机构化，往往选择非正规化照护服务，既包括来自家人、亲属与邻里的照顾，也包括来自市场所提供的上门照护服务；旨在实现被照护者家庭亲情与社区情结的去机构化，往往选择家庭化照护服务服务。特别需要指出的是，无论是非正规化照护服务还是家庭化照护服务都存在一些难以克服的问题，如照护服务者的照护服务专业化与技能规范化问题，照护服务者提供照护服务的时间与从事其他工作的时间的协调问题，照护服务者因提供的照护服务所应获得照护服务报酬方式以及数量，照护服务者与被照护服务者之间的"亲""近"关系导致的有关照护服务费用、效果、诉求表达等的解决途径问题等等。因此，尽管去机构化是 20 世纪末以来西方国家老年照护服务的重要趋势，这并不能说明非正规化与家庭化就是去机构化之后的必然选择，实际上，去机构化并非完全废除老年照护机构和终止机构所提供的老年照护，非正规化与家庭化老年照护服务也不可能全部取代机构多提供的老年照护服务，机构化、非正规化、家庭化乃至市场化老年照护服务等多种方式的并存，尤其是针对不同老年人及其不同老年阶段的不同需求，提供具有合理和效能最大化的老年照护服务，才是老年照护服务的根本选择。

## 二、老年照护服务的非正式化

　　随着西方国家人口老龄化的发展，老年照护服务的压力不断增长，由专业

---

〔1〕　L. Johansson, et al. Informal Caregiving for Elders in Sweden: An Analysis of Current Policy Developments [J]. *Journal of Aging & Social Policy*, 2011, 23 (4): 335 - 353.

机构与专业护理人员所提供的照护服务越来越不能满足社会的需要，与此同时，专业机构与专业人员的照护服务往往成本较高、家人参与度有限，于是，20 世纪 90 年代以来，西方国家逐渐发展起来非正规照护服务，并成为西方国家老年照护服务的重要方式之一。非正规照护服务即是由非专业照护服务机构与人员提供的照护服务，其照护服务提供者主要是家庭成员及其邻居、朋友或者其他的社区成员，其主要目的是应对正规照护服务的不足，更加关注需求者的个性化需要，增进家庭成员与被照护服务老人之间的亲情。西方国家范围不同、程度不等地采取了一系列措施，旨在支持和发展非正规照护服务的发展，缓解正规照护服务的压力，为不同需求的老人提供多样化的照护服务。

### (一) 实施多种照护服务报酬方式

西方国家通过实施多种照护服务报酬方式，既保证照护服务人员的收入，调动照护服务人员的照护服务积极性与责任心，又强化照护服务者与被照护服务者之间供给与需求对应、服务与报酬对等关系，提高非正规照护服务的效果。西方国家对非正规照护服务提供报酬的方式主要有以下几种：以现金方式直接支付给照护服务人员的报酬。由地方主管根据与金融机构签订的合同，并经照护服务项目经理对提供照护服务的范围和任务做出评估后发放的"准工资"。还有一种即是将照护服务报酬直接付给被照护服务人，然后再转到非正规照护服务人员的手中。

#### 1. 直接付给照护服务者的报酬

实施这种报酬支付方式的国家将照护服务工作视为一种个人风险，因而被纳入保障范围。这种直接付给照护服务人员的报酬属于普通保障金的范畴，只需提供从事照护服务工作的证明便可领取，无需通过财产、收入证明验证。也有一些国家把它归类到收入补贴项目，领取时需经过收入、财产验证。还有对照护服务报酬的领取加以限制的做法，如只限于处于就业年龄段又无正式工作的照护服务人员，配偶之间的照护服务被排除在外。有时还会有一些附加条件，如照护服务人必须住在被照护服务人家中等。

在澳大利亚和新西兰，照护服务人员的现金报酬属于社会救助项目的一部分。澳大利亚有需提供财产证明的"照护服务报酬津贴"和无需财产证明的"残疾人照护服务津贴"，领取前一种津贴者需要对照护服务人及其配偶，以及被照护服务人三方进行收入、财产验证。新西兰实施有财产证明"家庭照护服务津贴"，领取的基本资格是为需要住院治疗的老年和残疾人提供家庭照护服务。这种津贴不是用来购买非正规照护服务人服务的工资，只是对照护服务人的一种经济扶助，配偶之间的照护服务被排除在外。1997年开始，新西兰实行每年一度"家庭照护服务津贴"领取人见面会，这种所有现金福利的中领者都必须参加的强制性面谈，"家庭照护服务津贴"领取人如果其照护服务责任期限本身限制了近期内就业的可能性，可以免除其他方面的要求而只参加见面会。爱尔兰的"照护服务人津贴"对照护服务人员的其他形式就业作出限制，并要求照护服务人和被照护服务人住在同一个住所。英国的"病残老人照护服务津贴"要求每周的照护服务时间达到35小时以上，照护服务人不得从事其他全日制就业和学习，年龄要在领取养老金年龄限制以下。

2. 以准工资方式支付给照护服务者报酬

这种照护服务报酬支付方式是通过照护服务人员和福利项目管理人员协商确定的，可以是"有偿志愿者"的形式。这种方式最早出现于20世纪80年代的英国，由于照护服务工资太低，与劳动力市场价格不相当，领取者却要像领取正式工资一样，受到国家合同管理的制约，而遭遇批评。

目前西方国家中，实施这种照护服务支付方式的国家主要是斯堪的纳维亚国家，如芬兰、挪威和瑞典，这些国家都实施各自相应的家庭照护服务津贴制度，照护服务人员的报酬方式从非正规照护服务人和市政管理机构之间签订类似就业合同的工资报酬，到数量较少的家庭照护服务津贴。这种报酬方式不进行收入、财产核查，家庭成员也不排除在外。但是各国各地的方式多种多样，除了取决于时间变化以外，更多的受到州一级对地方的拨款影响，也包括国家封顶预算的限制。"中央和地方的关系、地方一级的政策决策起主要作用，因为地方政府的权限已扩大到了向照护服务人员提供货币津贴这一块。"

准工资方式的照护服务报酬支付方式在美国大部分州都存在。20世纪80年代初，美国50个州中就有35个州有包括家庭照护服务津贴在内的社会保障项目。美国的大多数家庭照护服务津贴申领资格要经过严格的收入和财产验证，通常还有年龄、就业、家庭关系方面的限制。由州政府资助的项目限制条件较少。例如，佛罗里达州和宾夕法尼亚州，正在实行按月计发的病残老年人家庭照护服务报酬和其他特殊费用的项目。虽然，美国的大多数项目虽然都有经项目经理协调的准工资偿付和向老年与残疾人直接偿付两种方法可供选择，但其主要趋势是向被照护服务者直接偿付护理金。

3. 将照护服务津贴直接付给病残老年人

将照护服务津贴直接付给病残老年人的方式主要目的是增强老年人购买照护服务服务的自主性与灵活性，这种方式与直接付给照护服务人员的报酬方式很少同时存在，因其相互之间存在一定的排斥。这种方式既存在被照护服务照顾者先接受照护服务津贴，然后转转付给非正规照护服务者，也存在着被照护服务者直接将照护服务津贴付给非正规照护服务者。20 世纪 90 年代以后，西方许多国家如德国、法国、奥地利等国都先后实施这种方式的非正规照护服务。在德国，大多数接受长期护理保险现金给付、具有购买选择权的个体往往会将这笔钱用于补偿与自己关系较为密切、提供实质照料服务的家庭成员，[1]德国有近50%的非正式照料者享受一定程度的经济补偿。[2]

法国于 1997 年开始实施国家照护服务津贴计划。这是一种为 60 岁以上、行动不便的老年人而设立的货币福利津贴，按照护服务的需要划分成不同的等级。津贴必须用来购买照护服务，正规与非正规不限，配偶之间的照护服务被排除在外。所有受益人必须参加每年一度的见面会，同地方医疗社会小组商讨个人照护服务计划。国家对福利的金额设定最高和最低限度，项目由相应的部门投资和管理。申请者需要通过收入和财产核查，大约有 10% ~ 15% 的病残老年人被此验证排除在外。

奥地利于 1993 年实施的照护服务津贴项目也是以现金福利的形式发放，必须用于正规或非正规照护服务服务。照护服务人津贴无需经过财产核查，也没有配偶之间的照护服务被排除在外之类的限制条件。和法国的制度相同，此项目也没有考虑到非正规照护服务人参加社会保险和体假的权利，对他们的服务支持也未包括在内。当年，奥地利对照护服务津贴项目进行的评估表明，当照护服务人和被照护服务人是亲戚关系的时候，多为非定期付酬的非正规照护服务，只有 13. 5% 的配偶间照护服务有固定的报酬。46% 的儿女照护服务人可以领到报酬，56% 的与被照护服务人没有关系者可以领到定期照护服务报酬。1/3 的被调查表示对如何使用照护服务津贴双方之间没有正规的协议，只有 1. 2% 的照护服务安排有正式签订的合同。然而，尽管如此，有 85% 的非正

---

[1] J. Wasem. A Study on Decentralizing from Acute Care to Home Care Settings in Germany [J]. *Health Policy*, 1997, 41（2）: 109 - 129.

[2] L. S. Thomsen. The Social Long - term Care Insurance in Germany: Origin, Situation, Threats, and Perspectives [R]. Centre for European Economic Research, Discussion Paper No. 10 - 012, 2010.

规照护服务人或多或少地分享到了照护服务津贴。

德国 1994 年的护理保险包括两种津贴，一种用于正规照护服务，另一种数量较少的现金津贴专门用于非正规照护服务，病残老年人有权任选其中一种，或两种方法相结合。无论选择哪种方式都无需经过财产核查[1]。

4. 多种支付方式并存

英国政府认为必须通过效益和支持的结合，使非正式照护服务以及无酬照护服务职业"更具吸引力"，主张将老年长期照护服务和有偿工作结合起来，建立照护服务津贴制度。而照护服务津贴的发放通常有两种方式。一种是对非正式照护服务人员直接进行工资给付，将家庭照顾等非正式照护服务形式职业化，由政府向家庭照料者支付工资，着力于发展居家服务。这种做法一方面可以补偿非正式照护服务者因提供家庭照料而放弃工作的损失，以一种低成本的方式来支付家庭成员提供的照料服务，另一方面又在国家政策方面对妇女的照护服务工作给予了强有力的制度上的认可，尤其是那些以前被认为是隐性和"自然"职责的女性所做的照护服务工作[2]。从理论上来看，这种对非正式照护服务者进行工资补贴的形式在强化家庭成员亲属关系的基础上又弥补了"自愿失业"在家的时间和金钱损失，促进了家庭内部的和谐和团结。与正式照护服务比较，其既减少了老年人照护服务的成本，又体现了家庭的责任和关怀，因此，这种方式的照护服务津贴政策家庭化程度是较高的。

英国照护服务津贴的第二种方式则是将照护服务津贴直接提供给照护服务接受者本人，但是，这种形式的照护服务津贴并非人人均可享有。2006 年英国出台规定，要求必须对照护服务津贴的申请者进行严格的资格审查。只有当老年人的资产低于 21000 英镑时才能享受这种照护服务津贴，若想要进入机构获得照护服务，则必须要满足资产低于 12750 英镑的要求。并且，照护服务津贴只有在国家医疗服务体系（NHS）先按照相应的等级支付完之后才能使用[3]。这种方式为家庭照料者提供了更多的选择，鼓励家庭照料者进入劳动力市场，在很大程度上减轻了家庭的照料负担，其较为注重市场的作用。在该

[1] 霍斯金斯等. 21 世纪初的社会保障 [M]. 北京：中国劳动社会保障出版社，侯宝琴译，2004：38 – 45.

[2] C. Ranci. Not All that Glitters is Gold：Long – term Care Reforms in the Last Two Decades in Europe [J]. *Journal of European Social Policy*, 2015, 25 (3)：270 – 285.

[3] C. Glendinning. Improving Equity and Sustainability in UK Funding for Long – term Care：Lessons from Germany [J]. *Social Policy and Society*, 2007, 6 (3)：411 – 422.

方式下，家庭的责任主要体现在经济支持上，家庭成员之间的交流和依赖程度逐渐减弱，于是该政策的家庭化程度也就相应降低了。因此，对于英国来说，其社区照顾及老年照护服务相关政策的家庭化程度并不能简单用高低来划分，而是取决于不同政策形式的实施效果。

（二）对照护服务者提供服务性支持

根据国际社会保障协会的研究报告，"护理的数量、质量、老年人的偿付能力、接触其他服务的机会等，便成为分析非正规护理政策的关键问题。和非正规护理安排所提供的护理不同，正规护理安排是通过国家、市场或者自愿者组织，以正规的组织形式来运行和操作的。""欧洲国家之间有一个共同的倾向：政策性地减少入院正规护理；家庭护理服务越来越被认为是一种受欢迎、便宜和有前途的护理模式。""在一些报告和政策条文中可以看到更为普遍地存在的一个倾向是：人们越来越认识到，不应将正规护理服务看作是非正规护理安排失败时的替代，而只应将其看作是对现有非正规护理安排的补充和支持。目前政策的焦点都集中到如何在面向被护理人的主流服务的基础上，开发面向护理人员的支持性服务。"

1. 启动综合性替代照护服务项目

澳大利亚于 1996 – 1997 年度开始实施国家护理人员替代照护服务项目，并将延续 4 年，其目的在于拓宽照护服务人员的信息面，向他们提供替代护理服务、培训服务及其他支持性服务。该项目将在 8 个州、市的首府建立照护服务人资源中心，在地方一级建立 56 个照护服务人替代护理服务中心，提供资金使其在地区一级组织管理替代性照护服务帮助组合项目中起到积极作用。照护服务人资源中心将作为发布信息、提出指导和建议的中心权威机构。它同时要起到帮助服务界、医疗照护服务专业人士承认非正规照护服务人的地位，了解其需要的作用。

美国建立照护服务者资源中心网，此中心网于 1984 年成立，相关立法于 1988 年和 1995 年进行了两次修改。中心网的各个分中心所提供的替代服务各式各样，但总体上可以归类为日托式照护服务、家庭自愿者陪伴项目，以及护工周末休息项目等。

2. 注重非正规照护服务评估

随着人口老龄化的发展和照护服务压力的加剧，不仅需要正规照护服务与非正规照护服务等多种护理方式并存，而且更需要对照护服务者（不管其为正规照护服务者还是非正规照护服务者）的照护服务技能与水平、照护服务对象的真实需求等做初准确的评估，以增强老年照护服务的瞄准性，维护照护服务对象度权益，提升照护服务的效果。

英国1995年的《照护服务人的地位及服务条例》赋予照护服务人多种权利，其中包括：要求对他们照护服务能力进行评估的权利，要求地方政府考虑他们自身需求的权利等。同时，法律根据被保护人所需要的照护服务强度、照护服务人所提供的照护服务工作数量，以及照护服务人和被照护服务人的关系性质等，对他们的权利进行了限制。只有为确有需求的被照护服务人提供定期的、足够量照护服务的照护服务人，才有权接受评估。评估标准按1990年《国家健康服务和社区照护服务条例》的"社区服务评估标准"，和被照护服务人签订了正规照护服务合同的照护服务人，以及属于某个自愿者组织的自愿照护服务人不享受被评估的权利。1995年的《照护服务人法令》将配偶间照护服务人、任何年龄的照护服务人，以及另有职业的照护服务人都纳入到调整范围之内。

芬兰于1996年实施票券替代照护服务试点项目。芬兰的市政府负责向非正规照护服务人提供替代照护服务和其他支持性服务。345个市中有20个参加了为期两年的、为非正规照护服务人员设计的替代照护服务票券试点项目。被照护服务人接受到一定数量的服务票券，可以在其照护服务人员休息时用票券购买替代性照护服务。对此项目的第一次评估显示，除了票券的利用和替代照护服务的选择等问题外，照护服务人与被照护服务人之间的协商和利益协调是至关重要的。替代照护服务票券的利用率完全取决于被照护服务人对替代照护服务的态度。

3. 维护非正规照护服务者权益

英国在1996年制定了照护服务人规章，强调了照护服务人员的权利和需要。在荷兰，为非正规照护服务人提供的咨询和培训服务大量增加，资金由健康预防项目提供。在整个欧洲范围内，甚至存在一个叫做"欧洲阵线"的照护服务人协会。澳大利亚政府1997年照护服务人一揽子计划预算中，就包括了全国性替代照护服务项目，提高了照护服务人的报酬，并且划拨了照护服务人信息咨询建议服务的额外费用。在美国，根据1992年《公共管理法令》，加利福尼亚县市一级成立公共管理委员会，其作用是将独立的照护服务提供者组织起来，帮助他们就业，向残疾人和照护服务人提供职业培训，并代表照护服务人和被照护服务人进行报酬协商。报酬协商权利已由 1996 年得到补充法律的认可，但商定的报酬超过最低工资线的，州一级不再发放其他补贴。[1]

2007 年芬兰颁布《非正式照顾保障法》，从法律上保障了非正规照料者的权利。芬兰对于非正式养老服务的支持还体现在对非正式养老服务提供者进行经济、照料时间支持以及其他支持性服务等方面。芬兰自 2012 年开始就规定非正式养老服务提供者的补贴每月不能低于 364.35 欧元，因照料老年人而辞职的非正式养老服务提供者每月可以获得不低于 728.69 欧元的补贴；在照料时间上，如果照料者连续提供超过 24 小时的服务，可以获得不多于 1 天的休息时间，为老年人提供超过一个月养老服务的照料者可以每月获得至少 3 天的休息时间；另外，政府还为在家中养老的老年人提供家庭护理服务等喘息服务，以减轻非正式服务者的照料压力[2]。

（三）完善照护服务者的社会保障

稳定和不断扩大照护服务人员队伍实际上是目前世界各国老年照护服务计划实施中的重要问题之一，向照护服务者提供稳定的收入，提供全面客观的照护服务评估以及维护护理人员的合法权益等，在一定程度上都是为了稳定和扩大照护服务人员的队伍，并提升照护服务服务的效果。鉴于非正规照护服务提供者主要是家庭成员及其他社会成员，而非专业专职照护服务人员，这些非正规照护服务者往往是以非正规就业的妇女居多，如何为这些非正规照护服务提供者提供完善的社会保障，尤其是增强非正规照护服务者其他就业与照护服务服务的兼容度，就成为稳定和扩大非正规照护服务者队伍的关键问题，一些西方国家采取了一系列的措施。

1. 实施照护服务假期立法

美国从 1993 年就已经开始实施《联邦家庭和医疗照护服务假期法令》，规定每年 12 周的雇员无薪家庭照护服务假期制。澳大利亚和加拿大，虽然没有通过立法实施照护服务假期，但绝大多数雇员都可以依据集体谈判协议享受到这项权利。欧洲的比利时、芬兰、意大利和瑞典都实施照护服务假期立法，

---

〔1〕 霍斯金斯等. 21 世纪初的社会保障 [M]. 北京：中国劳动社会保障出版社，侯宝琴译，2004：45 - 49.

〔2〕 杜鹏，谢立黎. 以社会可持续发展战略应对人口老龄化——芬兰老龄政策的经验及启示 [J]. 人口学刊，2013，35（06）：25 - 33.

将现有的父母照料子女的假期延伸到老年人的照护服务上。瑞典的法定照护服务假期包括相当于病假工资的照护服务人补贴，原来数天的假期最近也被延长到 30～60 天。1995 年，日本修改了其有关子女照护服务休假的立法，规定雇员如申请家庭成员照护服务假期（家庭成员包括配偶、父母、子女及岳父母），可连续离岗 3 个月而不被辞退。

2. 实施照护服务人保险或者照护服务时间认同制度

一些国家的社会保险制度中建立了专门的照护服务人社会保险，这在护理保险制度比较完善的德国非常典型。德国的护理保险项目包括了照护服务人的养老和意外事故保险，不过，照护服务人只能作为一个家庭中养家糊口的户主（男性）的"家属"被纳入保险制度。

一些国家实行提供家庭照护服务的时间被视同是社会保险缴费资格年限制度，这种制度在一些国家被称为"照护服务责任时间贷记"政策，即雇员花在家庭照护服务上的时间可以不中断养老保险的工龄计算。如 1996 年爱尔兰的《社会福利法案》规定，因照顾子女和残疾人（全天时）的原因而离开劳动力市场的雇员，其所花在照护服务上的年限在计算年平均养老金缴费时忽略不计。奥地利从 1998 年 1 月 1 日起，实施非正规照护服务人可以参加法定养老保险制度，并享受更加优惠的缴费率。享受照护服务津贴的近亲属护理人，本人无法兼顾其他有薪工作的，只需缴纳其相关收入 10.25% 的养老保险金，而过去这一数字是 22.8%。[1]

综上所述，西方国家关于非正规照护服务的政策可以分化为三种不同的类型。第一种类型是英语国家，这些国家的政策以非正规照护服务人现金津贴国家项目为特点，项目的管理、津贴的发放大都通过国家社会保障系统。照护服务人现金津贴附带收入和财产核查，但英国设有无需财产核查照护服务人和照护服务依赖人双份现金津贴。第二种类型是斯堪的纳维亚国家，这些国家是发达的福利国家，有着全面、广泛的照护服务人社会保护协调机制和照护服务人就业政策，照护服务人报酬的偿付方式都是以"准工资"制为基础，由地方政府掌管，地方决策，报酬数量的地区差异很大。第三种类型是欧洲大陆国家。这些国家实施老年和残疾人现金津贴制度，供他们购买护理服务。如奥地利、德国和法国都在 1993 年至 1997 年实施这种津贴制度。其显著特点是，照

---

〔1〕　霍斯金斯等. 21 世纪初的社会保障 [M]. 北京：中国劳动社会保障出版社，侯宝琴译，2004：49－51.

护服务人没有以自己的名义领取现金津贴的权利，而且有关项目也没有为护理人考虑到向社会保障系统缴纳保险费的问题。[1]

需要指出的是，非正规化与家庭化老年照护服务是西方老年照护服务去机构化的重要途径选择，但事实上，非正规化与家庭化老年照护服务确是在机构化出现以前即已经长期存在并具有长期发展历史的老年照护服务传统，只不过在西方国家老年照护服务去机构化改革之后，非正规化与家庭化老年照护服务的作用与功能被再次发现和重视。老年照护服务与其他社会服务一样都具有一个重要的特点，那就是，从某种意义上来说，照护服务提供者的状况决定了照护服务需求者的获得状况，如同教师的教学水平、能力与态度很大程度上决定着教育的水平、学生的能力与教育的效果，医生的医疗水平、能力与态度决定者医疗的水平、健康状况与医患关系。因此，对服务提供者的支持与提升政策，在很大程度上决定着提供服务的状况。因此，对非正规照护服务的政策支持实际上决定于对非正规照护服务提供者的政策支持。

### 三、老年照护服务的地方化

#### （一）瑞典老年照护的地方化

#### 1. 老年照护地方化的基础

瑞典主要地方政府机构包括郡政府、自治市政府以及一些重要的社区行政机构。这些地方政府拥有重要的实际权利，其中征税权和实施社会救济是最重要的权利。瑞典立法明确规定，地方政府可以根据需要在所辖区域内征税，这些税收的主要用途是实施社会救济以及其他各种社会服务。因此，瑞典社会保障财政来源中，地方政府财政资助构成一项重要的稳定的来源。在瑞典社会保障管理体制中，地方政府各种社会保障管理机构也构成瑞典社会保障制度管理的重要组成部分。正是由于地方政府拥有征税权，并承担着一些重要社会保障项目的实施和管理职能，才为瑞典政府推行社会保障制度地方化改革奠定了基础。

瑞典地方政府所实施的主要社会保障项目是社会救济和各种社会服务，这些社会救济与社会服务项目支出的重要来源是中央政府财政拨款，中央政府在

---

〔1〕 霍斯金斯等. 21 世纪初的社会保障 [M]. 北京：中国劳动社会保障出版社，侯宝琴译，2004：52.

社会救济和社会服务支出中所占的较大部分比例，特别是在社会救济与社会服务管理方面中央政府统得太死、管得太多，被认为是导致瑞典地方政府在实施和管理社会救济与社会服务方面缺乏效率的重要原因。推行新的社会保障制度改革政策和方针，实行社会保障制度地方化，不仅可以有效地降低中央政府财政负担，而且可以促使瑞典地方政府更好地利用各种社会保障与社会服务资源，减少各种社会保障与社会服务资源使用中的不合理和浪费现象，从而提高瑞典社会保障制度的实际效果。

2. 老年照护地方化的发展

1982 年，瑞典社会民主党政府颁布社会服务法令，对社会救济制度作出了新的规定。法令指出，为了体现更多的人道主义，也为了尊重各种社会救济接受者的自尊心和独立意识，采用社会服务法代替社会救济法，成为社会救济和社会服务制度的基本法律。新的社会服务法不仅涉及现金补贴，也涉及老年、学前儿童、残疾人关怀以及其他形式的救济和帮助。社会救济只向那些生活标准低于一种合理的水平、自己无法以其他方式改善其处境者提供，接受社会救济的主要对象是：第一，低于规定的收入水平的低收入家庭；第二，没有参加其他有关失业保障制度、或者其他各种失业保障措施难以满足其需要的失业者；第三，没有参加健康保险制度、或者健康保险制度难以满足其需要的患病者；第四，陷入企业纠纷难以得到正常收入者；第五，因带有孩子不得不限于家庭之中、或因不能得到儿童照顾而不能寻找工作者。社会服务法的颁布实施，进一步规范了瑞典社会救济和社会服务的适用对象和范围，为更加有效地推行以地方化为主要特点的社会救济和社会服务改革奠定了基础。

1983 年，瑞典社会民主党政府颁布实施实施保健法，规定瑞典各郡政府应该承担起规划所有的保健服务的主要责任，这种责任主要包括：各郡政府可以通过个人协议确定私人医生每年拥有的病人数量，在没有达成这种协议的情况下，接受医生的保健服务不能得到社会保险的资助，全部费用由病人自己承担。各郡政府也可以规范和控制私人医疗保健市场。这样，瑞典保健法就使得以各郡为基础的综合保健模式开始形成，瑞典各郡既是保健服务的提供者，又是保健消费者的代表，同时又是保健服务的财政来源和保健市场的管理和监督者[1]

---

〔1〕 Tommy Bengtsson. *Population*, *Economy and Welfare State* 〔M〕. Berlin, 1994.

（二）瑞典老年照护服务地方化的强化

1. 老年照护责任的地方化

90 年代开始，瑞典社会民主党政府加大了社会保障制度地方化改革力度和速度。1990 年，社会民主党政府向瑞典议会提出法案，建议改革老年和残疾人关怀与服务制度。法案强调，应该提高各种社会服务资源的社会效益，各地区之间可能对社会服务资源的利用产生消极作用的地区界限应该铲除。社会服务应该实行地方化改革，应将社会服务的责任在较之现在更大的范围内转移给地方政府。同时，要把追求社会保障效果和重新评价社会服务资源利用效率放在优先考虑的位置。法案并不仅仅强调提高社会保障制度的效率，它也强调改革老年关怀与服务组织的必要性。社会服务将变得更加多样，以便为个人提供更多的选择机会，社会服务也将变得更加灵活，以便更容易满足个人的不同需要和意愿。

该法案于当年底由议会通过，并于 1992 年 1 月正式生效。生效后的老年与残疾人健康和社会关怀法宣布，地方政府必须承担起各种有关老年和残疾人长期性健康关怀和社会服务的责任，其中包括：保证各种老年和残疾人护理之家及其他长期医疗服务机构的正常运行；支付老年和残疾人任何身体方面的治疗所需要的费用；地方政府可以通过与各郡政府签订协议而承担起对老年和残疾人护理之家的责任，也可以通过与各郡政府签订协议，并报经国民健康和福利部批准，得到在 5 年实验期内提供基本医疗保健的机会。同年，瑞典非社会主义政党政府重新确定了老年和残疾人主要医疗保健和社会服务项目的收费标准，身体治疗的收费标准定为每天 1800 克郎，老年病治疗的收费标准为每天 1300 克郎。

1992 年生效的《老年与残疾人健康与社会关怀法》的重要目的是，改善地方政府实施社会服务的环境，激发地方政府采取措施提高各种社会服务资源的利用效率，并通过社会服务责任的划分，促使地方政府采取措施降低社会服务支出，提高社会服务的效果。由于老年和残疾人医疗保健与社会服务地方化改革的实施，接受免费医疗保健和社会服务的人数明显减少。1989 - 1990 年，因身体方面的疾病而住院治疗的全部人数中的 15% 是接受免费治疗者，到 1993 年，此类住院治疗病人的比例下降了 50%，接受免费老年病治疗的人数也下降了 60%。住院治疗病人减少，使得医院病床数开始下降，与身体疾病相关的病床数减少 1165 张，相当于此类病床总数的 3%，与老年病相关的病床数减少 884 张，相当于此类病床总数的 13%。这使瑞典各地方政府用于保健服务方面的支出，在 1992 - 1993 年财政年度减少 4.35 亿克郎。[1]

2. 老年照护财政使用权的地方化

如前所述，瑞典社会救济和社会服务主要由地方政府实施和管理，但是，中央政府须对地方政府提供财政方面的资助，这是瑞典社会救济与社会服务中国家责任的根本体现。20 世纪 90 年代以前，瑞典中央政府对地方政府提供社会救济和社会服务财政资助的主要特点是，按照社会救济和社会服务的不同项目，实行分项目提供财政资助。这种财政资助方式使得瑞典中央政府对社会救济和社会服务具有决定性影响，这不利于地方政府在社会救济和社会服务方面作用的发挥，也不利于地方政府与中央政府在社会救济和社会服务管理方面保持正常的关系。结果是中央政府用于地方政府实施社会救济和社会服务的财政资助不断增长，地方政府在实施和管理社会救济和社会服务方面的积极性不断下降，各种社会救济和社会服务资源利用率不太理想，人们对社会救济和社会服务效果的抱怨也越加明显。可见，瑞典中央政府对地方政府提供社会救济和社会服务的财政资助的方式，已经严重地影响瑞典社会救济和社会服务效果的发挥。

1993 年，瑞典颁布实施一项新的社会服务立法，规定以后瑞典中央政府在对地方政府提供社会救济与社会服务的财政资助方面，不再按照不同项目分类提供财政资助的原则，而是实行综合性财政资助原则，即中央政府根据各郡人口结构、税收情况等提供不同数量的社会救济与社会服务财政资助，中央政府所提供的财政资助如何使用，由地方政府根据各地实际情况自行决定。至此，瑞典社会保障地方化改革基本告一段落。

从瑞典老年照护服务地方化进程中可以看出，瑞典老年照护服务的地方化源于瑞典政治体制中的地方政府权利与责任机制，瑞典地方政府具有部分财政权，更具有广泛的提供社会服务责任，这使瑞典老年照护服务从一开始就体现出一定的地方化特点。20 世纪 80 年代的社会服务法更加突出了社会服务的色彩，使得地方政府提供老年照护服务的地位更加突出。20 世纪 90 年代的相关改革与法令，不仅进一步强化了地方政府在提供老年照护服务方面的责任，而

---

[1] Tommy Bengtsson. *Population, Economy and Welfare State* [M]. Berlin, 1994.

且进一步划分了在老年照护服务领域中央与地方政府在财政方面的权限，分清了中央政府与地方政府在老年照护服务方面的不同职责，理顺了中央政府和地方政府在老年照护服务方面的关系，明确了地方政府在老年照护服务方面的权利和责任，有利于地方政府根据所管辖地区的实际情况，制定和实施更加有效的老年照护服务措施，有助于提高瑞典老年照护服务的效果。

同样值得指出的是，地方化并不是瑞典等西方国家老年照护服务改革的典型选择，事实上，地方化也是美国等国老年照护服务的重要特征。1935 年的《社会保障法》所建立的妇幼健康服务、残疾儿童服务、职业康复服务以及公共卫生服务等为主要内容的社会服务体系中都规定了联邦与州政府在各种社会服务中的权力与责任边界，联邦与州政府分权既是美国政治体制的核心，也是美国社会保障制度的核心体制，更是老年照护服务体系的核心体制。

老年照护服务地方化的根本原因是其基于需求而非缴费的基本责权关系，以及老年照护需求者需求多样化所决定的服务提供的多样化，也就是说，并非全国统一老年照护服务的标准甚至制度才能解决多样化需求。相反，既符合老年照护服务基本法律制度规定，又因地制宜实施的多样化的老年照护服务，才能更好地满足老年照护的多样化、个性化照护需求。在老年照护服务中，地方化较之中央化能够较好地提升老年照护资源配置，更好地提高老年照护服务效果。

# 第七章 外国老年照护服务比较与借鉴

## 一、老年照护服务内容比较

### （一）老年照护服务内容广泛化

#### 1. 德国以居家照护优先并适当增加机构护理

德国老年照护的服务内容以居家照护为主，机构照护为辅，同时附带一些对于非正式照护者的福利，力图通过支持非正式照护者鼓励其能够更好地承担照护责任。同时，德国老年照护服务的内容是随着政策法案的出台而得到丰富和完善，1994年颁布《长期护理保险法》后，1995年开始实行门诊护理服务，1996年开始提供全日制护理院服务；2008年颁布《长期护理保险结构改善法》后，2009年增加了向照护需求者及家庭提供咨询服务的内容；2017年颁布《长期护理加强法案（第三版）》后，增加了对个人居住环境的改造支持。在服务内容的供给过程中，始终围绕尽可能地进行充分的康复，克服或减少失能的依赖性，防止失能情况的进一步恶化。

具体来说，居家照护服务内容主要包括：

第一，家庭访问服务——被护理人的生活日用品的确认、外出等活动以及家务方面的帮助；

第二，专门家庭疗养服务——专业护士的家庭访问；

第三，日间或夜间护理服务——由于家属白班或夜班的原因无法照护被护理人，被护理人可在机构享受护理服务；

第四，代理服务——由于家属的疾病或是出行等原因无法照顾被护理人的情况下，一年有四周的代理护理服务的申请。

德国坚持"促进康复优于长期照护，居家照护优于机构照护，部分式机构照护优于全日制式机构照护"的理念，因此在居家照护中大多由女性扮演着非正式照护者的角色，但女性参与工作的比例也逐渐上升，如此她们便陷入了如何调节承担家庭照护责任和从事有酬工作之间的冲突。一般来说，她们往往需要减少或暂停自己的有酬工作，这也会进一步影响她们的劳动市场关系和社会保障地位。因此，对于非正式照护者，德国长期照护基金会也给予该群体一系列的福利待遇支持，包括喘息服务、培训课程、咨询服务和社会保险等。

机构照护的服务内容主要包括：

第一，老人公寓——为独居且能够自理的老人提供的公寓，有专人上门为其提供家务帮助；

第二，老人之家——为不能自理的老人提供，遵照护理人员随同老人的原则；

第三，老人护理之家——针对一些患有慢性疾病的老人，为老年人提供综合的照顾服务；

第四，老人综合服务机构——为老人公寓、老人之家以及老人护理之家的综合机构，至少有 2 名以上的专门医师。

虽然机构照护为老年人提供住宿式的照护服务，但根据照护时长仍可具体分为部分机构照护和完全机构照护，前者主要是日间护理、夜间护理或短期护理，它们之间是层级递进的关系，即视照护需求者的失能情况与照护等级来决定其选择。部分机构照护让照护需求者在照护风险发生后亦能享受居家照护，使得照护需求者既可以在自己熟悉和亲切的环境中接受家庭成员的陪伴和来自家庭场所的互动，又可以获得专业健康护理、医疗康复等综合性照护。

2. 英国以家庭照护为首位和社区照护为补充

英国老年照护的服务内容主要包括家庭、社区和机构照护。对于 65 岁以上及失能的老人而言，照护服务由地方政府、社区、私营机构（营利性和非营利性）或成年子女（配偶）提供，照护需求者可以利用直接支付、个人预算及其私人基金自行购买服务。对于居住在自己家中的老人，主要的照护服务项目包括居家照护、家政服务、社区护理服务、日间照料、上门送餐服务、疾病治疗、理疗服务等。在约 180 万接受非正式照护的住家失能老人中，超过 70%接受由配偶、子女或配偶与子女共同提供的照料。

因此，英国肯定和鼓励非正式照护者的贡献与重要性，并为非正式照护者提供了诸多经济和服务方面的支持政策。在经济方面。英国政府为非正式照护者提供了"照护津贴"，获得条件为每周照护严重失能者的时间不能少于 35小时。虽然这项津贴不需要家计调查，但是仅仅面向每周税后收入不超过 114

欧元的人。由于资格条件苛刻，所以领取照护津贴的人数非常有限。在服务方面。英国政府主要聚焦于非正式照护者的心理、精神、社交等方面的舒缓与调节。

第一，喘息服务——将老人安排进入日间照料中心或护理院短暂居住，为非正式照护者提供短暂的休息放松时刻；

第二，喘息服务代金券——肯定非正式照护者的付出，对其劳动的补偿和肯定；

第三，照护技术培训——向非正式照护者讲述照护技巧和知识，例如日常护理和危机应对等；

第四，情感支持——为非正式照护者提供心理咨询或情感疏解服务，一般以个案或小组工作的方式进行；

第五，福利待遇建议——向非正式照护者介绍其可以获得哪些政府或其他组织提供的福利待遇；

第六，为被照护者提供服务——由社区或志愿者等暂时替代非正式照护者来向老人提供照护服务；

第七，驾驶培训——帮助非正式照护者更加方便快捷地到达被照护者的住所；

第八，安排度假——为非正式照护者提供免费外出旅游或其他减压放松活动；

第九，家务服务——为非正式照护者自己的家庭提供日常家务协助服务，例如外出代购或整理花园等；

第十，放松理疗——向非正式照护者提供运动或饮食安排建议，帮助其保持一个健康的身体状态。

英国的社区照护绝大部分由私人组织和机构提供，主要内容包括生活照料、物质援助、心理支持及整体关怀。

首先，生活照料。又分为：①居家服务——对居住在自己家中但无法完全自理老人提供的上门送餐、洗衣、清洁卫生等服务；②家庭照顾——对生活不能自理、在家居住、接受亲属照顾的人，政府发给与住院同样的津贴，给予一定的经济保障；③老年人公寓——对社区内可以生活自理但独居的老年夫妇或者单身老人提供的设施服务；④托老所——提供暂托服务和长久性集中居住的老人院。

其次，物质援助。政府为老年人住房进行改装并安装必要设施，帮助老年人可以独立在家生活。

再次，心理支持。向老年人传授养生及疾病预防知识等。

最后，整体关怀。通过改善生活环境如设置社区活动中心等形式来提高老年人的社会参与积极性。

机构照护服务则主要涵盖由公立和私营的护理院、疗养院和长期住院，护理院与疗养院在服务模式上的显著差别已经逐步消失，发展为基本一致的服务机构。护理院提供保健护理和个人护理，疗养院则主要提供个人护理。部分疗养院由地方政府开办和管理，而另一部分疗养院和所有的护理院均由独立部门主要包括基金会、私营企业和非营利机构等负责经营。长期住院则是中央的全民健康服务部（NHS）所负责的业务之一，主要针对患有长期病症且需要利用医疗服务来维持日常生活的老年人。

3. 日本由居家照护到逐渐重视健全机构

日本老年照护服务项目分为两种类型，分别是居家照护与专门机构照护。前者是以老年人的家为中心向照护需求者提供护理服务，而后者是为住在特定机构内的老人提供护理服务。一般而言，住在专门机构的老人通常为需要随时给予护理服务的老人。居家照护服务与机构照护服务都需要提供个案服务计划，并且由护理支援专门人员制定实施。

日本长期照护保险服务项目的扩充和完善，可以追溯到"黄金计划"的启动，确立了对老年人"保健—医疗—服务"的基本方针，促进老年机构的规范化和普适度。"黄金计划"也称"旧黄金计划"，旨在推进家庭福利事业的 10 年规划项目。为了实现照护服务的可及性，规划指出，截至 2000 年，日本全国将建成 714 个适合老年人居住、生活舒适的高福利市町村，从而实现短期日间护理服务中心和家庭护理帮助中心的普及。其中，要重点开展"无长期卧床老人"运动，建设涵盖所有日本公民的中风信息系统，重点在预防管理和监督服务。在具体内容上，居家照护主要包括访问介护、访问入浴介护、访问看护、访问康复训练等 15 个服务种类，而护理的时间安排根据护理需求的等级不同进行调整。随着"黄金计划"的启动，介护服务项目逐渐完善，由政府购买、社区、养老机构、医疗机构以及志愿者队伍提供的专业照护服务项目增多。然而居家照护仍然是日本的主要照护方式。

1994 年，日本在继续推进"黄金计划"改革举措的基础上，提出"新黄金计划"，一方面强化地域老年人的地域护理服务，以及对高龄群体的自立支援；另一方面，注重服务功能的完善，即如何将机构服务支持扩展到对居家老年人各类照料服务的支持。

4. 美国从机构招呼逐渐向多样化发展

目前美国老年照护服务的方式主要有居家、社区和机构照护三种方式。社区和居家照护是指主要依托家庭和一定的外部支援来为老年人提供照护服务。大部分老年人都倾向于选择这种照护方式。机构照护是目前长期照护服务中最常见的类型，主要根据老年人失能和疾病严重程度提供相应的长期照护服务。为了满足日益变化的老年照护服务需求，美国从照护服务提供者和具体的服务内容两个方面提供了多样化的老年照护服务。

美国提供正式长期照护服务的机构是多样化的。目前需要付费的长期照护提供者主要有：养老院、成人日间照料服务中心、住宿照护社区、居家照护机构和临终关怀机构。其中，养老院和住宿照护社区主要提供机构照护服务，成人日间照料服务中心和居家照护机构主要提供居家照护服务。

从具体的长期照护服务内容也能看到美国照护服务多元化的发展。现在主流的长期照护服务项目有社工服务、心理健康咨询、治疗（物理治疗、职业治疗、和语言治疗）、护理、药物、临终关怀、膳食和营养服务等七种服务。这七种长期照护服务都是由 Medicare 和 Medicaid 所认可的机构提供。各种机构将根据各自的情况向老年人提供不同的照护服务。在满足基本需求之后，个性化的服务也逐渐发展起来。除了上述七种服务之外，已有部分机构针对特殊人群（如：老年痴呆患者）提供了个性化照护服务。

（二）老年照护服务方式多样化

1. 德国自主选择实物服务或现金津贴

德国《长期护理保险》出台后，长期照护服务体系的给付方式仍不健全，仅仅局限在发放居家照护津贴，津贴发放水平也无法全面覆盖所有的照护需求与费用。1996 年开始逐渐提供实物服务。因此，德国的长期照护服务方式主要包括现金补贴和实物服务，除此之外仍然提供照护辅助器械、给予照护技巧咨询和举办照护培训班等内容，以减缓照护需求者身体上的疼痛、推动照护工作的进行或促进其逐渐实现独立生活。

德国照护需求者在申请和接受照护需求评估后，可以选择实物福利、现金福利或者混合福利，实物福利主要是指由专业的照护人员上门为其提供照护服务，现金福利则是照护需求者根据个人所需自行寻找照护人员，照护者可能是家属、朋友、邻居或者志愿者等，混合福利则是上述两种福利的混合给付，每6个月可以调整一次这两项服务的混合给付比例。

在实物福利待遇方面，照护需求者可以申请基本照护和家庭照护服务。基本照护和家庭照护服务主要针对由于某种健康障碍，个人自理能力受到限制从而需要依赖他人帮助的个体。这些个体无法独立正常地生活，需要他人的帮助来满足个人身体、认知、心理障碍等产生的长期照护需求。照护需求者无法单独居住在自己家中，但不得居住在类似住院式的机构院舍。实物福利由与长期护理保险机构签订合同的照护服务供应商所雇用的护工提供。

居家照护的给付方式相对多元。照护需求者可以根据自己的意愿进行自主选择，不仅可选择现金津贴，还可选择实物服务。如果选择现金津贴的给付方式，那么津贴数额的高低则根据照护等级来确定，这些所获得的现金津贴主要用来向提供照护服务的亲属朋友或邻居等支付服务报酬。如果选择实物服务的给付方式，那么定期会有专业的照护人员进行上门服务，具体服务的内容和频率以及质量都与照护等级有关。

与居家照护给付不同，机构照护给付只能选择现金津贴。现金津贴被分为两种类型，即给照护人的津贴和接受照护者的津贴。这里的照护人主要限于对无工作的提供居家照护的护理人员，会给他们提供照护课程、护理假期间的额外给付与社会保险。半机构式照护每月资助费用和照护机构上门服务的资助标准相同。每月发放的保险偿付金主要用来支付住院护理费用，如果支付后仍有剩余，可以将剩余的偿付金用来支付照护机构上门服务的费用。如果并无剩余，则由被照护者自己承担，那些无力承担的经济困难的被照护者则可以申请社会救济。尽管每一个参保者在享受机构照护服务时都可得到不等数额的保险偿付金，这笔偿付金仅能支付除了伙食费和床位费之外的照护服务费用，并且它最多只能占全部机构照护费用的75%，即被照护者个人需要自费承担25%的费用。

2. 英国以现金福利为主的个案管理

英国注重依据服务使用者的个性化特征，将其视为不同的个案，评估其需求并协调多种服务项目递送至使用者个体，完成多对一的服务递送。在去机构化和强化居家照护的新思路中，照护管理即个案管理成为平衡社会需求与资源发展水平的主要方式。主流观点认为家庭和个人应当承担主要照护责任，政府应当将主要力量用于发挥兜底保障功能，对特殊老人和困难老人群体提供救助性支持，为家庭照护者提供过多帮助是不必要的行为，同时这种行为容易将以血缘为基础的家庭关系金钱化。

由地方政府组织和安排的公共居家照护一般遵循家计调查原则，同时根据老年人具体状况进行服务的分配，但由于资源限制和政策规定等原因，这类公共居家照护通常仅能满足基本的服务需求，无法充分满足失能老人甚至无法满足同时接受非正式照护的老人的多样性需求，因此倾向于由老人自费购买相关服务进行补充，对自费照料服务产生了一定依赖性。英国在实物服务之外设计了针对老人和失能老人的现金福利制度，主要包括直接支付（direct payment）、个人预算（individual account）以及护理津贴（attendance allowance）。

3. 日本以专业化的整合型实物服务为主

日本老年照护不断扩大服务对象的覆盖面，变革服务模式，重视服务供给过程和质量。通过需求评估，制定老年人专属帮扶计划，加强对易发生自理障碍高危群体的管理，通过实施针对老年痴呆及失智症患者等特殊群体的治疗措施，逐步加强家庭护理支援中心、老年痴呆中心以及市町村保健中心等地域性的咨询机构之间的合作，并且加强立法治理，规范服务申请流程和法制化。为了提高老年照护服务体系的运行效率，日本采用服务外包等形式提高长期照护服务的供给效率。因此，日本以专业化的整合型实物服务为主，通过上门沐浴护理、康复训练、日间照料等日常服务形式，不仅可以向独居老人提供居家护理服务，兼顾老年人的身体和精神慰藉，还可以减轻居家老人家庭护理成员的压力，减缓代际支持的压力，节约家庭护理成本。同时鼓励志愿组织、专业人员等各种社会力量的参与，以访问的形式增强照护服务的专业化和多元化。

日本现有实物服务主要分为4类：居家照护服务、机构照护服务、社区整合型服务以及照护预防服务。

居家照护服务主要由居家照护员、护理员等入户提供必要支持服务、看护支援及介护预防服务。同时，被照护者可以到照护机构，例如日间照料中心或者专门照护中心接受饮食、步行等方面的训练和康复活动服务。

机构照护服务主要针对的是无法在家独立生活的被照护者，入住照护机构接受看护服务或康复服务有助于其恢复原有的生活功能。机构照护还提供医疗协助，这实际上一定程度属于医养结合模式。首先是特别护理老人院，主要面向身体和精神状况极度不理想、很难居家生活的老人；第二种是老人保健机构，主要面向病情比较稳定、无需住院、但需要某种程度医疗看护的老人；第三种是疗养型病床设施机构，主要面向需要长期疗养的患者，其中病房比较大，设有食堂和浴室等。

社区整合型服务一般采用社区照顾模式，即需要接受照护服务的失能老人无须入住照护机构，在原本熟悉的生活环境中接受服务。针对日本市町村居民，社区整合型服务主要包括夜间对应型的访问护理、认知障碍患者对应型移动、小规模多机能型居家护理、认知障碍应对型集体生活之家、社区紧密型特定设施入所者生活护理、社区紧密型老人福利设施入所者生活护理。

4. 美国向家庭护理的实物服务过渡

美国老年照护服务以商业性长期照护保险为主，构建起以慈善组织、宗教组织、甚至个人赞助为支持，以社区机构、非营利机构、志愿团体为强大后盾的照护服务体系[1]。最初，美国以机构照护为主，为老年人提供了多种类型的养老住所，但很多美国家庭都有家庭医生，家庭护理逐渐成为一种新的选择。美国的家庭护理主要是由家庭护理公司派专业护理人员上门为照护需求者提供服务，人员构成主要以医学背景服务人员为主，如家庭医生、家庭探访护士、助理护士和一些其他人员。

家庭医生会按照流程检查照护需求者的身体情况并据此给出病情治疗处方、确定护理时间；

家庭探访护士定期上门探视，制定个性化的护理计划，向照护需求者及其家人讲述疾病相关知识，并提供具体的护理技术指导；

助理护士则负责执行具体的护理服务并定期向家庭探访护士进行汇报；

其他人员如内科医生、物理治疗师等相关专业人士根据需要进行及时介入服务。

（三）正式与非正式照护服务相结合

1. 德国重视非正式照护

最初，在德国家庭是最主要的照护服务提供主体。随后，一些严重失能老人在照护风险发生后需要进入住宿式护理机构，此时居家照护无法提供充足的

---

[1] 党俊武. 长期照护服务体系是应对未来失能老年人危机的根本出路 [J]. 人口与发展，2009，15（4）：52 - 55.

护理，被照护者需要通过日托、夜间、24 小时完全护理方式获得更加专业全面的正式机构照护。但很多轻度或中度失能老人仍希望可以在自己熟悉的环境中接受家庭成员等非正式照护者的护理与协助，避免强行改变自己已有的生活习惯，在家庭成员的陪伴、家庭场所的互动中更好地实现身体机能的康复。然而，家庭成员的正常工作受到照护服务时间成本的影响，且长期繁重琐碎的照护工作也给家庭照护者带来了巨大的压力，因此德国政府从"照护需求权"出发，国家及时进行公共政策层面的介入，极力推动家庭非正式照护服务的发展，多方面肯定和保障家庭成员、亲属的照护劳动价值。近些年政府既希望可以努力维持非正式照护服务的现状，又希望可以实现护理保险中的推动家庭护理方式发展的目标。德国开始积极制定对照护者进行支持和激励的政策，特别是在法律上承认家庭成员在家庭内部的照护服务具有社会价值，并给予相应的经济补偿、社会保障待遇等。

德国给予照护者一定的工作灵活性和照护时间保障。自 2008 年以来，员工最多有权获得 10 天的紧急短期工作缺勤，以便突然需要照顾亲属。

德国还给予照护者持续的激励。根据德国护理保险法规定，如果非正式照护者每周可以提供至少 14 个小时的照护时间，就可获得社会保险相关待遇和带薪休假。同时，对于从事家庭成员护理致使每周自己的工作时间少于 30 个小时的照护者，护理保险除了为他们提供护理津贴外，还为他们缴纳法定养老保险费。此外，加强对家属护理的支持措施，为家庭照护者提供咨询服务和自由选择的培训课程等。

2. 英国支持自行安排非正式照护

正式照护与非正式照护在英国并存，但仍以非正式照护优先，政府一般只发挥兜底保障功能，只有在家庭照护实在无力供给或面临困境时，才会利用公共资源对其进行补充。政府认为家庭内部的照护行为主要是基于血缘关系产生，如果对其干涉过多则容易将这种血缘关系异化。政策制定者担心正式照护服务项目的扩张将导致家属和亲友减少或停止继续提供非正式照护，从而增加财政负担。居住于家中的失能老人中，大约 85% 的老人接受由家庭、朋友或邻居提供的非正式照护。当失能老人正在接受非正式照护时，其使用正式照护服务的概率和数量都有所下降。正式照护服务基本上适用于不使用非正式照护服务的失能老人。地方政府在对老人进行资格评定和服务分配时，也将其是否具有非正式照护获得能力纳入判定标准，直接影响其正式照护服务的获得水平。因此，具有相近失能状况的老人有可能获得不等量的正式照护服务。非正式照护与服务使用者的婚姻状况、居住类型密切相关，这两项因素对非正式照护供给的可能性具有直接影响效应，相比于非独居老人，独居老人获得非正式照护的可能性则大大降低。

本职工作与照护任务的冲突同样涉及非正式照护与正式照护之间的选择问题。随着女性劳动力市场参与度的显著提升，外出工作与照料老人之间的潜在冲突也日渐凸显。虽然政府一定程度上也在大力推行社区居家等正式照护，希望可以减轻家庭非正式照护者的负担，但实质上效果并没那么显著。大多数家庭照护者的照护工作量并未大幅减少，老年照护是一项巨大、复杂而又耗时工作，少量的有偿正式照护介入，可以为家庭非正式照护者提供喘息，这种暂时放松和短时充电有助于缓解照护者周而复始的心理、生理疲惫。

3. 日本大力发展正式照护

老年照护服务在日本发展历史十分悠久，从"黄金计划"到"新黄金计划"不断丰富照护服务内容，大力发展家庭服务和公共服务项目，扩大正式照护的覆盖人数。

为了推动家庭福利事业的发展，日本施行了多方面举措来促推正式照护：

第一，培养居家护理服务员，为短期照护委托机构提供日间照料服务员和设置床位，建立居家介护支持中心；

第二，努力实现零卧床目标，为患有脑中风后遗症的老年人提供功能恢复训练的专门机构，建立脑中风信息管理中心以便于出院的中风患者接受及时的适宜性服务，并开展健康教育活动；

第三，制定硬件设施建设计划，为特别护理老年机构和老年保健机构增设床位，满足机构入住需求，建设有偿护理机构，以满足独居老人也包括老年夫妇的服务需求。

此外，建设综合性的老年生活福利中心，提供介护支持、居住安排以及地区交流的服务，并开展长寿社会福利基金、促进老年人幸福生活计划等。

对正式照护服务的利用减轻了照护者的心理负担。因此，不可否认长期照护政策在一定程度上促进了正式服务形式的扩展。

4. 美国推崇市场化的正式照护

美国的长期照护虽然以商业照护保险为主，但是照护服务也由正式照护和非正式照护构成，其中正式照护服务主要指以机构为主的社会组织来提供的照护服务，非正式照护服务则是以家庭成员和邻里亲朋或志愿者为主的个体来组成的照护服务支持系统。前者一般是具有明确的收费标准，同时服务具有契约性，后者往往是无偿免费的，但偶尔也会存在照护需求者自愿认同照护价值从而向提供照护的亲友进行一部分现金转移。前者主要通过机构照护、社区照护的递送平台向失能程度较重的老人进行服务给付，后者主要通过居家照护递送平台为失能程度相对较轻的老人匹配供给侧与需求侧。养老院（nursing home）和住宿照护社区（residential care community）主要提供机构照护服务，成人日间照料服务中心（adult day service center）和居家照护机构（home health agency）主要提供居家照护服务。

美国社会倡导人们购买商业长期护理保险来应对失能风险，一旦陷入失能状况后便可以通过赔付的保险金来入住照护机构，也可在家中接受居家照护。美国的老年照护服务偏向于政府监管下的市场化竞争，无论是机构照护还是社区居家照护，大多由专业人士为他们提供服务。

## 二、老年照护服务对象及其需求评估比较

### （一）老年长期照护对象

每个国家都根据自己独特的政治经济、社会生活和文化传统确定照护服务对象。除德国选择了全民覆盖以外，英国、日本和美国都选择了老年群体，其中美国和英国都覆盖了 65 岁及以上的老年人群，而日本将覆盖人群扩大至 40 岁及以上的群体，并以 65 岁为基准将老年人分为两类。

德国作为第一个建立长期护理保险的国家，其长期护理保险是以社会公共长期照护社会保险为主，私人商业长期护理保险和政府负责特殊群体为辅，以全体国民的照护服务需求为核心，专门研究和制定照护政策。德国长期护理保险覆盖范围几乎涵盖了全体公民，法律规定 18 岁以上公民必须参加长期护理保险，未成年子女随被保险人投保，并且参加医疗保险的人群都要参加长期护理保险。虽然德国的长期护理保险是强制参保，但是公民可自行选择参加保险类型，必须在社会长期护理保险和商业长期护理保险中至少选择一种。由于德国长期护理保险是全覆盖的保险，因此受益面也是各年龄段人口，其宗旨是为真正有护理需求的人提供服务。

英国的老年照护制度作为国家责任型的代表，其覆盖对象为 65 岁以上的老年群体，这部分老年群体在长期照护需求评估和收入、资产审查完成后，方

有资格享有由地方政府筹资的照护服务或等量现金给付，这也体现了英国社会照护服务的本质，即为具有迫切需求且最少资源的人提供帮助。

日本的长期照护保险制度与德国一样，同为社会保险模式的长期照护保险，但其参保对象与其德国不一样，它是具有针对性的覆盖。法律强制性地将市町村拥有住所的40周岁及以上的群体统一纳入到长期照护保险的范畴，65岁以后参保公民以不同条件享受不同标准的介护服务。日本政府以65岁为基准将照护需求者分为两类，第一类被保险人是指居住在市町村的65岁及以上的老年人，第二类被保险人是指40岁以上65岁以下参加医疗保险的人。对于第一类被保险人，只要需求方处于要介护支援状态，就能申请介护服务，但需要持续6个月以上，经评定机构审核满足条件后即可享受介护保险给付；而第二类保险人只有出现早期认知障碍、心脑血管等老年性疾病，需要介护或支援服务的时候才能申请介护服务，此类人群需满足因身体老化而产生的特定的15种疾病所导致的身体或精神护理需求时，才能达到护理保险保障标准。

美国的长期照护保险制度实行完全市场化的商业保险模式，其照护对象需根据资金筹集来源来进行区分。在公共照护计划中，Medicare 和 Medicaid 主要针对65岁以上的老年人及残障人士。在商业保险计划中，年满18周岁且具有购买意愿、购买能力的公民均可购买长期照护保险。商业保险公司会根据被保人年龄、职业、健康状况、承保方式、保险金给付额、服务等待期不同而确定不同的缴费保额，被保险人的年龄越低，缴费率越低。

（二）老年照护服务需求评估

1. 德国由专业机构按照同一标准开展评估

目前，德国的长期照护保险需求主要依据申请人的失能程度来确定照护等级。申请人的需求评估主要由德国健康保险疾病基金的医疗评审委员会和医疗审查有限公司负责，两者根据统一的评估标准，从日常生活（ADLs）和工具性日常生活（IADLs）两种类型中选取了四种典型项目进行组合，评定个体在完成卫生护理、营养膳食、个人移动与家务劳动等所需他人照护的频率和时长，自2017年开始，此标准还增加了认知障碍和心理损伤程度的评估。评估完成后，每位申请人都会收到一份评估结果报告。如果申请者对此评估报告不认可或存在疑问，可以向医疗单位申请对原先报告中所述的失能等级进行重新评估。

为了使审核程序尽可能统一规范，德国法律规定两家评估机构使用同一标准，医疗服务部制定了全国性的评估标准，评估工具是 1996 年荷兰开发的照顾依赖程度表（care dependency scale，简称 CDS）。CDS 量表采用 15 个项目来测量个人的照护依赖程度，包括：饮食、自控、体态、移动、穿衣和脱衣、卫生情况、日常活动、娱乐活动和学习能力等。CDS 的每个项目都有 5 种选项，总分为 15 - 75 分，分值越小表示对照护服务的依赖越大。依据评分将照护分为 3 级。在这个标准下，被保人应先被评估为"虚弱人员"才有资格进行。德国社会保障法典对"虚弱人员"定义如下：投保人因生理、心理、精神疾病和障碍，在日常生活（ADL）和工具性日常生活（IADL）有不低于 6 个月的，并且为频繁的、长期的、大量的照护需求，需要对其个人卫生、饮食营养、行动能力、家务自理能力四种日常行为活动方面进行协助。从 2017 年开始，此标准又将认知障碍和心理损伤程度纳入范围中。根据相关规定，照护服务需求者的护理级别不同，可以接受的照护服务时长和享受的照护补贴标准也存在具体差异。如果申请人已经被评估为需要长期照护服务，审查委员会继续评估被保险人的需求强度，以此来进行护理等级认定。护理等级根据需求强度划为 3 个等级，每个级别都对服务次数与时间进行了详细规定。

2008 年，德国医疗卫生部制定了全国性评估标准 NBA（Neuen Begutacht-ungs Assessment），用来评估所需长期照护服务程度。NBA 共 8 个维度 76 个条目，其内容涵盖活动、认知和沟通能力、心理和行为、自我照顾能力、疾病相关管理等领域，相比以前以老年人依赖照护服务的时间来划分需求等级，NBA 根据实践和相关研究结果对工具中的五个模块赋以不同的权重，通过预测试和实际评估产生的依赖程度和平均值来划分老年人照护服务的不同级别更显客观。也正因如此，该工具除了可以为衡量照护质量、分配照护资源提供依据外，还为不同的护理环境使用单一评估工具提供了选择，为建立综合的护理路径提供了帮助。

2. 英国由地方政府实施的统一标准的评估

英国没有统一的照护评估体系，国家层面只提供一个资格参照的框架，即申请者赖以参考的四个功能障碍等级（轻度、中度、重度、危急）。但具体资格标准、评估安排和预算安排均由地方政府决定，且各地存在差异。地方政府的照护管理职员将照护需求进行转化，在其实际运行中，绝大多数地方政政府仅以"危急"和"重大"等级作为准入的资格标准，强调对重度功能障碍者的重点帮助，而往往残疾程度较低的部分群体需求不会得到满足。此外，照护需求者可以通过选择实物券的方式来购买服务项目，但必须由本人支付。待一切需求审查结束以后，将通过家计调查的方式确定长期照护服务是否由地方政府全额或部分资助。

目前英国长期照护需求评估主要参照《照料服务使用资格标准》（Fair Access to Care Eligibility Bands），该评估框架由卫生部统一制定，以规范全国范围内需求评估的准确性，确保老年群体服务待遇和效果的一致性，维护社会福利递送的公平性。该标准将使用者状况分为四个功能障碍等级即轻度、中度、重度、危急。评估内容主要包括日常行动能力、工具性日常行动能力、收入水平、是否受虐待或忽视，以及未来 6 个月内的健康状况预期等方面。英国采用 Easy Care 量表进行老年健康综合评估，包含 7 个领域 49 个健康问题，覆盖生理、精神、环境及社会方面。该评估结果直接作为医疗保险支付的依据。

3. 日本以发现老年潜能为目标的评估

日本长期照护需求评估是基于共同体的理念，其主要目的是为失能者提供支持以找出其潜在能力，构建自立环境，充分发挥老年人的自我照顾功能以减少失能限制及医疗需求，而非单纯提供照护服务。长期照护保险申请者的受益资格需要经过全国统一的照护需求评估，随后的照护服务则根据 3 种不同的评定等级即需要照护、需要支援、不符合资格来确定服务内容。

日本目前采用介护认定调查表对 65 岁以上年老体弱者进行长期照护评估。该调查表作为全国使用的统一标准具有良好的客观性、合理性和客观性。介护认定调查表的评估内容包括一般情况调查、基础评估和特别项目评估三个方面，身体和精神状况、使用医疗方法两大模块，一共 85 项调查项目，共包含 7 大类别的 73 项及特殊医疗事项的 12 项，由专职人员进行生理心理机能评估，包括生理功能、行为能力、精神状况、生活自理程度等，其中条目最多的行为障碍项目包括被害妄想、粗暴的言行、反复唠叨同样的话、惊恐不安等，其次分别是日常生活照料项目、与麻痹等相关的项目、交流与认知、需特殊服务情况、与移动相关的项目等。"要介护认定标准"将老年人照护分为 8 个等级。需要照护的老年人首先向市町村设立的认定委员会提出申请，需通过两次评估来判定。首次评估由管理者来执行，管理者必须是有 5 年以上工作经验的专业人士，如医生、护士、社会工作者等，或有 10 年以上照护服务经验的非专业人士，如居家照护服务工作者，在第一次申请判定之后，由"护理认定审查会"继续做出第二次判定。"护理认定审查会"一般由保健、医疗、社会福利领域 5 位专家组成。当评估结束后，医生将对申请人健康状况和精神状况出具诊断报告。最终"介护认定审查委员会"对两份报告进行审查认定，并据此对申请人的护理等级进行评定。

4. 美国实行市场化与公共性结合的评估

美国的长期照护保险制度实行完全市场化的商业保险模式。在商业保险中，其需求评估主要依照个人能力和个人意愿。在公共计划中（Medicare 和 Medicaid），需要对申请人进行资格审核。Medicaid 作为长期照护服务的最大支付方，其长期照护的资格评判主要是依靠收入和资产，但各州对于运营 Medicaid 有很大的自主权，州政府可以改变服务的资格要求、覆盖范围和报销范围。因此，联邦政府为了确保能够帮助弱势群体，提出了最低强制要求。Medicaid 遵循社会残障保险/补充保障收入规则，此规则将残疾定义为无法工作而不是功能或认知障碍。随后专业的医务人员将会以最小数据集（Minimum Data Set，MDS）为依据对具有资格的人群进行评估，并为符合资格的人群提供书面形式的评估报告。

目前美国主要采用 MDS 作为老年人长期照护评估工具，它是所有居民医疗保险或医疗认证长期照护服务进行综合评价的基础。MDS 作为目前最全面、最科学的评估工具也被广泛的应用于多个国家和地区，其评估信度和效度都十分可靠。该评估工具主要涵盖了个人基本信息、认知功能、沟通和听力状态、视力状态、身体功能、排泄、社会心理健康、情绪和行为问题、活动、疾病诊断、健康状况等 15 个维度。为了保证能够全面地评估老年人的长期照护需求，该评估工具还增加了访谈项目。目前评估者主要是由专业的医护人员担任。通过这个评估工具，医护人员能够对照护对象在护理服务过程中的多个环节进行动态化的评估和获得服务使用者的反馈，以此不断地调整照护对象的照护服务内容，以更好地满足照护对象的个性化照护需求。此外，MDS 还能根据照护对象的反馈意见改善长期照护服务的质量，同时还能间接优化照护资源配置，从宏观层面给政府部门提供质量监控和成本－效益核算。

### 三、老年照护服务机制比较

#### （一）老年照护服务递送机制

1. 德国多元给付的精细化递送机制

营造多元给付结构，满足多元照护需要，提供自主选择权利是德国长期照护服务体系的总体性目标。在宏观愿景引导之下，德国将其长期照护服务递送流程规划为四个依次递进的阶段：服务申请阶段、访视调查阶段、二次判定阶段、服务交付阶段。首先，具有需求的老年人应当表达其照护服务需求。由本人或其家属向当地长期照护保险参保机构发出申请的方式，正式进入照护服务的等待序列。之后，保险机构对需求者申请材料进行整理，并转交给第三方委托单位"健康保险医事鉴定服务处"，由此进入访视调查阶段。"服务处"指派具备专业资格水平的工作人员对服务申请者进行入户调查，核实必要信息，利用科学量表测试照护需求，形成个案鉴定表，给予判定结果，认定申请人是否具备接受长期照护服务的资格以及所达到的需求等级，以此围绕个体需求草拟个人照护计划书。

在此基础上，申请人进入二次判定阶段。健康保险医事服务处将上一阶段形成的鉴定结果和个人照护服务计划书返还给委托方，即长期照护保险参保机构，由保险机构对返还的申请人鉴定资料进行更加谨慎和全面的核查，形成长期照护服务资格的最终鉴定结果。最后，获得照护服务资格的申请人进入服务交付阶段，依据已定的个人照护计划，签订服务契约并接受相应的服务。很明显，无论是制度设计还是操作流程，德国都对服务递送机制进行了精细化的规范，形成了既定的执行路径。以严格的制度框架为制约机制，既有利于各参与主体在服务过程中约束自身行为，也有助于中央政府在国家层面对长期照护服务体系进行整体性的把握与管理。

2. 英国自上而下型的服务递送

长久以来，"自上而下"是英国社会治理的基本格局，利用国家力量推动中央政府治理理念的实现。然而，伴随着政治现代化变革，英国的治理格局逐渐转变为"自上而下"与"自下而上"相结合，共同组成国家与社会治理的有效方式。体现在长期照护服务体系建设方面，服务递送过程大体上依照自上而下的三级递送机制，主要涉及宏观决策、资金保障、服务供给等层面。国家卫生部根据中央意志和现实国情，制定出台医疗和社会照料服务的相关政策，优化顶层设计，并通过一般税以及专项税向国家卫生部直属的 NHS 提供资金支持。NHS 及其下属各部门负责提供具体的医疗服务项目并支付医疗服务费用，英国工作与养老金部则负责向服务需求者、残疾人和照护者提供不同类型的专项津贴。在服务操作层面，中央政府向地方政府释放了大量的决策权，地方政府在长期照护的具体事务中承担起管理角色，利用中央政府转移支付、地方税收和服务使用者缴费形成长期照护资金的筹集路径。同时，依据当地具体情形，以社区为抓手，通过契约的形式与机构、组织达成合作，向服务供给方购买相关服务，完成服务使用者的照护需求评估，组织和安排具体照护服务项目的递送，以达到服务供给与使用者需求的恰当衔接。

3. 日本引入准市场机制的服务递送

不同于以往由地方行政部门承担主要服务供给责任的模式，在服务递送路径中引入市场机制是日本介护保险改革的重要举措，也是日本现行的长期照护服务体系的显著特征。从日本的照护实践中可以看出，其服务输送的市场化变革主要体现在契约关系的调整和服务供给资格的开放。战后福利需求的迅速扩张致使日本政府放弃原先的直接供给模式，转而采取政府购买服务模式，但日本政府并未沿此方向深入发展，而是在政府购买服务的基础上，通过介护保险改革，将照护服务契约签订的主体由政府与供应方改革为服务使用者与供应方。同时，日本政府放开了对照护服务资源配置的管制，允许盈利性的私有成分在照护服务体系中进一步发挥其创造性与效率性，以满足国家和老年群体对服务数量、质量双重要求的不断提升。

新政改革扩大了市町村在地方层面的自由裁量权和决策权，在其控制范围内，鼓励民间资本和组织参与到长期照护服务的递送流程，利用供需双方之间直接签订契约关系代替政府购买服务的方式，提升老年群体在照护服务过程中的参与度和决策力，使其老年群体身份由以往单纯的被服务者转换为有话语权的独立个体。日本政府引入的契约式自主供给模式不仅大大提升了服务供给与使用者个体化需求的匹配度，也利用市场和竞争机制提高了照护服务体系的整体运行效率，但是这一过程并不能理解为一场纯粹的市场化变革。实际上，日本所选择的是一条"准市场"道路，既遵循一定的市场竞争性原则，但又不完全依照市场规律进行运转，换言之，政府在照护服务体系运行方面的态度可以概括为：充分包容盈利性私有制成分的参与，尊重市场化的运行规则，但始终掌握宏观层面的绝对控制权。在这一过程中，政府脱离了原先具体项目递送的操作者，转变为整个服务体系的管理者，从而完成了角色的转变。

4. 美国从按服务收费转变为管理式服务递送

长久以来，在新自由主义制度的影响之下，市场化运作在美国公共服务体系中发挥着极其重要的作用。在照护服务领域中，绝大多数州的 Medicaid 都遵循按照服务项目收费（fee - for - service，FFS）的基本原则，即由与政府签订正式服务协议的私营承包商，负责依照老年群体的照护需求提供具体的服务项目，同时，私营承包商应当按照契约中的条款达到约定的服务质量，确保服务项目的供给与服务使用者的需求相匹配。不过，这样论量计酬的私人承包方式仅从形式上来看，责任框架清晰，递送路径明确，但在实际操作中却存在难以忽视的弊端：一是 FFS 按照服务名录和数量收取费用的做法忽视了服务质量和使用者体验感，仅能在财政支付的基础上提供足量的服务项目，却无法真正意义上实现为老人这一特殊群体提供基础性支持的制度目标；二是将服务交付于市场，看似在减轻了政府的行政事务压力，但实际上却在一定程度上架空了政府在服务流程中的控制权和权威性，易产生灰色地带。这些问题催化了对服务递送和费用支付模式的创新，美国各州开始根据各地实际情况推行试点项目，虽然形式各不相同，但基本上呈现统一趋势。自 2015 年起，越来越多的州政府选择从传统的按服务收费的模式转变为管理式护理模式来进行服务递送。管理式护理模式的制度优势在于有助于提升护理服务质量，增强社区居家服务的可及性，同时，改善公共服务效果，节省政府开支。显然，管理式护理模式是更加符合未来需求的制度选择，但前景与风险并存，始终处于医疗变革背景下的照护服务体系需要谨慎的探索，以确保决策的正确性和稳定性。

（二）老年照护服务质量监督

1. 德国颁布权威性专家标准保障服务质量

在世界范围内，设立专家标准和最佳实践指南在医疗护理领域具有十分的重要作用，它们通常是增强专业性、提升整体质量的常用做法。无论是对于特殊疾病如糖尿病、阿尔兹海默症的护理，还是对于宏观层面目标如改善护理方法的实现，这些方法都具有鲜明的指导性意义。而在长期照护服务领域，德国同样以专业的权威性作为评判和优化服务体系的标准，重视这些方法所能发挥的积极效应。具有设立专家标准和指南的主体为"德国护理质量发展组织"，基于国内临床护理的实际情况，结合相关领域专家、科学家意见，该组织从预防和治疗压疮等七个方面制定了详细的专家标准。不仅如此，德国政府通过法律的形式对这些护理标准予以确定，因而具有法定的强制执行性。除设立专家标准以外，德国还通过增强使用者在服务过程中的参与程度的做法，对服务质量进行把控。换言之，通过赋予使用者更加广泛的权利，使其有能力对服务给付产生影响，以实现质量控制责任的转移，由服务供给方的被动性行为转变为服务需求方的个人主动性行为。例如，相关组织召集一定数量的服务使用者，从是否享有主体参与、自我尊严与个人自主性等方面出发，对其所接受的具体服务项目进行评定，从而判断出整体照护服务体系的质量情况。

2. 英国建立专门机构及质量监控系统保障服务质量

英国在长期照护服务质量控制方面的探索主要以改革的形式进行。一方面，以机构改革促进对长期照护服务体系质量的整体把握。机构改革首先从社会照料部门开始，英国政府将社会照料部门进行细化，分为供给、购买、质量与策略保证等 3 个部门，并成立质量监督委员会，设定照料服务质量最低标准，提高了对长期护理服务的质量监管。英国政府于 2008 年将已有的医疗服务和照料服务各自的监管机构进行合并，组建为新的"服务质量委员会"，赋予该机构更加充分的权力，其主要职能涉及管理、监督和提升医疗服务与照护服务的质量，同时，负责注册和监察特别类型的服务，如涉及提供医疗服务和个人护理的具体服务项目，以保障服务供给的安全性与优质性。由于涉及机构合并，服务质量委员会将以往两个机构的效能评估框架整合为一套囊括医疗服务与照护服务为一体的服务效果评价和问责机制，并尝试探索建立医疗服务与照护服务的联合评估指标。

另一方面，以更新质量监控体系提升对服务质量把控的精准性。在机构改革基本完成的背景下，自 2010 年开始，英国卫生部的改革方向开始转向更加具体的方向，质量监控体系的升级成为此后的主要改革目标。根据卫生部的相关政策，以往使用多年的国家服务效能系统将逐步过渡为新的服务效果框架。

新的框架将效用、正向体验、安全性和资金使用效率定义为确保高质量服务的先决条件，同时，将注重从以下 4 个方面对长期照护服务质量进行把控：一是提升服务使用者的生活质量；二是尽可能推迟或减少对照护服务的需求；三是确保服务使用者在接受服务的过程中获得积极的体验；四是对因生活环境造成高度脆弱性的群体给予保护和照顾。

3. 日本通过信息公开及从业人员规制保障服务质量

准市场化运作机制使私营供应商与服务使用者直接对接，避免了服务需求表达中的误差，有效地提升了照护服务供给与老年人需求的匹配能力，更好地实现了国家个性化服务的政策目标。然而，这样的递送过程仍然存在一定的潜在问题和道德风险。例如，介护管理专员作为私营供应商和服务使用者之间的中介人，虽然其职责是负责两方之间的协调和安排，但因其出自私营供应商，这一职位仍然较多地代表供应商的利益。在实践中，介护管理专员存在挑选服务对象的可能性，即根据服务项目价格进行服务顺序的安排，甚至将服务价格作为判断是否与需求者签约的影响因素。在这种操作方法的影响下，服务需求较低以及经济能力较弱的老年人，有可能被介护管理专员列入延后处理的序列，甚至存在被排挤出照护服务供给体系的可能性，不仅无法保证服务品质，还会严重影响到部分老年人合法的福利权利。这些情况是以经济利益为驱动的市场化机制所引发的负面后果。日本政府先后通过四次政策改革对照护服务体系中的问题进行修正，以实现对服务质量的进一步把控，主要修正手段包括：强制要求服务供给方公开其相关信息，对照护服务从业人员行为进行规制，调整介护支援管理制度。鉴于日本国内高度老龄化的现实原因，除了政府的强制性措施以外，同样重视其他社会资源在老年人照护方面的潜能，发动邻里关系、社会组织、志愿者群体等参与到长期照护的事业中来，充分发挥补充作用，以对服务质量进行全方位的把握与提升。

4. 美国以机构照护监督为主保障服务质量

美国政府对其长期照护服务体系质量的监督呈现鲜明的特点，侧重点在于对养老院的服务质量监督，而对家庭护理机构的监督相对较少。养老院作为专业的照料机构，在服务内容、服务形式、运行模式等方面表现出大体上的一致性，便于围绕服务质量设立多角度的监控指标，针对相关从业人员出台职业准则。而家庭护理机构的服务内容相对繁多且差异性较大，组织结构相对更加松散，对这类机构的质量监督则较难实现。1986 年美国医学研究所发布的《提高养老院护理质量》和 1987 年颁布的《综合预算调节法》，明确指出加强养老院质量监督的必要性和紧迫性，同时，合并 Medicare 和 Medicaid 的质量监督标准，并要求对服务使用者进行全面的需求评估，对养老院内部的相关从业人员设定行为要求，定期对养老院的服务效果进行监察，成为现行的长期照护质量框架的雏形。随着美国福利制度的改革，长期照护体系发展的重要性得以不断强化，对照护服务质量的监督已经上升为与医疗服务质量监管同等的重要地位。美国照护服务质量监督的另一个显著特征在于每个州政府遵循各自的服务绩效监督机制，这样的做法可以在充分尊重当地实际情况的前提下对其照护服务质量进行合理化监督，但缺乏统一性则可能导致联邦政府在进行整体性判断时出现偏差。这在一定程度上促使美国政府从全局角度出发，制定出全国统一的长期照护质量标准，以客观审视本国长期照护服务中的结构要素、递送过程以及服务效果等影响服务质量的决定性因素。从当前形势来看，随着长期照护服务需求数量和多样性的不断上升，优化服务质量监督机制，提升效果审查的效率性与准确度，势必成为改善长期照护服务质量必经的改革路径。

（三）老年照护服务效果评估

1. 德国建立专门机构推动服务效果评估

伴随着公共支出持续缩紧的财政取向，严格把控服务质量，维持福利体系的高效运行，已经成为德国福利制度前进的必然路径。作为德国照护服务体系的重要参与方，长期照护保险基金协会负责与服务供给方共同努力，保证照护服务输送的效率与质量。对于长期照护保险基金协会，把控服务质量的有效手段之一是在服务监督的基础之上，对服务过程结束后的服务结果进行评估，从而反向促进服务体系的进一步完善。就服务质量评判责任的归属问题而言，作为付费方的长期照护保险基金协会承担主要责任，同时与作为供给方的服务供应协会共同完成相关的评估任务。付费方与供给方于 1995 年就服务效果评估的具体标准达成了共识，并共同完成相关协议，主要涉及内部机构、流程措施、结果评估、照护服务供应商的资格审核与认证程序等方面。为了确保长期照护的相关利益者享有均等的参与权，长期照护保险法案增设了联邦长期照护咨询委员会，共同加入到相关的决策过程中来，主要包括：联邦政府、州政府、社区政府以及长期照护保险基金协会和门诊和机构协会护理人员。该组织的主要任务是为联邦政府提供关于德国长期照护的相关咨询工作，通过发现问题、寻求方案、解决问题的路径辅助提升长期照护服务的效果，共同审视长期照护保险制度的发展。

2. 英国实施中央统一评估标准

在照护服务效果评估方面，英国延续了中央政府在公共服务体系一贯的权威性，与服务质量监督体系相似，长期照护服务效果评估体系同样是依照中央层面统一设定的评估标准。实际操作中，效果评估一般参照《国家照护服务最低标准》（National Minimum Standards for Care），该标准主要用于对本国照护服务质量的细节提供对照标准，以判定服务质量及效果的优劣程度，换言之，最低标准对服务实践的检验、相关部门绩效考评、服务供给机构的评估等设定了基础性规则。根据最低标准的规定，服务效果考评应当遵循反馈来源多样化原则，主要包括工作人员访谈资料、从业人员访谈资料、服务使用者访谈资料、服务使用者及其亲属以及相关专业人员共同填写的调查问卷、检察员的查访记录、所掌握的服务使用者的历史信息等。

3. 日本实行统一服务评估标准

日本介护保险制度始终坚持一致的服务给付标准，将对服务项目与供给方的选择权交付于服务使用者而非地方管理机构，这样的做法可在一定程度上规避评估标准模糊、服务供给与需求失衡等问题，从而在服务流程的源头开始对服务效果进行初步掌控，优化服务效果。不仅如此，日本介护保险服务广泛的覆盖范围和丰富多样的服务内容从整体上提升了日本老年群体的福利水平。通过对日本长期照护服务体系的研究可以发现：

首先，坚持权利与义务相结合的原则。依据长期照护保险制度规定，凡年满 40 周岁的公民，只有在满足按期、足额缴纳护理保险费的条件下，才有资格在出现照护需求时提出照护申请。这种权利与义务相辅相成的制约机制，不仅保证了长期照护保险基金运营的稳定性，同时尽可能地在参保人群中维护了公平性的基本目标。

其次，合理利用预防的预先性特征调节资源配置。在介护保险制度下，日本依据被保险人的生理机能状况配以不同种类和程度的服务选项。一般而言，对于仍具有自理能力或生理机能状况尚可的被保险人，日本政府更倾向于给予带有预防性质的服务，以此延后被保险人接受照护服务的起始时间。在这些做法的影响下，有限的资源得以集中用于照护需求较为密集的被保险人群体，最大程度上发挥照护资源的利用价值，同时，缓解服务体系内部的紧张局面，从而减轻政府在长期照护领域的公共支出压力。

最后，发展混合型服务供给体系。就社会历史传统而言，照料老人属于家庭内部约定俗成的家庭责任。随着社会保障制度的建立，尤其是以公平性为核心原则的现代社会保障制度的发展，使照料老人的性质由家庭责任逐步转化为社会责任，成为公共政策体系的重要分支。经过长时间的探索，日本发展出带有本国特色的服务供给方式，在公共部门统筹规划、私营部门按需供给的基础上，鼓励第三部门资源的加入，充分发挥其特有的供给能力，提高社会性参与，形成多元互动格局，从而在整体上提升服务体系的综合供给能力。

### 四、老年照护服务支持政策比较

#### （一）老年照护服务筹资机制

##### 1. 筹资主体责任

德国"普遍主义"的福利模式特征使得普遍的公共资助成为社会长期照护保险的重要目标。普遍主义强调公民福利分配权利的平等性，意味着大多数公民在实际生活中能够及时享受应有的福利服务。因此，制度型模式是一种基于再分配形式，通过提供相应福利设施保障全体公民福利的制度设计。为了控制高昂的社会福利支出成本，协调解决风险和成本控制的问题，德国的社会长期照护保险将个人责任和成本控制两个传统结合起来，公共资助的可及性某种程度上取决于社会保险基金的收入。日本介护保险吸收了德国及北欧国家老年照护服务模式的经验，在延续原有"黄金计划"相关政策的同时，实施与德国一致的社会保险筹资模式，而非选择税收筹资为主的福利型模式。英国实行救助型的长期护理津贴模式，属于国家主导的、税收为主的福利型模式。救助对象一般都是收入层次低、生活无保障、失能后难以获得照护服务资源的群体。从救助制度的性质而言，需要国家对相应的弱势群体提供政策保障以维护基本生活需求。因此，政府在兼顾主体责任的同时，通过财政预算与转移支付的方式提供筹资支持。与以上各国照护服务模式不同，美国是商业护理保险的典型代表，其老年照护服务体系具有混合型制度模式的特点，实行非补贴、自愿投保的商业保险化的筹资模式，是补缺型和自由主义福利照护模式的典型代表。

##### 2. 缴费群体义务

以上三种筹资模式的分类依据是覆盖对象，主要考察两项指标：一是长期照护保险是通过普惠的财政筹集资金还是通过家计审查；二是长期照护保险的资金筹集是来自单一系统还是多元化支持项目，以及项目是否属于卫生系统、是否属于混合系统中的构成要素。

（1）单一项目下的普遍覆盖。这一模式下的资金筹集具有使用单一系统覆盖使用者的特征，筹资构成上主要由各级政府共同承担以及使用者个人付费两部分组成。德国长期照护保险属于社会保险，将传统社会政策中的个人责任和成本控制有机结合，实行多元筹资，由国家、雇主和雇员三方共同缴费。保险资金主要来源于国家承担的税收和社会承担的保险费用，其中，国家承担筹资总额的1/3以上，其余部分由雇主和个人分别承担1/2。德国成本控制理念起源于对20世纪90年代福利国家社会福利成本长期高额增长的反思。现收现付制实质上是目前进入劳动力市场的工作群体，为上一代工作群体的当前照护资金提供代际支持，即以全体公民的保费承担失能老人的长期照护费用，特别是由年轻人来分担失能老人照护所需的经济压力。此种模式下的保险费用高低并非取决于被保险人的个人风险评级，而是依据被保险人的收入情况进行评定。

（2）混合系统。混合系统是长期照护筹资模式较为常见的一种类型，其特征表现为长期照护服务项目与利益的多重混合，并不能用单一特征进行概括。例如，可以同时提供援助性服务与家计审查。在资金筹集方面，混合系统的长期照护服务津贴有其特定的筹资形式，主要表现为并行的普遍项目、与收入关联的普遍津贴福利、普遍福利与家计审查相结合。与德国长期照护保险筹资模式类似，日本介护保险主要采取社会保险筹资模式，国家和地方政府投入的资金比例具有明确划分，中央、地方同时承担资源和财政平衡的责任，资金筹集由政府和个人共同承担。政府层面，照护保险费用中的1/2来源于国家和地方的财政支出，中央政府和地方政府采取责任均摊，地方政府所承担的筹资费用继续由都道府县和市町村均摊，其中中央政府25%，都道府县12.5%，市町村12.5%。个人层面，介护服务利用者个人承担50%，而经济困难的个体可以申请家计调查进行费用减免。国家根据第Ⅰ类被保险人的收入分布情况分配给市町村，目的在于调控财政资金筹集与介护服务费用成本在市町村之间的差异。

（3）家计审查下的安全网计划。在家计审查的安排下，通过公费医疗服务获得的个人护理服务必须经过收入或资产审查，只有那些收入低于国家规定相应标准的服务申请者才有权利享受护理津贴服务。而对那些具有较高护理需求的群体，可以通过政策优先权适当降低门槛，其资金筹集依然是政府税收政策。英国长期护理保险的资金筹资渠道由中央税收、地方税收即议会税和使用者自付缴费构成。主要是由地方政府接受中央财政拨付的有限资金，并进行区域政府间的分配及开支预算设置。中央政府分配津贴数额时，会按照各地的人口数量比例并结合资源分配情况进行划分。而中央政府预算决策的同时，地方政府有权进行二次预算以决定津贴资源的分配。基于税收筹资的家计审查安全网模式，有针对性地将津贴提供给低收入群体，一定程度上可以限制长期护理成本，减轻政府财政压力。然而，繁重的家计审查过程加重了行政成本，容易引发服务利用的不平等。

（4）公私合作的混合型筹资模式。不同于以上模式，实施多层次、多类型混合保险体系的美国长期护理保险实质是由社会保险与商业保险共同筹资的混合型模式，由社会保险与商业保险共同构成。美国长期照护的资金筹集由政府投入和参保者缴费共同组成。其中，在公共照护计划过程中，医疗救助（Medicaid）的筹资由联邦政府以及州政府共同承担，医疗保险（Medicare）的费用筹集根据投保类型划分为政府承担和个人缴纳政府补贴两种类型。而商业照护保险资金筹集则主要依靠参保人个人缴费。总体而言，美国的长期护理保险资金主要来源于医疗保险、医疗救助和商业保险，其中商业保险制度属于市场化的自我保障制度，在政府履行市场监管责任基础上，强调权利与义务的对等。而医疗救助的照护服务对象为低收入失能群体，政府为其制定了相应的评定标准和程序。

3. 筹资结构的公平性

（1）筹资主体的公平性。德国社会长期照护保险通过雇主和雇员共同筹资，其中缴费率为个人全部收入的 1.7%，由雇主和雇员分别承担一半。随着《长期护理保险结构改善法》的实施，自 2013 年开始，德国长期照护保险的缴费标准已经提高到 2.05%，雇主和雇员分别承担 1.025%；2017 年以来，长期照护保险缴费率继续提高 0.2%。不难发现，德国较高的筹资标准形成了相对普遍的保险给付，老年人口享受照护资格的门槛更低。日本的长期介护保险要求 40 岁及以上的公民依法投保并缴纳保险费用，其中，40～64 岁的参保者，其缴费标准为月均收入的 1%，与社会医疗保险费用一并缴纳，属于全国统筹，然后根据市町村介护保险实际筹资需要，依据人口年龄及收入结构重新分配。市町村介护保险费用支出越多，则相应筹资缴费越高。日本照护保险法定形式化的资金支持规定了介护服务筹资比例的定向划拨，体现了筹资结构从单一到随机、多元化、趋于稳定模式的转型。在确保政府责任的基础上，企业、个人成为筹资结构的主要组成部分（详见表7-1）。

表7-1　各国筹资构成及模式的内容比较

| 筹资 | 德国 | 英国 | 日本 | 美国 |
|---|---|---|---|---|
| 政府负担 | 国家承担1/3以上，剩余部分由保险人和被保险人各承担一半 | NHS支持的照护服务由中央一般税收筹资，"护理津贴"及"照护者津贴"由各级政府财政负担 | 政府支援50%，国家和地方承担低收入者的保险费和护理保险管理费用 | 公共照护计划中，医疗救助（Medicaid）由联邦政府与州政府共同承担，医疗保险（Medicare）政府依据投保类型部分负担 |
| 保险费 | 资金主要来源于税收以及社会缴费 | 主要依靠政府税收 | 第一类被保险人：17%；第二类被保险人：33%，收入的9%；雇主和个人分别承担50%，自营者个人承担100% | Medicare资金来源于联邦财政，参保人员薪金税；Medicaid资金来源于联邦财政与各州财政 |
| 个人负担 | 保费原则上由雇主和雇员各承担一半 | 政府无法满足的照护需求部分，由个人、家庭、私人保险或慈善方式筹集资金 | 服务费用的10%，机构入住者自行承担伙食费 | 薪金税雇员和雇主各承担1.45%，自谋职业者全额承担2.9% |

资料来源：根据相关法律条文和政策规定整理。

　　不同于德国、日本现收现付模式的长期照护保险筹资结构，美国实行完全积累制，其实质是一种自我赡养的养老保险模式，由当代人基于工作时期根据未来养老需要提取养老保险资金进行积累以增加被保险人的储蓄，抵御老年风险。美国长期照护保险筹资结构具有多样化的特点，包括医疗救助计划、医疗照顾计划、商业保险和自付筹措。其中，医疗救助计划和医疗照顾计划是长期照护中公共医疗资金的主要来源，由联邦政府和州政府分别以55%、45%的比重共同承担。针对不同收入的群体，其缴费及补贴标准不同，满足条件的低收入群体可以免费获得长期照护保障，而中高收入群体则需支付长期照护费用，直到没有支付费用能力时才能获得相应给付待遇。医疗照顾计划是针对65岁及以上的老年群体，即残障群体所提供的专业照护费用津贴，不包括非专业照护和监护照护费用。

　　与上述三个国家的筹资结构不同，由于英国长期照护制度具有社会救助的属性，使得制度保障对象为具有重点照护需求的老年群体，而获得地方政府支持的社会照护服务必须要经过严格的家计审查，保障范围涉及社会服务、医疗服务和部分现金补贴计划。因此，由 NHS 支持的相关护理服务主要由中央一般税收负责筹资，护理津贴及照护者津贴则由地方各级政府财政筹资，而政府无法满足的老年照护需求部分，通常以个人、家庭、私人保险或慈善的渠道筹集资金。20 世纪 80 年代以前，英国 NHS 系统对居民一直提供全面免费的照护服务，然而财政支出压力致使长期护理责任逐渐被转嫁给地方政府。随着老年护理需求的增长，英国政府对预算进行控制，通过对既有服务资源的调控来重点落实符合护理需求的服务利用者的权益，保障津贴支持。尽管地方政府对社会照料服务方面的支持来源于中央政府专项拨款和地方层面税收收入，然而在英国长期照护体系中，关于长期照护筹资结构及其模式的适度性，尚未明确定论。不可否认的是，随着人口老龄化问题导致的失能和重度失能人数的逐年上升，个人护理服务将对公共支出造成难以估量的财政压力，如何化解筹资风险，降低服务成本，是英国国内亟待解决的政治议题。

（2）覆盖范围的公平性。德国长期照护保险制度规定对于有无子女的家庭收取不同的缴费率，是合理的差别待遇，并不违反平等原则。不管是通过保险还是财政形式的筹资，受益人范围的合理确定关乎制度的公平及可持续。与德国类似，日本实施强制性的介护保险制度，其特点主要是强调个人责任以保障保险覆盖的范围稳定。其中，要求 40～64 岁的全体公民强制参加介护保险，使得日本的照护保险覆盖率在 50% 以上，在此基础上对低收入群体长期照护保险费用适度减免，体现了拓宽保险覆盖率基础上的公平原则。英国将长期照护与医疗卫生服务作了严格的切割，并且对基于失能程度的老年人需求、家庭经济状况、照护能力等方面进行审核，体现了社会经济为最少受惠社会成员带来补偿利益的正义原则，又能在一定程度上避免因长期照护高额成本而对医疗资金的占用和扩张。

鉴于美国长期照护保险的复杂性、商业保险的灵活不稳定性和国民参加照护保险的自愿原则，美国长期照护保险的覆盖率一直处于相对较低且不稳定的状态。从前文对美国长期照护保险筹资结构的比较分析可以得出，医疗救助计划减轻了 65 岁老人、失能半失能等群体的费用支付风险，但广大中产阶级必须依赖私人筹资模式解决照护费用问题。然而，由于商业保险费用成本相对较高并且具有健康限定的条件，照护服务行业逆向选择问题较为突出，大多数服务需求者特别是低收入老年群体被排除在照护服务保障之外。这些因素都使得美国照护保险的覆盖率相对较低。

（3）个人保险责任与保险精算平衡。为了提高护理保险的覆盖率，社会保险计划并不排斥商业保险，良好的机制设计可以让二者有机结合，有利于构建多层次、保基本以及筹资结构差异化的长期照护风险融资体系。因此，除了社会保险制度这种公共计划形式，商业保险市场也是长期照护体系的重要组成部分。德国实施社会保险模式的长期照护保险，准确来说，是社会保险与强制商业保险的组合模式，采取预付基金制度，缴纳保费的标准没有明确限制。收入水平低于强制医疗门槛的服务需求者必须加入长期照护保险体系。然而灵活就业群体如个体经营者、其他工资收入在社会保障水平之上的群体，即便没有参加长期照护保险筹资缴费，也会要求其购买私人保险。同样地，英国除了公共服务计划以外，个人可以根据自身需求和经济状况寻求私人化的服务安排，购买私营长期照护保险。不同于德国及美国，由于相关市场的发育程度相对缓慢，参保人数较少，英国私营长期照护保险未能普及。相比较而言，尽管美国采取私营、非补贴、自愿投保的商业保险模式，其商业保险的市场占有率却相对较低。究其原因，美国商业长期护理保险目的在于满足没有被公共长期照护保险覆盖的中高收入群体的长期照护需求，多数情况下，商业保险的覆盖对象为退休职工。

通过以上分析可以发现，老年照护服务的融资渠道主要包括社会保险、商业保险以及财政制度三种类型。一方面，以社会保险与财政制度为主导的融资，具有稳定的资金来源和资源配置灵活性的特点。不同于社会保险等国家为筹资主体的类型，商业保险具有保费厘定、市场化运营等特点，其承保方式及内容的多样化可以有效满足老年服务需求的异质性。不同于财政筹资具有资金结构稳定、广覆盖的优势，商业保险支出风险覆盖范围较小，高于精算公平的保费筹资标准使得中低收入老年群体被排除在外，被保险人需承担高额的保费以获得保障。然而，财政渠道更容易受到预算约束的影响，例如地方控制财政收入的筹资制度难以执行给付资格的国家标准，这使得公共事务优先权往往会根据政治经济等客观条件的变化而变化。在以社会保险为基本筹资模式的基础上，德国、英国及日本都通过财政补贴形式提供社会保险缴费，而美国长期照护保险是保险公司向被保险人提供照护产品的商业行为，保险人以盈利为目的，具有明显的商业性质。

（二）老年照护服务偿付机制

1. 偿付结构的公平性

鉴于国情特点和政治经济等客观环境，不同国家保险计划的费用分担机制具有一定的国别特点，这使得参与主体承担的边际成本具有异质性。最优成本效用认为费用分担主要包括供方费用分担与需方费用分担两个方面，其中，推动边际收益接近边际成本，达成帕累托均衡，有助于实现成本收益的最大化。长期照护保险制度的费用分担机制要求保险负责机构通过一定补偿比为支付既定费用的被保险人提供相应的费用补偿，以实现互助共济的目的。根据各国长期照护制度的实施状况，如何合理控制给付成本，合理设计保险偿付与消费者自付的偿付机制，是提高服务利用可及性、实现公平效率的主要途径。

（1）给付人群的差别。长期照护保险的给付范围对制度运行成本具有重要作用。德国给付群体除了针对老年人及失能半失能群体，还将范围扩展至所有残疾人，任何年龄均有资格接受护理服务。其偿付机制反映了社会成员有责任通过集体行为为彼此的福利承担一定的责任，实现互助共济。相较而言，日本采取折中模式，制度除了覆盖 65 岁及以上的老年群体，也覆盖 40～64 岁中有特定疾病的群体。不用于德国与日本的资格认定模式，英国长期照护制度的偿付需要经过严格的家计调查，其保障对象为具有重点照护需求的老年人，在宏观的福利型筹资模式下，其照护服务体系实行国家税收与个人缴费并行的责任共担型费用分担机制。不同于日本偿付模式以国家财政为主、个人自付为辅的费用分担特点，美国长期照护偿付结构表明个人的自付比重一直居高不下，使得大部分低收入人群或者自认为不需要照护服务的群体被排除在制度覆盖的范围之外。

（2）给付内容水平。偿付机制设计的另一个问题是给付的具体内容和支付水平，给付内容重点涉及给付的具体标准及方式选择，而支付水平核心在于费用分担机制的合理性。设定合理的给付内容及支付水平，其目的在于激励参保者个人选择机构服务、专业家庭照护以及非正式照护或者现金给付，有利于实现服务利用效用最大化，这也是提升服务可及性的必然要求。不同国家的社会行为规范以及文化习俗与经济社会发展状况决定了不同给付的模式选择。

以照护保险制度模式设计相似的日本与德国为例。日本介护保险为了提高费用效率、增强个人服务利用意识，介护服务利用者需承担其中 10% 的费用，这种偿付方式是以服务利用者本身承担的成本作为根本出发点，而非服务利用者个人的经济收入。因此，在日本社会保险实施过程中，保险给付待遇是最为重要的影响因素，合理的给付内容与支付方式能够直接反映政策目标的实践效果。鉴于德国社会保险模式的照护服务体系，仅提供"实物服务"的给付内容与现有的护理模式相违背，并且费用成本较高，缺乏普适度。因此，非正式的家庭护理、专业的居家护理以及机构护理三种给付方式成为德国长期护理保险的主要给付类型。较低水平的现金福利可以实现对非正式照护家庭服务的认可，从而避免家庭护理责任的弱化；而更高水平的服务给付有利于居家照护和机构护理服务的社会化。

综上，德国基于家庭受益者的需求与偏好，从家庭养老的传统观点出发，重点采用现金给付的方式，以鼓励非正式照护的发展。而日本的模式则恰恰相反，由于担心非正式照护加重家庭成员的照护负担，使得正式服务在日本文化中更容易被接受，而非现金给付方式。

2. 偿付标准的模式选择

各国的费用分担体现了从初始有限的给付逐步扩大给付方式和给付内容。长期照护保险制度中最难选择的问题是偿付的慷慨性。四个国家的发展经验表明，基于经济成本的角度，相对低水平的给付标准更容易筹资，稳健的给付有利于保证服务供给市场的稳定。

德国采取保险偿付与消费者自付相混合的偿付标准，其中，供方费用分担按照补偿比的规定进行偿付，而被保险人在费用分担机制中负担少量的费用缴纳作为经济费用成本。例如提供专业照护服务机构的护理院，尽管入住护理院的照护需求者可以获取更高的服务支持和待遇标准，但是个人需要承担部分照护费用及全部食宿费用。护理服务给付水平的设置必须防止未来出现财政失灵，逐步扩大的给付水平，其目的是减少受益者对其他补充社会救助支持的依赖。然而低收入失能老人由于健康和经济风险的双重冲击，在得到社会保险给付的同时，仍需依赖社会支持和地方政府的福利项目。

与德国类似，日本的费用分担模式并非完全以服务利用者的经济收入作为个人支付水平的测算基础，而是就服务价值本身的成本消耗作为个人支付水平的度量标准。面临老年人的护理危机和持续扩张的经济压力，政府规定最低生活保障对象实行免缴个人负担费用。个人通过申请家计调查获得减免权利，特别是符合条件的生活贫困个人或医疗救助对象，可以减免个人既定支付水平的 50% 。

不同于德国、日本的偿付模式，英国由中央政府供款的津贴给付并非针对专门或特定的服务。作为一个宏观性的资金设计与转移，其支付水平涉及到地方政府的预算决策和资金分配。NHS 免费提供健康护理服务，而地方性的护理服务需要结合服务利用者个人的经济状况酌情收费。其中，以家计调查制度为基础的共担机制主要考虑个人的收入和财产，不考虑其配偶、儿童和其他亲属的收入和财产。具体而言，财产储蓄低于 23250 英镑的个人，由长期照护津贴承担其服务成本，否则应根据经济状况自行支付。然而如何设定具体服务项目的收费标准，由各地政府视情况而定。

此外，英国偿付机制的显著特征之一是地方政府的议价偿付能力。政府购买服务占据市场相当的资源份额，从而具有独特的议价能力以降低服务成本，减少照护服务的支出成本和公共成本。然而，自由主义市场经济的环境下，地方政府议价行为使得一些私人服务部门出于盈利和权利保护而退出市场；此外，需方市场层面，完全自费的服务利用者不得不以更高的支付水平获取服务资源，这无疑损害了服务利用者的经济利益。

与上述三国的费用分担机制不同，美国实行商业性的长期护理保险，其相对较高的保费水平保证了保险公司的资金来源，从而促进长期护理保险的快速发展。然而长期护理保险难以覆盖广大中低收入阶层，照护服务市场供给方面，保单定价过高、保障责任受限、综合风险上升等原因使得保险市场存在逆向选择及道德风险等问题，增加了服务利用者的偿付压力及健康风险隐患。

（三）人力资源配置的支持政策

老年照护服务强调"资源链接"以保障失能、半失能老年群体照护需求的基本权益。社会长期照护保险在保险给付上尤为强调"需求评估"，这主要是因为照护服务的目的在于被保险人的服务"补偿"，即为遭受生理损害、处于失能、需要照护的被保险人在最短时期内提供风险补偿。为了公正、客观、合理配置照护资源，行之有效的长期照护管理体制是服务输送和服务质量的重要载体，其制度运行依赖于各阶段专业管理人员的共同努力，包括需求评估者、照护计划拟定者、资源链接者、服务提供者、服务管理者、信息咨询等。不同制度模式需要不同的人力资源配置和角色功能以支持政策执行，从而更专业地为服务需求群体提供照护支持。

1. 管理体系中的数量保证与质量监管

社会长期照护保险政策的运行需要建立高效且合理的管理体系，包括行政组织结构、被保险者的服务需求、保险者的能力与资源配置、护理人员的职业素质和权益保障等方面。因此，长期照护保险的管理体系相较于其他社会保险更为复杂。德国在原有的社会医疗保险管理制度基础上，建立了长期照护保险管理制度，在联邦健康部作为主要责任主体的基础上，发展多元保险人的管理体系。德国管理体制的优势在于形成了多元保险人的竞争机制，遵从市场需求，有助于被保险人选择最适合自身需求的保险人。不同于德国多元保险人的竞争机制，日本实行以最基层的市町村为保险人，中央和各都道府县对市町村给予政策引导、技术引导、资金补贴的组织体系。中央政府根据各市町村老人数量和实际收入情况给予不同程度的支持，而都道府县通过设立"财政稳定化基金"为市町村提供必要支持。这种管理体系上的权责划分发挥了地方自主权，有利于调动地方自治监督管理的积极性，从而实现介护服务需求和资源的匹配。然而，该管理模式的缺点也较为明显，一是介护保险财政负担较为沉重，基于高龄人口激增及申请护理人数骤增的情境下，市町村在既有财政能力基础上难以扩充人力资源；二是服务给付标准均质化存在一定差异，例如不同市町村的同一被保险人经不同认定调查员的评估，其等级评定结果不同的情况时有发生。

作为福利政策的制度安排，照护服务需明确划分中央和地方政府的责任，明确责任分担从而调动各方主体的积极性，实现制度可持续发展。从德国、日本的照护服务管理体制的实践来看，长期照护保险管理业务主要集中在市级层面，中央主要负责制度的顶层设计，反映了管理体制的纵向权责划分，有利于中央与地方政府合理配置财政资金，节约管理成本。

2. 照护管理人员福利支持性政策

德国照护服务人力资源丰富，人员职能明确，分工细致，不仅包括间接服务人员，而且包括直接服务人员。其中，保险人中的社会保险专员负责照护需求的申请审核和评估结果的核定，服务护理人员则专门为服务需求者提供直接服务。为了确保人员的专业能力及素质训练，德国联邦劳动部设立专项教育训练津贴，用来支持照护人员学习的教育投入。由此可见，德国不仅重视专业人员的素质能力培养，并且建立了较为全面的职前培训和在职培训体系，丰富多样的培训课程为专业素质的提升提供了技术保证和平台支持。

不同于德国管理人员职业培训市场体系的建设，经济补偿与社会认同是英国长期照护体系对管理人员资源支持的显著特征。对非正式照护提供照护者津贴，从被照护者、照护者、照护服务内容三个方面进行严格的津贴给付规定，本质上是为照护者由照护行为引发的收入损失进行补偿，彰显了政府对照护人员所承担的社会角色及社会责任的重视和待遇保障。

美国的长期照护服务主要由正式老年服务组织提供，体现多学科小组协作的特点。不同于其他国家相对完善的照护服务人力资源供给体系，美国长期照护劳动力市场的人力资源相对紧缺，直接照护者以女性从业者居多。关于照护服务者的支持性政策，较为典型的是社区生活援助服务及支持计划，旨在为符合劳动年龄条件的积极劳动者提供保险津贴，用以抵消未来需要长期照护的服务成本，减少风险和损失。此外，鼓励建设综合护理团队，数据共享，训练家庭照护者，长期照护融资平台建设等建议和举措，为长期照护服务管理体系的发展提供了政策支持。

在日本服务输送过程中，照护管理专员扮演着关键角色，是有别于德国、英国及美国的独特设置，主要负责被保险人的委托申请、代办需要照护认定手续、接受市町村委托进行需要照护认定的方位调查、拟定照护服务计划等工作。为了保证服务人才质量及输送管理结构的稳定，日本政府对护理人员雇用管理体制进行完善，特别是对介护支援专门管理制度及介护服务质量管理制度进行革新。具体而言，为了培育护理人才优质生源，专门实施针对护理服务工作者及管理责任人的专项培训计划，实行人员奖励或减免政策。此外，引入能够改进劳动环境的护理福利对有效执行雇佣管理制度的机构及团体进行激励。相较于德国、英国，日本在照护供给结构上，照护资源呈现集中于社团法人的特点，其照护模式脱离了传统的以家庭为核心的照护方式，家庭照护者的身份逐渐淡化，逐渐形成以机构为主的照护体系。然而，传统家庭非正式照护功能的削弱，使得国家不得不投入更多的照护资源以应对不断增加的服务需求，长期照护成本也随之刚性上涨。因此，成本管理一直是日本政府面临的重大问题，相比较而言，德国长期护理保险的财政供给则更为稳健。

（四）照护服务提供者的激励政策

为了确保专业服务质量的稳定性和专业性，需要建构国家认证机制和相应的福利政策支持，这不仅加强了对照护服务从业人员资格准入的管理规范，而且有助于赋予其应有的社会地位，保障福利待遇。

1. 就业支持政策

在非正式护理工作者构成照护人力资源的背景下，其就业支持政策逐渐成为照护服务人力资源管理中的焦点问题，不仅关系到护理人员福利的给付，也关系到政府整合劳动力市场资源以应对照护风险的不确定性。非正式护理服务工作者主要由家庭成员或亲戚朋友在内的人员组成，提供的服务性质多半是无偿的非组织服务，这对于无力偿付机构照护及雇佣正式护理工作者高昂费用的服务需求者而言，是最为便利和可及性的渠道。然而，非正式护理服务工作者不得不面临因职业与护理工作时间分配冲突而导致的身心压力，进而出现退出劳动力市场、丧失就业机会及工资的风险。

对于正式护理服务工作者而言，专业性和组织性的职业素养使其在市场竞争作用下不断改善服务质量，促使服务输送过程规范化。然而正式照护人力资源的紧缺是各国共同面临的现实问题，如何保证正式照护服务劳动力资源的稳定输送，增强正式照护渠道的可及性，是服务市场供给层面亟待解决的问题。为了应对上述问题，各国对长期护理服务工作者的就业支持政策大致包括两个方面的内容：

（1）教育培训与信息咨询。非正式护理人员缺乏专业护理知识和教育基础可能会导致照护服务的低效率，这就需要社区的社会培训机构或志愿组织依托地方政府倡议与社区、非政府组织、自愿组织自发推行，及时进行经验传递与知识宣传。

对于正式护理人员，教育培训与资格考察则是从事护理服务的必要条件。例如对正式护理人员安排周期性的资格审核，并且安排相应的再教育与能力提升的培训计划。德国的老年照护服务从业人员数量庞大，护理员培训机构为不同等级的护理员、有无资格认证的护理员制定不同的培训方案，定期或不定期开展培训学习，颁发培训证书。其中，分等级的老年照护服务从业人员在德国是一个特殊的职业，在劳动力市场中具有较高的地位。英国依托社区平台设立信息中心，为老年照护需求者提供相关的政策和服务信息咨询，为照护者提供合适的支持性项目，寻求照护经验借鉴。

（2）提供护理津贴。提供现金津贴给护理工作者本人不仅是一种收入支持措施，补偿其工作机会和劳动成本，而且也是一种社会身份认同的象征。使其能够在提供非正式照护服务的同时享受正式工作的薪酬待遇，有利于提高非正式照护服务工作者的自尊与社会认同感，是平衡护理与工作时间分配的重要措施。英国通过家计审查程序的方式为护理工作者支付津贴，为低收入群体和照护任务艰巨的困难群体提供经济支援。关于津贴领取资格，英国政府对被照护者、照护者、照护服务内容等方面均作了相应的规定，津贴发放与管理由养老金部门负责执行，其本质是对照护者因照护行为导致的收入损失的福利给予补偿，而不是单纯给予报酬。这种津贴分配方式下，家庭成员通常会考虑失能老人的实际照护需要，一定程度上更适用于按需分配，使得有限的人力资源能够更加公平地发挥作用。

2. 健康支持政策

由于长期照护服务属于劳动密集型行业，从业人员在从事体力劳动的同时容易引发身心健康双重压力。因此，为了分散照护者个体的精神压力，提高照护服务的质量及照护的可持续，针对身心健康的补偿性政策尤为必要。发达国家一般会将暂息服务纳入长期照护体系中，目的在于协助护理人员调节工作压力，恢复照护服务供给能力。然而暂息服务的水平和范围参差不齐，与此同时，难以用一个精准的测量标准评估其效果，特别是护理工作者得到暂息服务满意程度及心理慰藉的测量，难以量化为既定指标。因此，与暂息服务相关的质量控制与价格定位难以合理量化，使得很多照护工作者并不倾向于使用暂息服务。例如在英国的长期照护体系中，是否使用暂息服务一直备受争议。如何提升暂息服务的可及性，还需依赖于政府的主体责任功能发挥和必要的行政干预措施。

**五、老年照护服务的经验借鉴**

（一）倡导多样化相结合的照护方式

1. 老年照护服务内容比较广泛

综观德英日美四国老年长期照护的服务内容，不难发现它们基本的发展特征是因各国政治、经济、文化和社会多方面因素的综合作用，各自凸显某些照护服务特色，但随着供需关系的变化，其他照护服务也日渐增多，最终形成相对系统的照护服务内容体系。最初，德国以居家照护为优先，英国以家庭照护为首位，日本以居家照护为主体，美国以机构照护为重点，目前德国也开始适当增加机构护理，英国大力发展社区照护，日本逐渐重视健全机构照护，美国尝试推行多项社区居家照护计划，都形成了以照护需求为核心的服务内容匹配理念。在具体服务上，覆盖医疗康复和日常护理两部分项目，根据需求评估判定被照护者的失能等级，继而匹配相应的照护等级，不同等级对应不同时长和形式的服务内容。总的来说，照护服务内容经历着不断完善的过程，并在一定程度上努力弥合传统照护与新兴服务需求之间的张力，力求更好地克服老年照护服务事业发展进程中遇到的各种问题与挑战。至于服务内容不断升级的原因关乎很多方面，其中最核心的因素离不开人口老龄化背景的促推，照护需求者人数的攀升导致家庭照护负担加重，同时机构照护造成政府财政投入压力颇大，寻求家庭照护和机构照护之间的"第三种选择"成为必然。所谓"第三种选择"也就是指既可以保证照护需求者保持和家庭（成员）之间相对密切的关系与支持，又可以得到科学合理的个人护理与康复治疗，当前和未来相当长一段时间内照护需求者可以居住在家中，通过长期照护保险待遇来享受一系列由专业人士提供的照护服务继而也就实现这种居家正式照护的期待。

2. 老年照护服务的方式多样化

通过分析上述四国老年照护服务方式，可以得知它们具有一致性，即不局限于某种单一的照护服务方式，而是涵盖实物服务和现金津贴等多元方式。德国老年照护不仅提供高质量的服务，更保障高质量的生活，尽可能地让老年人居住在自己家里。同时它最主要的属性是对家庭照护者赋权增能，鼓励居家照护的发展，这同样也符合被照护者的心理期待。超过70%的被照护者正在接受居家照护服务，其中大部分都是由非正式家庭成员提供服务。被照护者可以选择现金福利来自我组织安排照护服务或选择实物福利接受上门照护服务。在英国，长期照护服务体系最初的设计是面向那些具有大量照护需求且无力承担照料费用的"贫困老年人群"。随着社会环境的变化，长期照护体系已经由原先的带有扶贫性质的服务救助模式，逐渐演变为主要针对具有多重、复杂照护需求的老年群体，长期照护服务已成为主要涉及医疗服务和照护服务的综合性服务体系，其中医疗服务费用（除自付费项目外）由国民保健制度体系负责，照护服务费用主要通过多种现金津贴的方式发放给照护需求者，实行个人预算制度自行购买、安排所需照护服务。日本通过对老年人实行支援帮助其自立，并将其纳入老年人权利保障目标。照护服务的基本内容要求跨越简单的基本生活照护，照护服务者必须为老年人提供"能够根据自身能力、经营独立的日常生活"所必需的服务，使得老年人能够继续在习惯的地域内生活，积极开展以社区服务为中心的地区紧密型服务，最大限度地延长老年群体的健康生活状态。美国提供长期照护服务的项目来自于社会医疗保障系统中的医疗保险、联邦政府对各州医疗救助计划以及商业保险市场中的私营长期照护保险。美国老年照护具有商业性，市场化程度较高，以家庭护理的实物服务为主，资金大多来源于商业长期照护保险投保人的缴费。美国长期照护的服务形式主要是以社区居家照护为主，比如全方位的养老服务计划（PACE）。PACE机构资金的筹集方式是一种整合了医疗保险和医疗救助的新型融资模式，并通过在社区内提供一站式的服务将短期医疗和长期照护结合。需求决定供给，而服务方式则是链接需求端与供给端，将合适的供给资源输送给最需要的目标人群。照护需求受到个人失能等级、收入水平、家庭照护资源等多因素影响，因此照护需求的差异性决定了服务供给匹配的多样化，即服务方式的丰富性。面向未来，实物服务和现金津贴仍将并存，各国将在不断变化发展的社会环境中将消费者自主选择与本国照护传统、福利文化理念等结合起来综合把握，更好地保证服务方式的科学合理性。

3. 正式化与非正式化服务相结合

在上述四国老年照护服务体系中，非正式照护和正式照护共同编织起一国的照护服务体系，两者密不可分，缺一不可。从照护服务发展轨迹来看，最初都是发端于非正式照护，由社会最基本的组成单元——家庭肩负着照护责任，且大多是自己的子女或配偶自觉肩负起了照护重担。随着社会结构的转型，家庭照护能力持续弱化，一些国家结合自身主流理念和福利体制等因素制定了不同的政策来解决非正式照护发展中难以应对老年照护需求的问题，例如给予非正式照护者价值肯定、发放照护津贴或开始增加正式照护能力、推动正式照护迈向市场化等多元举措。从照护服务现实成效来看，正式照护与非正式照护相结合是一种历史必然也是客观需要，正式照护具有专业化、程序化的特点，由专业人士为其提供正规且周期性的医疗康复与日常护理，更有利于被照护者身体机能的康复；相较于正式照护，非正式照护具有亲密性、个性化等优势，家庭成员或邻居更加熟悉被照护者的生活方式与习惯偏好，紧密的接触也帮助非正式照护者可以实时掌握被照护者的身心状况和需求变化，并及时对服务供给和服务质量进行相关沟通。总之，正式照护和非正式照护相结合是当前和未来各国老年照护的共同发展趋势，但正式照护或非正式照护的发展壮大是否会对另一方产生正向影响其机理仍需要长期实践的考察和讨论。

### 4. 多种照护服务相互支持

家庭化是 20 世纪末以来西方老年照护服务发展的重要趋势，但老年照护服务的家庭化仍面临许多困难，而且西方国家的老年照护服务在去机构化的同时并非都选择了家庭化。西方国家老年照护服务去机构化的主要原因十分复杂，既有机构照护服务的成本较高，普通老年人难以承受，或者难以控制老年照护财政支付等，还有并非所有老年人以及老年人在全部老年阶段都需要机构照护服务，机构照顾只是在特定老年以及特定的老年阶段才需要的照护服务。机构照护服务往往切断被照顾者与之前所熟悉的社区及其亲属的联系，不利于被照护者的老年生活等。因此，基于不同原因的老年照护服务去机构化的政策选择是不同的，旨在解决照护服务财政压力的去机构化，往往选择照护服务的私营化与市场化；旨在满足不同老年人对机构照顾不同需求的去机构化，往往选择非正规化照护服务，既包括来自家人、亲属与邻里的照顾，也包括来自市场所提供的上门照护服务；旨在实现被照护者家庭亲情与社区情结的去机构化，往往选择家庭化照护服务服务。

特别需要指出的是，无论是非正规化照护服务还是家庭化照护服务都存在一些难以克服的问题，如照护服务者的照护服务专业化与技能规范化问题，照护服务者提供照护服务的时间与从事其他工作的时间的协调问题，照护服务者因提供的照护服务所应获得照护服务报酬方式以及数量，照护服务者与被照护服务者之间的"亲""近"关系导致的有关照护服务费用、效果、诉求表达等的解决途径问题等等。因此，尽管去机构化是 20 世纪末以来西方国家老年照护服务的重要趋势，这并不能说明非正规化与家庭化老年照护服务就是去机构化之后的必然选择，实际上，去机构化并非完全废除老年照护机构和终止机构所提供的老年照护，非正规化与家庭化老年照护服务也不可能全部取代机构所提供的老年照护服务，机构化、非正规化、家庭化乃至市场化老年照护服务等多种方式的并存及其相互支持，尤其是针对不同老年人及其不同老年阶段的不同需求，提供具有合理和效能最大化的老年照护服务，才是老年照护服务体系完善的根本选择。

### （二）重视老年照护服务需求的评估

### 1. 合理确定老年照护服务对象

每个国家都根据自己独特政治经济、社会生活和文化传统确定老年照护服务对象，除德国的长期护理保险制度选择了全民覆盖以外，英国、日本和美国都选择了老年群体，其中美国和英国都覆盖了 65 岁及以上的老年人群，而日本将覆盖人群扩大至 40 岁及以上的群体，并以 65 岁为基准将老年人分为两类。德国长期护理保险覆盖范围几乎涵盖了全体公民，法律规定，18 岁以上公民必须参加长期护理保险，未成年子女随被保险人投保，并且参加医疗保险的人群都要参加长期护理保险。英国的老年照护服务覆盖对象为 65 岁以上的老年群体，这部分老年群体在长期照护需求评估和收入、资产审查完成后，方有资格享有由地方政府筹资的照护服务或等量现金给付，这也体现了英国老年照护服务的本质，即为具有迫切需求且最少资源的人提供帮助。日本的长期照护保险制度强制性地将市町村拥有住所的 40 周岁及以上的群体统一纳入到长期照护保险的范畴，65 岁以后参保公民以不同条件享受不同标准的介护服务。日本政府以 65 岁为基准将照护需求者分为两类，第一类被保险人是指居住在市町村的 65 岁及以上的老年人，第二类被保险人是指 40 岁以上 65 岁以下参加医疗保险的人。美国老年照护服务对象需根据资金筹集来源来进行区分。在公共照护计划中，Medicare 和 Medicaid 主要针对 65 岁以上的老年人及残障人士。在商业保险计划中，年满 18 周岁且具有购买意愿、购买能力的公民均可购买长期照护保险。

2. 重视老年照护服务需求评估

需求评估是现代社会福利实施的基本途径之一，其目的是确定资源并选择可以采用的策略，是获得服务类别、数量及确定服务费用的鉴别工具，更是获得照护补贴的依据。老年照护服务需求评估旨在筛选出真正需要长期照护的人群，确定长期照护服务的重点服务对象。大部分接受长期照护的人群都是在较长的时间内，患有慢性疾病、认知障碍或具有损伤功能的人，这部分人群长期处于失能与半失能状态，生活质量较差，是长期老年照护服务的重点保障对象，理应享受更多的长期照护服务，以保证长期照护服务提供的公平性。尽管现在各个国家使用的评估工具不同，且每种评估工具都有其利弊，但照护服务需求的评估都主要集中在申请人的身体和精神健康评估，随后按照详尽的既定评估流程进行评估，专业的医护人员将根据申请人的基本情况来明确养老服务等级，分配照护资源，补贴支付费用，进而确定长期照护服务的内容和时间。

德国的长期照护服务需求评估主要是根据申请者的失能程度确定照护等级。无论是社会长期照护保险还是私人长期照护保险，以专业医护人员为主的评审团队采用 CDS 评估工具从日常生活和工具性日常生活两种类型中选取了四种典型项目进行组合，评定个体在完成卫生护理、营养膳食、个人移动与家务劳动等所需他人照护的频率和时长，并根据 NBA 评估工具来分配照护资源，并最终确定长期照护服务的内容和时间。英国照护服务需求评估并没有统一的照护评估体系，国家层面只提供一个资格参照的框架，即申请者赖以参考的四个功能障碍等级（轻度、中度、重度、危急），但具体资格标准、评估安排和预算安排均由地方政府决定，且各地存在差异。专业的医护人员采用 Easy Care 量表进行老年健康综合评估，内涵部分 7 个领域 49 个健康问题，覆盖生理、精神、环境及社会方面。日本照护服务需求评估重点是为失能者提供支持并找出其潜在能力，发挥自我的照顾功能以减少失能限制及医疗需求，而非单纯提供个体照护服务，长期照护保险的申请人需要经过全国统一的"照护需求评估表"进行评估受益资格，才能获得享有资格和服务给付。美国照护服务需求评估则是以个性化需求为导向，在商业化的长期照护保险中，申请人的能力和意愿是优先考虑的因素。在公共计划中，专业医疗照护人员将会以 MDS 评估工具为基础对申请者个人基本信息、认知功能、沟通和听力状态、视力状态、身体功能、排泄、社会心理健康、情绪和行为问题、活动、疾病诊断、健康状况等 15 个维度进行评估。

### （三）着力增强老年照护服务质量

#### 1. 完善递送机制提升服务质量

基于对上述四国服务递送机制的比较分析可以看出，无论是以严格的服务流程为根基的德国，以津贴为主要服务实现形式的英国，以供给主体多元化为主要特征的日本，还是以开放的服务市场为主要载体的美国，都在老年照护服务递送过程中，充分利用社区的平台效用。社区是距离服务使用者最近的组织单位，也是服务使用者最为熟悉的生活环境。当前，四国在规划服务政策、分配服务资源时，普遍将社区作为基础单位，社区已经成为政策落地、资源下沉的主要实现途径。无论从政府的公共视角出发，还是从使用者角度考虑，社区都是最具效率性与可及性的组织层面。其次，重视家庭的支撑作用。虽然四国老年照护服务都已上升至公共服务范畴，成为国家责任的重要组成部分，但实现国家责任离不开家庭作为社会基本单元的支持性功能。在长期照护服务体系中，正式照护与非正式照护有机结合是四国的一致性选择，在政府建立并扩大机构照护的同时，家属、朋友、邻居也向条件允许的老年人提供家庭照护，尽可能保证老人独立生活的能力与可能性。而具体到照护服务递送方面，从服务需求的表达、个人服务计划的制定、服务项目的实施、到使用者对服务项目的使用，除了服务供给方与服务使用者的直接参与外，家庭作为另一个参与方也同样参与了每一个环节，在整个过程中承担起辅助与支撑的重要作用。

与此同时，四国在对待市场机制的态度上也呈现明显的差异性。德国、英国的政策选择偏向于政府购买服务形式，由地方政府认定符合相应资质的私营服务供应商，并与其签订正式的照护服务供给协议，相当于由地方政府组织和安排，服务供应商负责依照政府的决策和使用者的需求，将具体服务项目交付于需求方。日本的组织模式则是地方政府帮助服务使用者与服务供给方签订服务合同，以更加直接的契约形式约定照护服务递送过程中双方的权利与义务关系。显然，在这一过程中，地方政府的决策权与自由裁量权在逐步扩大，但与此同时，中央政府始终具有高强度的权威性和控制权，呈现中央与地方的二元互动格局。私营成分虽然在该领域承担了具体操作的角色，但政府并未完全遵循市场化道路的原则，因此，市场机制并未在照护服务领域具有明显的影响效应。而美国则以市场为主要载体，以州政府为主要管理主体，联邦政府在服务递送过程中不具有绝对的控制权。对市场的依赖程度以及 Medicare 和 Medicaid 的兜底性特征，决定了美国照护服务体系难以保证服务与真实需求的匹配度，只能依靠服务使用者本身在开放的市场中寻求更加符合自身个体化需求的服务供给方和服务项目。对待市场态度的不同，则引申出服务理念的差异。美国与其他三国的另一显著差别在于，美国更加强调个体在市场中寻求自身的服务实现，而强化使用者话语权、突出个性化服务始终是德国和英国政府在其公共服务尤其是老年人照护服务中明确的改革目标，日本政府采取准市场路线，利用直接型契约关系使公共照护服务更符合使用者的个体化特征。

2. 健全质量监督提升服务质量

面对不断加速的人口老龄化与随之而来的照护服务成本的增加，确保并提升老年照护服务质量必然成为世界范围内普遍的政治热点。重视服务质量的根本目的在于维持甚至改善体弱多病的老年人的身体机能和健康状况，无论他们正在接受社区或家庭照护，或是居住在疗养院，或是正在使用生活辅助设施，都应享有平等的福利权利，接受到同等质量水平的照护服务。从四个国家的实践可以看出，以服务使用者为中心，以服务结果为导向，是这些国家所追求的一致的价值取向。

在照护服务质量监督过程中，英国、日本呈现出鲜明的中央政府主导性。虽然对照护服务质量产生负面影响的因素各不相同，但英国、日本一致选择利用政府强制性干预措施对本国质量监督体系进行反复修正。英国政府更加倾向于机构改革和系统性优化监督评价体系的做法，在监督评价指标越发严格的背景下，无论是供应方、从业人员都会在一定程度上遵循环境的变化，纠正自身行为，相当于以政府行政效应敦促参与者在服务过程中注重自我规范。相较之下，日本则偏重行政指令的作用，通过出台明确的、有针对性的行政规定，直接约束各参与方在实际操作中的行为，以规范服务过程。显然，两个国家在质量监督的路径选择上略有差异，但总体而言，都是依靠中央政府层面的政治权威性引导各地方、组织、机构，从而实现对服务质量的把控与提升。

德国与美国在质量监督方面则更加注重发挥服务使用者的功能。服务使用者是照护服务最为直观的体验者，其服务感受在很大程度上反映了服务体系的供给能力与工作效能。不同于英国、日本浓厚的政府主导色彩，德国、美国将使用者的反馈纳入到照护服务质量监督评价体系的范畴。显然，纯粹的依靠政府行政效应影响服务质量的做法更加直接、有效，但设立服务监督体系的根本目的仍然是保障服务使用者的待遇，因此，强调使用者的话语权和参与度，注重个人成分的加入，不仅有助于政府实现服务监督责任的部分转移，减轻一定数量的行政事务负担，同时，有助于政府获得相对全面、立体的反馈结果，在宏观层面作出更加准确的判断，真正意义上实现老年照护体系以人为本的制度目标。

3. 重视效果评估提升服务质量

服务效果评估的本质在于审视服务体系供给的结果反馈，因此必然兼具整体性与细节性。照护服务体系的运行涉及多个部门、组织和机构，包含众多服务项目，而不同的服务项目又涉及不同的工作人员、从业人员、财务问题等具体细节，难以进行全面的掌握。同时，除了数据运算外，效果评估的另一项主要资料来源是访谈记录，而访谈往往带有较强的主观性，收集的访谈数据难以确保足够的完整性与可信度。虽然效果评估过程存在显著的技术难度，但各国都在该领域进行着持续的探索，以期逐步形成相对成熟的评价体系。

德国与英国在服务效果评估中一致遵循国家层面的、明确的质量标准或评估框架，这样的做法带有明显的权威性特征，在统一的行动指南和指标体系的约束下，地方层面可自由发挥的空间被大大压缩，这样一来，有助于维持评估过程和评估行为的规范性，确保评估结果的相对稳定性。与此同时，两国在对待效果评估中第三方主体的态度上存在一定的差异性。除付费方和供应方之外，德国出于各参与主体公平性的考虑，成立了具有代表性的组织，并允许该组织作为第三方参与主体加入服务效果评估过程，相当于赋予利益相关者参与长期照护决策的权利。从结构层面来看，德国照护服务效果评估呈现三方责任共担的格局。以政府为主要组织者和管理者，以供应方为重要参与主体，在此基础上，充分发挥第三方组织的辅助性功能，以此尽可能确保照护服务效果评估过程和评价结果的客观性、全面性。而英国更倾向于坚持中央政府的领导意志，通过自上而下的、带有规定性质的评判标准对本国照护服务体系运行、过程、结果等进行评估。除政府部门、委托机构以外，鲜少有代表其他利益相关者的团体或组织在效果评估过程中享有话语权和参与度。

（四）完善老年照护服务支持性政策

1. 建立适合国情的费用筹资机制

老年照护服务的本质是政府对国民护理服务权利的保护，主要是由政府为护理服务付费，个人不需或只需承担少部分自付费用。政府作为资金筹集的责任主体，主要发挥国家财政预算功能，由中央与地方政府共同承担筹集责任。目前世界范围内的老年照护筹资模式可以概括为国家主导的、税收为主的福利型模式，保险费为主的商业保险型模式，国家主导的、保险费为主的社会保险型模式以及地方政府主导的、综合税收与保险费相结合的保险福利型模式。基于公私合作的视角，按照政府是否提供补贴、是否强制经营以及是否纳入社会基本医疗保险等划分，老年照护服务筹资机制可以划分为以德国、日本为代表的公营、部分补贴和法定长期照护保险模式，以英国为代表的公营、公费负担模式，以及以美国为代表的私营、非补贴、自愿投保的商业保险模式。

无论是德国、日本社会保险性质的筹资机制还是英国国家主导、税收为主的福利型筹资机制，亦或是美国救助型与市场型相结合的筹资机制，都离不开政府的主导地位。普惠模式下的筹资机制致力于全民覆盖，需要拥有高福利传统与夯实的财政实力发挥国家机器的调控功能；而救助模式下的筹资机制着眼于弱势群体权利维护，这就要求政府发挥基础保障功能，以政府的财政预算作为资金筹集的主要来源。其中，普惠模式下的资金筹集责任由中央政府和地方政府共担，救助模式下的资金筹集多半由地方政府主导。

老年照护服务的实施依赖于不同社会福利模式下的筹资机制，否则资金支持匮乏也难以实现福利政策内容体系完善的既定目标。救助模式下的老年长期照护保险制度，政府以救助形式向低收入老人提供服务支持，发挥基础保障功能，以政府财政预算作为资金筹资的主要来源；普惠模式下的老年照护服务筹资机制实现了全民覆盖的基本目标，尽管法定形式化的资金支持规定了筹资比例的定向划拨及稳定来源，然而受限于照护服务的资金供给渠道单一、政府责任主体偏好、主观意愿等因素的影响，使得资金筹资可能面临无约束、不确定性状态的风险。由于各国体制与政治文化经济因素的多样化，救助与普惠并不能完全代表老年照护制度筹资机制的模式特质。公共财政是照护服务主要的筹资来源渠道，在确保政府责任的基础上，企业缴费、个人负担成为筹资构成的必要部分。平衡各要素达到各方效率和公平的稳定状态，核心在于制度运行时资金收支及提供方式的合理化。在老年照护服务制度运行过程中，政府作为筹资责任主体的主要组成部分，其作用在于维持费率在制度刚性范围的合理化，尽可能地节约运行成本，实现老年服务利用的最大化。

2. 建立更具效应的费用偿付机制

老年照护服务制度是对失能、半失能老人提供日常生活和身体照护服务的制度保障，而这种服务往往是社会服务和医疗服务的混合体，其给付待遇的争议焦点是在多大范围内，将医疗领域纳入照护服务给付范畴的问题，同时关于给付形式及内容的差异及价值实现也是争论的焦点。偿付的模式选择和给付待遇的调整，体现了偿付机制对福利资源的分配及福利效应的调节。从收入分配效应的角度来看，对于不同收入群体，社会资源通过老年照护服务费用支付与待遇补偿进行横向调节，直观反映为从高收入人群流向低收入人群。在日本，相对于低收入群体，较高收入群体必须按照既定的支付标准缴纳更高水平的保险费用，从而获得与低收入群体同样的照护服务，这种偿付机制体现了"社会公正"理念的再分配过程。与此同时，尽管不同收入层次的照护服务需求者能够获取相同的待遇给付机会，然而收入低、职业地位低下、重度贫困失能的弱势群体能够真正享受给付待遇的并不多，这反映了长期照护保险的逆再分配效应。究其原因，多元化的服务供给需要从市场购买，这使得有市场照护服务需求的低收入群体无法企及。也正是因为这样，只有相对高收入的服务需求者才能利用机构服务，承担相应的自付成本，享受保险给付待遇。

3. 实施更具功能的人力资源配置

照护服务提供主体的多元化为连续性的照护服务输送提供质量保障。德国、英国、日本以及美国的照护服务人力资本投入均以满足老年人持续照护需求为发展目标，通过整合家庭、社区和机构等不同类型的人力资源及服务类型在保障照护服务连续性、完整性的同时，通过引入公私合作的模式促进劳动力资源的合理配置，例如美国 PACE 模式中采用的多学科服务小组，由医生、治疗师、护士、社会工作者、护工、司机等多方服务主体构成，反映了照护服务供给主体的多元化特点；而德国和日本在发展长期照护保险的同时引入市场机制，结合第三方服务机构（包括非盈利监管机构）提供服务输送，一定程度上减轻了政府的照护负担。此外，各领域专业管理人才的组合和资源配置不仅丰富了照护服务内容，鼓励支持社会力量参与照护服务的同时，亦提升了照护服务质量的社会化。因此，整合人力资源是实现综合性照护服务，保障照护服务连续性、完整性，促进家庭及社会资源合理配置的内在要求，有利于构建综合性的老年照护服务管理体系。

从人力资源配置及其支持性政策效果来看，在社会服务及福利供给中，政府扮演制度运行的监督者、管理者及财务成本分担的角色，被保险人、社会组织共同参与并分担老年照护服务监管及财务责任。老年照护服务需要明确划分中央政府和地方政府的责任，只有责任分担明确并相对均衡，才能有效调动各方责任主体的积极性，促进制度的可持续，而行之有效的人力资源管理体系是制度运行的效率保障。由此可见，无论是德国、日本、英国及美国，其长期照护服务支持性政策体系都离不开政府、社会和个人的责任分担。

4. 重视对照护者的有效政策支持

尽管各国老年照护服务存在就业质量、从业资格、工作者性质、待遇给付等诸多区别，不可否认的是，老年照护服务需求的持续增长对服务供给者的刚性需求及相应质量要求日趋迫切。因此，如何提供供给者福利激励，维护长期照护服务市场的供需平衡，离不开对老年照护服务提供者的政策支持及其规范化。对消费者导向型的护理津贴的倾斜，需要通过加大照护服务提供者的津贴给付力度，在科学设置津贴上限的同时满足消费者的选择自由；加强对长期照护服务产业就业平台的质量管理体系建设，根据照护服务利用者个体的需求来组织服务的目标和实施计划，有利于就业市场质量控制的改进，避免不完全市场下竞争的失控。通过实施多种照护服务报酬方式，既保证照护服务人员的收入，调动照护服务人员的照护服务积极性与责任心，又强化照护服务者与被照护服务者之间供给与需求对应、服务与报酬对等关系，提高非正规照护服务的效果。

典型国家关于非正规照护服务的政策可以分化为三种不同的类型。第一种类型是英语国家，这些国家的政策以非正规照护服务人现金津贴国家项目为特点，项目的管理、津贴的发放大都通过国家社会保障系统。照护服务人现金津贴附带收入和财产核查，但英国设有无需财产核查照护服务人和照护服务依赖人双份现金津贴。第二种类型是斯堪的纳维亚国家，这些国家是发达的福利国家，有着全面、广泛的照护服务人社会保护协调机制和照护服务人就业政策，照护服务人报酬的偿付方式都是以"准工资"制为基础，由地方政府掌管，地方决策，报酬数量的地区差异很大。第三种类型是欧洲大陆国家。这些国家实施老年和残疾人现金津贴制度，供他们购买护理服务。如奥地利、德国和法国都实施这种津贴制度。其显著特点是，照护服务人没有以自己的名义领取现金津贴的权利，而且有关项目也没有为护理人考虑到向社会保障系统缴纳保险费的问题。[1]

通过以上各国老年照护服务支持政策的分析比较，可以发现老年照护服务体系中的每个政策环节都必须在合理的运行规则和监管规则下才能协调一致地提供老年照护服务。其中，政府的责任主体地位是提供老年照护服务供给的制度保障，筹资机制则是老年照护服务得以良好运行的基础保障，偿付机制是老年照护所需的物质要素，而人力资源支持作为一种准入机制，不仅可以规范老年照护服务市场的人力资源结构，对老年照护服务的目标群体进行筛选，而且可以评估老年群体的护理服务需求，提高资源的有效匹配。从各国老年照护服务支持政策构成要素的比较中不难发现，整合照护服务资源、倡导公私合作的护理运行模式、鼓励非正式照护支持、建立政府为主导的多方管理及评估体系对老年照护的可持续发展具有重要的实践价值。

---

〔1〕 霍斯金斯等.21 世纪初的社会保障［M］.北京：中国劳动社会保障出版社，侯宝琴译，2004.

# 参考文献

## 一、英文参考文献

### （一）英文著作

［1］G. Bäcker，R. Bispinck，K. Hofemann & G. Naegele. *Sozialpolitik und Soziale Lage in Deutschland*［M］. Wiesbaden：VS Verlag für Sozialwissenschaften，2000.

［2］A. Evers，T. Olk. *Welfare Pluralism：From Welfare State to Welfare Society*［M］. Opladen：WestdeutscherVerlag，1996.

［3］Bundesministerium für Gesundheit. *Zahlen und Fakten zur Pflegeversicherung*［M］. Munich：Germany：Author，2011.

［4］C. E. Rosenberg. *The Care of Strangers：The Rise of America's Hospital System*［M］. New York：Johns Hopkings University Press，1995.

［5］C. Quince. *Low Expectations：Attitudes on Choice，Care and Community for People with Dementia in Care Homes*［M］. Alzheimer's Society，2013.

［6］J. Rallu，et al. *Household Trends Care for the Elderly and Social Security in France*［M］. Nidi /cbgs Publication，1993.

［7］K. Leichsenring，J. Billings& H. Nies（eds.）. *Long－term Care in Europe：Improving Policy and Practice*［M］. Palgrave Macmillan，Basingstoke，2013.

［8］N. Eustis，et al. *Long－Term Care for Older Persons：A Policy Perspective*［M］. Monterey，CA：Brooks/Cole Publishing，1984.

［9］T. Frerk，S. Leitner. *Das Dritte Pflegestärkungsgesetz*［M］. Sozialer Fortschritt，2017.

［10］Tommy Bengtsson. Population，Economy and Welfare State［M］. Berlin，1994.

［11］U. Becker，R. Hans－Joachim，eds. *Long－term Care in Europe：A Juridical Approach*［M］. Berlin：Springer，2018.

### （二）英文论文

［1］A. Büscher，K. Wingenfeld & D. Schaeffer. Determining Eligibility for Long－term

Care Lessons from Germany［J］. *International Journal of Integrated Care*, 2011, 11 (5): 1 - 9.

［2］ A. Simonazzi. Care Regimes and National Employment Models［J］. *Cambridge Journal of Economics*, 2009, 33 (2): 211 - 232.

［3］ C. Glendinning. Improving Equity and Sustainability in UK Funding for Long - term Care: Lessons from Germany［J］. *Social Policy and Society*, 2007, 6 (3): 411 - 422.

［4］ C. Ranci. Not All that Glitters is Gold: Long - term Care Reforms in the Last Two Decades in Europe［J］. *Journal of European Social Policy*, 2015, 25 (3): 270 - 285.

［5］ Campbell John Creighton, Ikegami Naoki. Japan's Radical Reform of Long - Term Care［J］. *Social Policy and Administration*, 2003, 37 (1): 21 - 34.

［6］ Campbell John Creighton, Ikegami Naoki. Japan's Radical Reform of Long - Term Care［J］. *Social Policy and Administration*, 2003, 37 (1): 21 - 34.

［7］ D. C. Grabowski. The Cost - effectiveness of Noninstitutional Long - term Care Services: Review and Synthesis of themost Recent Evidence［J］. *Medical Care Research and Review*, 2007, 63 (1): 3 - 28.

［8］ D. Oesch. Welfare Regimes and Change in the Employment Structure: Britain, Denmark and Germany since 1990［J］. *Journal of European Social Policy*, 2014, 25 (1): 94 - 110.

［9］ E. Murphy. With Respect to Old Age: At last, the 1948 Show［J］. *British Medical Journal*, 1999, 318: 681 - 682.

［10］ G. Sundström. The Shifting Balance of Long - term Care in Sweden［J］. *Gerontologist*, 2002, 42 (3): 350 - 355.

［11］ H. Murakawa, K. Yasumura. Reforms of Elderly Long - Term Care Insurance System in Germany and Japan—Focused on the Development of Community Services for the Elderly with Consulting and Support Functions［J］. *Journal of Social Policy and Social Work*, 2011, 15: 25 - 38.

［12］ H. Rothgang, G. Igl. Long - term Care in Germany and Japanese［J］. *Journal of Social Security Police*, 2007, 6 (1): 54 - 84.

［13］ H. Rothgang. Social Insurance for Long - term Care: An Evaluation of the German Model［J］. *Social Policy and Administration*, 2010, 44 (4): 436 - 460.

［14］ H. Theobald. Home - based Care Provision within theGerman Welfare Mix［J］. *Health & Social Care in the Community*, 2012, 20 (3), 274 - 282.

［15］J. C. Campbell, N. Ikegami. Long - term Care Insurance Comes to Japan ［J］. *Health Affairs*, 2000, 19 (3): 26 - 39.

［16］J. C. Campbell, N. Ikegami & M. J. Gibson. Lessons from Public Long - term Care Insurance in Germany and Japan ［J］. *Health Affairs*, 2010, 29 (13): 87 - 95.

［17］J. M. WIENER, W. L. ANDERSON, G. KHATUTSKY, et al. Medicaid Spend Down: Implicationsfor Long - term Services and Supports and Aging Policy ［J］. *Long Beach, CA: The Scan Foundation*. http: //www. thescanfoundation. org/sites/thescanfoundation. org/files/tsf_ ltcfinancing_ medicaid - spend - down - implications_ wiener - tumlinson_ 3 - 20 - 13_ 0. pdf, 2013.

［18］J. Wasem. A Study on Decentralizing from Acute Care to Home Care Settings in Germany ［J］. *Health Policy*, 1997, 41 (2): 109 - 129.

［19］K. Imahashi, M. Kawagoe, F. Eto, et al. Clinical Status and Dependency of the Elderly Requiring Long - term Care in Japan ［J］. *Tohoku J Exp Med.* , 2007, 212 (3): 229 - 238.

［20］K. L. Guo, R. J. Castillo. The U. S. Long - term Care System: Development and Expansion of Naturally Occurring Retirement Communities as an Innovative Model for Aging in Place ［J］. *Ageing International*, 2011, 37 (2): 210 - 227.

［21］L. Buckner, et al. The Impact of Demographic Change on the Infrastructure for Housing, Health and Social Care in the North of England ［J］. *Applied Spatial Analysis & Policy*, 2013, 6 (2): 123 - 142.

［22］L. Johansson, et al. Informal Caregiving for Elders in Sweden: An Analysis of Current Policy Developments ［J］. *Journal of Aging & Social Policy*, 2011, 23 (4): 335 - 353.

［23］M. Geraedts, C. Harrington, D. Schumacher & R. Kraska. Trade - off between Quality, Price, and Profit Orientation in Germany' s Nursing Homes ［J］. *Ageing International*, 2016, 41 (1): 89 - 98.

［24］M. Geraedts, G. V. Heller. Germany' s Long - term - care Insurance: Putting a Social Insurance Model into Practice ［J］. *Milbank Quarterly*, 2000, 78 (3): 375 - 401.

［25］M. Karlsson, et al. Future Costs for Long - term Care Cost Projections for Long - term Care for Older People in the United Kingdom ［J］. *Health Policy*, 2006, 75 (2): 187 - 213.

［26］M. Lagergren, N. Kurube, Y. Saito. Future Costs of Long - term Care in Japan and Sweden ［J］. *International Journal of Health Services*, 2016, 48 (1): 128 - 147.

［27］M. Lepore，M. Knowles，K. A. Porter，et al. Medicaid Beneficiaries´Access to Residential Care Settings ［J］. *Journal of Housing For the Elderly*，2017，31（4）：351 – 366.

［28］Masakazu Shirasawa. Current Situation and Issues of the Long – term Care Insurance System in Japan ［J］. *Journal of Asian Public Policy*，2015，8（2）：230 – 242.

［29］Mayumi Hayashi. Japan's Long – term Care Policy for Older People：The Emergence of Innovative "Mobilization" Initiatives Following the 2005 Reforms ［J］. *Journal of Aging Studies*，2015（33）：11 – 21.

［30］N. Ikegami. Financing Long – term Care：Lessonsfrom Japan ［J］. International Journal of Health Policy and Management，2019，8（8）：462 – 466.

［31］N. Ikegami. Public Long – term Care Insurance in Japan ［J］. Jama，1997，278（16）：1310.

［32］N. A. Miller，et al. Strengthening Home and Community – based Care through Medicaid Waivers ［J］. *Journal of Aging and Social Policy*，2006，18（1）：1 – 16.

［33］Naoki Ikegami，John Creighton Campbell. Japan's Health Care System：Containing Costs and Attempting Reform ［J］. *Cost&Competition*，2004，6（5）：26 – 36.

［34］P. Nadash，P. Doty，& M. von Schwanenflügel. The German Long – term Care Insurance Program：Evolutionand Recent Developments ［J］. *The Gerontologist*，2018，58（3）：588 – 597.

［35］S. Link. Long – term Care Reform in Germany – at long last ［J］. *British Actuarial Journal*，2019，24（17）：1 – 8.

［36］T. Lampert，et al. Socioeconomic Status and Health：Results of the German Health Interview and Examination Survey for Adults ［J］. *Bundesgesundheitsblatt Gesundheitsforschung Gesundheitsschutz*，2013，56（5 – 6）：814 – 821.

［37］T. Lehnert，et al. Preferences for Home – and Community – based Long – term Care Services in Germany：A Discrete Choice Experiment ［J］. *The European Journal of Health Economics*，2018，19（9）：1213 – 1223.

［38］T. Rostgaard. Caring for Children and Older People in Europe—A Comparison of European Policies and Practice ［J］. *Policy Studies*，2002，23（1）：51 – 68.

［39］T. Tsutsui，N. Muramatsu. Care – needs Certification in the Long – term Care Insurance System of Japan ［J］. Am Geriatr Soc.，2005，53（3）：522 – 527.

［40］V. Mor，et al. Prospects of Transferring Nursing Home Residents to the Community ［J］. *Health Affairs*，2007，26（6）：1762 – 1771.

［41］ Y. Iwamoto, M. Kohara, M. Satio. On the Consumption Insurance Effects of Long – term Care Insurance in Japan：Evidence from Micro – level Household Data ［J］. *Journal of the Japanese & International Economies*, 2010, 24 (1)：99 – 115.

（三）英文报告及其他资料

［1］ A. Comas – Herrera, et al. The English Long – term Care System ［R］. London School of Economics and Political Science, 2010.

［2］ Adalbert Evers, Marja Pijl, Clare Ungerson. Payments for Care：A Compareative Overview ［R］. Public Policy and Social Welfare Series (16), Avebury, 1994.

［3］ Alliance for Health Reform. Long – Term Care Partnerships：An Update ［Z］. Washington, DC：Alliance for Health Reform, 2007.

［4］ C. Eborall, et al. The State of the Adult Social Care Workforce in England, 2010：The Fourth Report of Skills for Care's Research and Analysis Units ［Z］, 2010.

［5］ C. Hawes, et al. The RAI and the Politics of Long – Term Care：The Convergence of Science and Politics in U. S. Nursing Home Policy ［R］. Report published by the Milbank Memorial Fund, 2007.

［6］ C. Hawes. Ensuring Quality in Long – term Care Settings. In D. Blumenthal et al. (eds. ) . Long – term Care and Medicare Policy：Can We Improve the Continuity of Care? ［Z］. Washington, DC：National Academy of Social Insurance, 2003.

［7］ Commission for Social Care Inspection. The State of Social Care in England 2007 – 2008 ［Z］, 2009.

［8］ Department of Health and Care. Carers Action Plan 2018 to 2020：Supporting Carers Today ［Z］. Department of Health and Care, 2018.

［9］ Department of Health and Social Care. Carers Aaction Plan 2018 to 2020：Supporting carers today ［Z］. Department of Health and Social Care, 2018.

［10］ Department of Health. Modernising Social Service ［Z］. Department of Health, 1998.

［11］ Department of Health. National Service Framework for Long – term Conditions ［Z］. Department of Health, 2005.

［12］ Department of Health. National Service Framework for Older People ［Z］. Department of Health, 2001.

［13］ Department of Health. Prioritising Need in the Context of Putting People First：A Whole System Approach to Eligibility for Social Care ［Z］. London：Department of Health, 2010.

[14] Department of Health. The NHS Improvement Plan: Putting People at the Heart of Public Service [Z]. Department of Health, 2004.

[15] DHEW (Department of Health, Education, and Welfare). Long Term Care Facility Improvement Study: Introductory Report [Z]. Washington, DC: Department of Health, Education, and Welfare, 1975.

[16] E. Schulz. Quality Assurance Policies and Indicators for Long – Term Care in the European Union. Country Report: Germany [R]. ENEPRI Research Report No. 104. Berlin, Germany: European Network of Economic Policy Research Institutes, 2012.

[17] E. Schulz. The Long – term Care System for the Elderly in Germany [R]. Enepri Research Report No. 78, Contribution to WP1 of the ANCIEN Project, 2010.

[18] F. Colombo, et al. Help Wanted? Providing and Paying for Long – Term Care [R]. OECD Health Policy Studies, 2011.

[19] Federal Ministry of Health Germany. Report of the Advisory Board for the Examination of the New Definition of the Concept of being in Need of Care [R]. Berlin, 2009.

[20] Federal Ministry of Health Germany. The Development of Long – term Care Insurance 4th Report [R]. Berlin, 2008.

[21] Federal Ministry of Health. Report of the Advisory Board to Review the New Definition of the Need for Long – term Care [R], Berlin, 2009.

[22] GENWORTH. Cost of Care Survey 2018, https: //www. genworth. com/ aging – and – you/finances/cost – of – care/cost – of – care – trends – and – insights. html.

[23] H. Theobald. Long – term Care Insurance in Germany Assessments, benefits, care arrangements and funding [R]. Institute for Futures Studies, 2012.

[24] HM Government. Caring for Our Future: Reforming Care and Support [Z]. HM Government, 2012.

[25] HM Government. Personalised Health and Care 2020: Using Data andTechnology to Transform Outcomes for Patients and Citizens [Z]. HM Government, 2014.

[26] HM Government. Shaping the Future of Care Together [Z]. HM Government, 2009.

[27] J. Brodsky, et al. Key Policy Issues in Long – term Care [R]. World Health Organization, 2003.

[28] J. C. Campbell. How Policies Differ: Long – term Care Insurance in Japan and Germany [C]. in Conrad H. and Lützeler R. eds. Aging and Social Policy: A German –

Japanese Comparison. Iudicium, Munich, 2002.

［29］J. Kasper, M. O' Malley. Nursing HomeTransition Programs: Perspectives of State Medicaid Officials ［Z］. Kaiser Commission on Medicaid and the Uninsured, 2006.

［30］J. Lee. Aging Policy and Policy in U. S. Center for Human Resource Research, Ohio State University (PowerPoint slides, June 2004), 2004.

［31］K. Heinicke, S. Thomsen. The Social Long – term Care Insurance in Germany: Origin, Situation, Threats and Perspectives ［R］. Center for European Economic Research, Discussion Paper No. 10 – 012, 2010.

［32］K. Stevenson. History of Long – Term Care. Retrieved April 2020 from http: // www. elder web. com/home/main, 2007.

［33］L. S. Thomsen. The Social Long – term Care Insurance in Germany: Origin, Situation, Threats, and Perspectives ［R］. Centre for European Economic Research, Discussion Paper No. 10 – 012, 2010.

［34］M. Riedel. Peer Review on "Germany' s Latest Reforms of the Long – term Care System": Bypassing or Catching Up on Austrian Standards? ［R］. Peer Country Comments Paper – Austria, 2017.

［35］Ministry of Health and Welfare (1999a). Annual report on health and welfare. 1999. Vol. 1, Part 2. Tokyo: Author.

［36］Ministry of Health and Welfare (1999b). Kanja chosa no gaikyo. Tokyo: Author. (http: //www. whlw. go. jp/toukei/saikin/hw/kanja/kanja/99/3 – 1. html. )

［37］Ministry of Health, Labor and Welfare. Report on various current states around LTCI. http: //www. mhlw. go. jp/stf/shingi/2r985200000123iu　　　　–　　　　att/ 2r985200000123se. pdf (date: 2015/05/15).

［38］MUSUMECI. Medicaid and Long – Term Services and Supports: A Primer ［R］. The Kaiser Family Foundation, 2015.

［39］N. Curry, L. Schlepper, & N. Hemmings. What can England Learn from the Long – term CareSystem in Germany? ［R］. Research Summary, 2019.

［40］National Center for Health Statistics. Long – term Care Providers and Services Users in the United States, 2015 – 2016 ［R］. 2019.

［41］National Institute of Population and Social Security Research. Household Projections for Japan ［R］. Tokyo: National Institute of Population and Social Security Research, 2013. OECD ［EB/OL］. http: //stats. oecd. org/.

［42］OECD Commission. A Good Life in Old Age? Monitoring and Improving Quality in Long – term Care ［R］. OECD Commission, 2013.

［43］ OECD. Sizing Up the Challenge Ahead: Future Demographic Trends and Long – term Care Costs. Source OECD Finance & Investment / Insurance & Pension, 2011, 6.

［44］ PHI. Understanding the Direct Care Workforce. 2018 (https: //phinational. org/ policy – research/key – facts – faq/.

［45］ Population Projections for Japan ［Z］. National Institute of Population and Social Security Research, Tokyo, 2012.

［46］ R. E. Phillips. *Crises in the Regulation of Long – Term Care* ［D］. Doctoral Dissertation: Western Michigan University, 1996

［47］ R. Goodman. Image of the Japanese Welfare State ［C］. In H. Befu and S. Gulchard Anguis (eds) . Globalizing Japan: Ethnography of the Japanese Presence in Asia, Europe and America. London: Routledge, 2001.

［48］ R. Gotze & H. Rothgang. Fiscal and Social Policy: Financing Long – term Care in Germany ［C］. In K. P. Companje (Ed. ), Financing high medical risks: Discussions, Developments, Problems and Solutions on the Coverage of the Risk of Long – term Care in Norway, Germany and the Netherlands since 1945 in European Perspective. Amsterdamn: Amsterdam University Press, 2015.

［49］ R. Wittenberg, B. Hu. Projections of Demand for and Costs of Social Care for Older People and Younger Adults in England: 2015 – 2035 ［R］. London School of Economics and Political Science, 2015.

［50］ S. Scotti. Long – Term Services and Supports: Case Studies from Four States ［R］. The National Conference of State Legislatures, 2018.

［51］ The National Health Service and Community Care Act 1990. http: // www. legislation. gov. uk/uksi/1991/388/introduction/made, 1991, No. 388.

［52］ The Office of the Revisor of Statutes. 181. 9413 Sick Leave Benefits, Care of Relatives City. 2015 (https: //www. revisor. mn. gov/statutes/? id = 181. 9413.

［53］ The Parliament of UK. 1999 Health Act ［Z］. The Parliament of UK, 1999.

［54］ The Parliament of UK. Care Standard Act ［Z］. The Parliament of UK, 2000.

［55］ U. Becker, E. Wacker, M. Banafsche. Homo Faber Disabilis? ［C］. Teilhabe am Erwerbsleben. In: Studien aus dem Max – Planck – Institut für Sozialrecht und Sozialpolitik Band 63. Nomos Verlagsgesellschaft, Baden – Baden, 2015.

［56］ U. S. Census Bureau. Population Projections. 2020, https: //www. census. gov/ programs – surveys/popproj. html

［57］UK Home Care Association（UKHCA）. An Overview of the UK Domiciliary Care Sector ［Z］，2012.

［58］UK Home Care Association（UKHCA）. Care is not a Commodity，Commissioning Survey ［Z］. 2012.


**二、中文参考文献**

（一）中文著作

［1］坂胁昭吉，中原弘二. 现代日本的社会保障 ［M］. 北京：中国劳动社会保障出版社，2006.

［2］陈诚诚. 德日韩长期护理保险制度比较研究 ［M］. 北京：中国劳动社会保障出版社，2016.

［3］陈建安. 战后日本社会保障制度研究 ［M］. 上海：复旦大学出版社，1996.

［4］戴卫东. 中国长期护理保险制度构建研究 ［M］. 北京：人民出版社，2012.

［5］戴卫东. 中国长期护理服务体系建构研究 ［M］. 北京：社会科学文献出版社，2018.

［6］关信平. 社会政策概论 ［M］. 北京：高等教育出版社，2009.

［7］国际劳工局. 2000 年世界劳动报告 ［M］. 中华人民共和国劳动和社会保障部国际劳工与信息研究所译，北京：中国劳动社会保障出版社，2001.

［8］和红. 社会长期照护保险制度研究：范式嵌入、理念转型与福利提供 ［M］. 北京：经济日报出版社，2017.

［9］霍斯金斯等. 21 世纪初的社会保障 ［M］. 北京：中国劳动社会保障出版社，侯宝琴译，2004.

［10］裴晓梅，房莉杰. 老年长期照护导论 ［M］. 北京：社会科学文献出版社，2010.

［11］沈洁. 日本社会保障制度的发展 ［M］. 北京：中国劳动社会保障出版社，2004.

［12］张盈华. 老年长期照护：制度选择与国际比较 ［M］. 北京：经济管理出版社，2015.

［13］住居广士. 日本介护保险 ［M］. 北京：中国劳动社会保障出版社，张天民等译，2009.

（二）中文论文

［1］党俊武. 长期照护服务体系是应对未来失能老年人危机的根本出路 ［J］. 人口与发展，2009，15（4）：52－55.

[2] 杜鹏, 谢立黎. 以社会可持续发展战略应对人口老龄化——芬兰老龄政策的经验及启示 [J]. 人口学刊, 2013, 35 (06): 25 – 33.

[3] 郝君富, 李心愉. 德国长期护理保险: 制度设计、经济影响与启示 [J]. 人口学刊, 2014 (2): 104 – 112.

[4] 何林广, 陈滔. 德国强制性长期护理保险概述及启示 [J]. 软科学, 2006 (5): 55 – 58.

[5] 何平. 德国社会保险的探索——以长期照护保险制度为例 [J]. 理论月刊, 2017 (9): 177 – 183.

[6] 何雨, 王振卯. 社区照顾: 城市养老模式的第三条道路 [J]. 南京社会科学, 2009 (1): 96 – 100.

[7] 刘涛. 福利多元主义视角下的德国长期照护保险制度研究 [J]. 公共行政评论, 2016, 9 (4): 68 – 87 + 207.

[8] 鲁於, 杨翠迎. 我国长期护理保险制度构建研究回顾与评述 [J]. 社会保障研究, 2016 (4): 98 – 105.

[9] 马爽, 袁晶, 张晓雷, 萨支红. 发达国家长期照护政策经验及对中国的启示 [J]. 社会福利 (理论版), 2016 (04): 38 – 42.

[10] 彭华民. 福利三角: 一个社会政策分析的范式 [J]. 社会学研究, 2006 (04): 157 – 168 + 245.

[11] 宋金文. 日本护理保险改革及动向分析 [J]. 日本学刊, 2010 (4): 107 – 120.

[12] 宋金文. 日本为何出台护理保险制度 [J]. 中国社会保障, 2001 (03): 50 – 52.

[13] 唐钧. 长期照护保险: 国际经验和模式选择 [J]. 国家行政学院学报, 2016 (05): 42 – 48.

[14] 王凯. 德国长期照护保险制度概述及对我国的启示 [J]. 科技经济市场, 2015 (7): 92 – 94.

[15] 谢立黎, 安瑞霞, 汪斌. 发达国家老年照护体系的比较分析——以美国、日本、德国为例 [J]. 社会建设, 2019 (4): 32 – 40.

[16] 闫萍. 中国老年人的医疗费用分担问题分析 [J]. 兰州学刊, 2014 (1): 73 – 78.

[17] 闫勇, 娄峥嵘. 德国、日本、英国老年长期照护人员培训制度比较研究 [J]. 中国职业技术教育, 2020 (9): 76 – 81.

[18] 张旭升, 牟来娣. 日本老年照护政策的发展演变及其对中国的启示 [J]. 日

本研究，2012（2）：30 – 36.

［19］章琦琴，刘畅．发达国家老年护理保险模式、人才培养及资格认证体系对中国的启示［J］．卫生软科学，2016（1）：16 – 21.

［20］周加艳，沈勤．日本长期护理保险 2005 – 2017 年改革述评与启示［J］．社会保障研究，2017（04）：101 – 112.

（三）中文报告及其他资料

［1］厚生劳动省．2000 年厚生白皮书［EB/OL］．（2000 – 07 – 19）［2019 – 08 – 20］．https//www. mhlw. go. jp/toukei_ hakusho/hakush/kousei/2000/.

［2］江清馦等．德国、荷兰长期照护保险内容与相关法律研究［R］．中国台湾行政院经济建设委员会，2009.

［3］林谷燕．居家照顾者社会保险保障之探讨：以德国长期照护保险法相关规定为例［C］．挑战 2025 超高龄社会：社会福利实务与学术研讨会论文集，2012.

［4］赵雅冰．德国长期护理保险制度研究——基于国际比较的视角［D］．江西财经大学硕士学位论文，2019.

［5］中国老龄协会．世界人口老龄化 2019：主要国家数据［Z］．2020.